王海莉　李根林　著

中医药文化探微

ZHONGYIYAO WENHUA TANWEI

河南省卫生健康委员会立项资助项目

河南中医药大学中医药与经济社会发展研究中心资助项目

U0293605

河南科学技术出版社

·郑州·

图书在版编目(CIP)数据

中医药文化探微/王海莉，李根林著 . —郑州：河南科学技术出版社，2022.1
ISBN　978-7-5725-0254-5

Ⅰ.①中… Ⅱ.①王… ②李… Ⅲ.①中国医药学－文化研究－中国 Ⅳ.①R2-05

中国版本图书馆 CIP 数据核字(2021)第 028381 号

出版发行：河南科学技术出版社
　　　　　地址：郑州市郑东新区祥盛街 27 号　　　邮编：450016
　　　　　电话：(0371) 65788859　65788625
　　　　　网址：www.hnstp.cn
策划编辑：高　杨
责任编辑：郭亚婷
责任校对：刘逸群
封面设计：张　伟
责任印制：朱　飞
印　　刷：河南瑞之光印刷股份有限公司
经　　销：全国新华书店
开　　本：787 mm×1 092 mm　1/16　印张：15.25　　字数：380 千字
版　　次：2022 年 1 月第 1 版　　2022 年 1 月第 1 次印刷
定　　价：58.00 元

如发现印、装质量问题，影响阅读，请与出版社联系并调换。

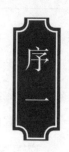

一看到《中医药文化探微》这个书名，我忍不住从内心涌出一阵喜悦。因为一说中医药，许多人立刻就想到，古今中外有多少患者的生命和健康，正是由它夺回来的，这是多么可贵！2003年的SARS（严重急性呼吸综合征），2020年的新型冠状病毒肺炎，两次战"疫"，中医药做出了巨大贡献。两千余年的历史表明，中医药蕴含着中华传统文化的智慧，是人类生命的忠实守护者，因而备受中国和世界许多国家的重视。

据我所知，"中医药文化"是为更好地传承和发展中医药学而创立的新学科。按常理，"中医药学"是一门学术，作为我国传统的医学学科，其本身就是一种文化，属于中华传统文化的一部分。那么为什么在"中医药学"之外还要再提出一个"中医药文化"呢？最初我也不太理解，后来才渐渐明白它的特殊内涵和必要性。

简要地说，所谓医药，是为预防和治疗人的疾病而设。医药的对象是人，实施医药的医生也是人，而所要解决的问题又关乎人的健康和生命。这就使医学这门学术具有特别的复杂性。人体的生理、病理，主要归为自然属性，但人既是自然的生物，又是社会的存在，人有思想、情感、心理，因此，患者的生存环境、患者和医生的精神状态以及他们相处的关系，都会影响诊断和治疗的进行与效果。这些则涉及很多的领域。显然，医学的复杂性，对于中医和西医都一样。

但是，面对复杂的医学问题，中医与西医的态度和做法却有不同。西医作为西方科学的一个分支，具有鲜明、严格的分科特征。首先，它把人看作一个独立的存在，将其从生存的自然环境和社会环境分离出来；而人的生理、心理、病因、病理，以及药理、医护等，也界限分明，各有自己特定的领域，各有不同的规律和法则。

中医则因循中华传统文化的自然整体观或大整体观，着重综合、系统地研究，将天与人、人与万物、人心与人身、社会与自然统一起来，视为一体。于是，在认识上至少形成了两个突出的特点：一个是，关注和利用不同领域、不同事物之间的相互联系和相互影响；另一个是，关注和利用不同领域、不同事物在整体行为上相同或相似的规律性。总体来说，西方学术偏重事物的差异性，而中华学术偏重事物的联系和相同性。

因此，中医药学的起始、构建和发展，始终与我国传统文化对天文、历法、气象、物候、地理、人文、社会、农耕等的认识和观念密切关联，不曾脱离。而这一切皆源于中华传统文化的天人合一理论与意象思维。这种特殊的历程决定了要想传承和把握中医药学，必须对中国传统文化中的许多相关内容和哲学精神有所了解，否则难以认识中医药学的深层本质，难以理解其理论特色，也不能正确掌握和对待中西医的差别。同时，这也是探寻现代中医药正确发展方向的前提。

作者曾在一封信中写到，现在中医学界存在的一个重要问题："人们没有在文化的层面理解中医药，不知道学习中医药学需要中国传统文化，不知道中医药为什么好、好在哪。如果人们把中医药当作一个与现代文化不同的文化体系，如果人们能有效驾驭中医药文化，或许学习能得心应手些，或许能自觉坚守传统中医。"这正是本书的初衷，我很赞成。

当前，学术界对"中医药文化"这个概念，存在一些不同的看法，这是好事，我们应当平等、自由地充分展开讨论，唯有这样，才能推动中医药学健康前行。

刘长林

2021 年 3 月 20 日于北京

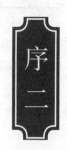

中医药文化是中华民族在长达五千多年的历史时期里，在抗击疾病和寻求健康的实践中，在中国传统文化的环境中创造并利用的精神和物质的总和，是中国传统文化的优秀代表，是我们中华民族宝贵的财富。

在中华民族发展史上，中医药文化为保障中华民族的繁衍昌盛，为各族人民的健康做出了巨大贡献。在现代科学高度发达的今天，中医药文化仍然是我国国民健康事业践行的优秀医药文化。

为什么一个原创于距今数千年前古老国度的医药文化，至今还保持着极强的生命力？中医药学为什么在解决许多现代医学难题的实践中，还能发挥积极的作用，推动着我国国民健康事业的发展？中医药文化与中国传统文化存在着怎样的内在联系，它与从近代西方医药文化发展而来的现代医药文化有着怎样的区别和联系？中医药文化能否走向未来，能否在全人类未来的健康事业中继续发挥特有的积极作用？所有这些问题，都是关心中国传统文化、关注中医药事业发展方向的人们希望搞清楚的，却又很难从中医药文化本身找到理想的答案，因为这些问题的实质是一个文化问题，而不是专业问题。从文化的层面循着文化发生和发展的基本规律，探索中医药文化的文化本质、特点和发展规律，使传统的中医药文化在现代科学文化环境中焕发时代的活力，是新时代中医药人义不容辞的义务和责任。

《中医药文化探微》一书适应了中医药文化发展的需要，从文化学的视角，用通俗的语言、适宜的形式，阐述了人们关注的中医药文化相关问题。此著作将为广大中医药专业工作者从文化层面深刻理解中医药学的科学实质和文化本质，提供一个具有中医药学立体知识结构的系统资料，必将促进广大中医药人中医药文化自信心的凝聚和释放。本书为广大中医药学子在现代科学文化环境中传承祖国医药遗产，架起了一座通向中国传统文化、通向传统中医药学的文化桥梁；为我国广大民众了解中医药文化，理解中医药学的深邃内涵，提供了一个系统而通俗的中医药文化读物。

许二平

2021 年 7 月于郑州

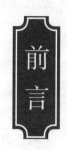

前言

　　建设新时代中国特色社会主义卫生健康事业，是建设新时代中国特色社会主义事业的重要组成部分，为了实现这一宏伟的目标，中共中央、国务院印发了《"健康中国2030"规划纲要》。如何在我国全民健康事业的实践中，充分发挥中医药文化的优势和展现中医药文化的魅力，是每个中医药人都在思考的问题。广大民众也对中医药文化报以极大的期望，因为中医药文化是中国传统文化的优秀代表，是中华民族在数千年抗击疾病和寻求健康的实践中创造的优秀文化。欲将中医药文化转化为建设新时代中国特色社会主义卫生健康事业的认知和实践力量，需要我国广大民众充分了解中医药文化，体会中医药文化的魅力，因为医学的对象是全社会的人，只有了解中医药文化的历史和发展，感受到中医药文化的活力，人们才能主动、自觉地接受传统中医医疗和保健服务，才能为中医事业的振兴形成广泛的社会基础；只有广大中医药人树立起坚定的中医药文化信念，自觉地遵循传统中医的认知规律，从事中医医学实践，才能为建设新时代中国特色社会主义卫生健康事业创造条件。

　　广大中医临床工作者辛劳于诊治第一线，面对的是具有现代科学文化基础的广大民众。民众不仅希望中医为他们解除疾苦和指引健康之路，还希望了解中医是怎样为他们诊断和治疗疾病的，了解健康生活的道理。这就需要广大中医药人从中国传统文化知识和理念的层面阐释中医诊治和康复的合理性。

　　生活在幸福之中的我国广大民众，人人都在思考和寻找保持健康之路，但更希望知道为什么中华民族早在两千多年以前，就有对人的健康和疾病如此深刻的认知和精湛的技艺。广大民众也期待从文化的层面系统而概括地了解中医药文化的实质和科学性所在。

　　中医药专业学生从高中的现代科学文化环境突然进入传统中医药学专业学习，没有一个文化的过渡很难进入传统中医药学的文化氛围。因此，中医药专业学生渴望有人引导他们从文化之路走进中医药学的殿堂。

　　站在讲台上的教师如果能在中医药专业课教学中融入中国传统文化的韵味，而不是生硬地讲述医药之理，其传授渗透力会更强。《中医药文化探微》正是基于上述出发点，为所有关心、关注中医药文化和致力于中医事业的人们架起一座文化的桥梁，为他们深刻理解中医药文化和探秘中医药文化提供一个具有系统知识结构的通俗读物。

《中医药文化探微》一书着力从文化学的层面阐释中医药文化的科学实质和文化本质，理清这个问题必然涉及中医药文化的本质，中医药文化与中国传统文化、中医药学、现代医学文化、中医药人的关系，中医药文化的认知特点和规律，中医药医学活动、中医药养生活动的文化特点等，这些正是广大中医药人和民众最关注的问题。本书从中医药文化的内涵入手，展开中医药文化与中医药学、中医药人、中华优秀传统文化关系的阐述；对中医药学进行文化解读，让人们了解中医药学的文化本质和文化特点，了解历代中医药人在中国传统文化的环境中，创造符合人类认知发展规律的中医药学的过程；从文化视角分析中西医文化的不同根源；以解惑为出发点，阐释中医药文化的认知特点和规律，阐明中医临床诊治活动的文化本质，阐述诊治思维特点及其规律；最后展现中医药文化在现代科学文化环境中的魅力，展望中医药文化在未来人类健康事业中的活力。

中医药文化是中华民族在中国传统文化的环境中，以中国传统文化为知识基础，在抗击疾病和追求健康的实践中，经过符合人类思维发展规律的认识过程，所创造和利用的精神和物质的总和。中医药文化是以中医学的理论和实践为主体的文化体系，也包括中医人文文化、中医伦理文化和中医社会文化等。

中医事业的振兴需要人们对中医药文化充满坚定的信念，内涵有二：其一是广大民众对中医药文化的信赖，因为有了广大民众的认可和信任，才有中医药人践行中医药文化的社会基础；其二是中医药人对中医药文化的坚定信念，只有广大中医药人对自己践行的专业文化坚信不疑、热爱有加，才可能从心底深处迸发出投身传承传统中医药事业的热情，自觉运用传统中医药学的理、法、方、药服务于民众的健康。

笔者

2021 年 7 月

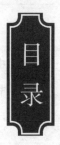

第一章　中医药文化的魅力与自信

在我国现代科学技术不断发展的环境中，中医药这个专业群体依托中国传统文化知识，运用传统的中医药学理论和技术认识和解决人的健康及疾病问题，并创造比较理想的效益；在我国现代高等教育中，中医药院校以传承传统理论和技术为教育之本，向社会健康事业不断输送运用传统中医药学服务于国民健康事业的大批专门人才；在我国国民健康行动中，中医药的健康理念和措施倍受民众青睐，是人们寻求健康、战胜疾病、乐于接受并付诸实施的最普遍的现象之一。贯穿于上述三个社会实践领域里的文化主线是中医药文化。

近年来，随着我国国民经济实力的不断提升、人民生活水平的不断提高，人们对提高自我身体健康水平的愿望日趋强烈，对健康服务的专业水平和质量的要求也在不断提高，这就给从事中医药社会实践的人们提出了一个更高的要求，即中医药专业人员在为民众进行健康服务的过程中，不仅要让被服务者了解传统中医药理论和技术，而且要让他们从心底里相信传统的中医药学，相信为他们服务的专业人员的知识水平和技术能力。中医药专业人员不能如过去那样只是简单地运用中医药理论和技术服务于社会，而是应当将中医药学上升到文化的层面，将中医药文化的深层理念贯彻于中医药实践的各个环节，使广大需要和接受中医药服务的民众相信中医药学，相信中医药文化，相信中医药人的服务。随着人们文化水平的不断提高，文化鉴别和文化评价逐渐成为人们处理一切事物的基本前提，因此，只有文化才能架起和谐医患关系的桥梁。

基于上述认知，中医药人应当以高度的中医药文化自信从事中医药事业，以坚定的中医药文化信念自觉传承中医药学知识，以优秀的健康文化引导国民健康行动。

一、以高度的文化自信从事中医药事业

中医药事业是崇高的社会实践领域，高度的文化自信是推动中医药事业发展的基本动力。

（一）中医药事业践行中国传统文化

我国是文化大国，建设文化强国是国家的长期战略目标，弘扬我国传统文化则是构筑文化

强国的重要内容。在我国现代科学文化不断创新发展的环境中，围绕着中医学的理论和实践展开的中医药文化活动，是我国近年来最活跃的文化现象之一，而承载这种文化活动的社会实践和践行中国传统文化的正是中医药事业。

其一，中医药学是活的中国传统文化。所谓活的文化，是指这种文化并不是以入库的形式存在于书籍里，而是存在于人们认知、适应和利用客观世界的思维中，存在于人们的社会实践中。中医药事业是我国卫生事业的重要组成部分，运用中医药学的理论和技术为民众解除疾苦和保持健康身体，是中医药事业的核心使命，也是传统中医药学展现于现代社会实践的生命活力。

其二，中医药文化是具有代表性的中国传统文化之一。中医药学文化载体的工具是汉语言和表意性汉字，认识客观世界的思维模式是以不脱离客观事物形象为主导的思维方式，在对人体和大自然的认知中，表现为有机、整体、动态的自然观，注重人与自然的适应关系等。中医药学的这些文化特点是中国传统文化在医药认知和实践领域里的充分体现。

其三，中医药事业的实践过程就是践行中国传统文化的过程。中医药临床诊治患者的认知基本理念，是将人看作是社会的人、与自然界有着直接联系的人，是整体的、有生命活动着的人，这是中国传统文化人本主义精神的体现。中医药临床活动离不开我国传统文化关于自然气候、天文等自然知识，离不开我国传统文化关于人的社会关系及人的情志状态等社会文化知识。中医药学关于如何保持健康身体的理论和措施也是建立在我国传统文化对大自然、对人类社会认知的基础上，如我国哲学关于"人与天地相应"的基本理念，是中医整体观念的思想来源。

其四，坚守中医药传统才能弘扬我国传统文化。在医药领域弘扬我国传统文化，不是简单地用用中药，或者说出几个中医证型名称，或者在诊病中切切脉、望望舌等。坚守中医药传统，是依据中医药学的理论认知人体和疾病，用中医药学的理论向社会解释病因、解释调理机体恢复和保持健康状态的机制。

其五，弘扬我国传统文化需要树立文化自信。在现代科学文化环境中弘扬我国传统文化，需要从文化学的层面深刻认识我国传统文化、中医药文化的文化本质及其特点和表现规律，从而树立起文化自信。

（二）中医药文化自信

1. 自信及文化自信

所谓自信，即自己对自己有信心。事实上，并不是所有的人对自己都有信心，也不是某个人或者某个群体对所有的事都抱有信心。信心是一种心理状态，即对所处事物发展和结果把握度的心理反应。信心是在对运动着事物的实践中体现的，信心可以转化为主体意志，在实践中对客观事物的发生和发展按实践主体的意志运动，而欲实现这个目的，实践主体必须把握实践中事物的本质、规律和联系，并且遵循这个事物本身的规律。

文化自信的含义有三个相关因素，其一，是具体的人与其所涉及的事物，每个人在社会活动中会接触许多事物，这里指在一个相对时间内的人与具体事物的关系；其二，是与具体的人形成一定关系的具体事物，以及人们关于相应事物的认知，即关于具体事物的知识、理论和技术等，就是关于具体事物的文化；其三，是与客观事物形成关系的人对事物及其文化的评价和态度。文化自信即人们对自己所践行事物及其文化充满着认可、信任和信心。

2. 职业文化自信

人们在社会上所从事的职业，都是人类社会实践大系统中的一部分。职业所涉及的社会实践领域都是相对独立的客观事物，人们关于这类事物的认知所形成的知识、理论，以及为了适应、利用这类事物所创造的物质和技术等，都属于这类事物的文化。人们在客观世界中从事的社会实践，就是某类职业。人们能否胜任自己所从事的职业，能否坚守自己的职业，并在践行职业的实践中创造业绩和效益，与其对自任职业所涉客观事物及其文化的认可、认知和信任程度有密切关系，信任程度愈高，其职业操守度愈高，对职业的文化自信度愈高。只要这个职业对人类的生存和发展，对民众的生活水平的提高等都起到推动作用，并创造积极效益，从事这个职业的人就应该有高度的自信，这是高效从事相应行业的重要基本条件之一。

3. 中医药文化自信

中医药事业是我国医药卫生事业的重要组成部分，是保障我国国民身体健康的重要力量，也是践行和弘扬我国传统文化的重要途径。中医药人作为中医药事业的实践主体，只有树立高度的中医药文化自信，才能胜任中医药这个具有鲜明传统特色的行业。中医药文化自信应有如下几层含义。

第一，深度理解我国传统文化是在较低生产力和生产方式的条件下，在认识、适应和利用客观世界的实践中，经符合人类思维发展规律的思维过程，创造的具有合理结构的文化体系。没有我国传统文化的延续，就没有中华民族的历史，也就没有中华民族在中世纪的强盛，更没有我国现在的强大。我国传统文化是中华民族的精神体现，也是中华民族生存、发展、强盛并自立于世界民族之林的根基。

第二，应明确认识到，中医药文化是我国传统文化的重要组成部分，是中华民族在抗击疾病、寻求健康这一类社会实践中所创造的文化，是中华民族最宝贵的精神财富之一。因此，我们应当自觉保护、珍惜和努力传承这个珍宝。

第三，坚信中医药学是中医药文化的精髓和科学形式，其对自然、人体、人与自然的关系，人体的结构与功能，人的健康与疾病的认知和相应的技术体系，都是在当时文化和科学条件背景下最大限度地正确反映，是具有科学性的学科体系。坚信中医药学的科学性是中医药人树立高度文化自信的基石。

第四，坚信中医药学的优势，肯定中医药对许多慢性疾病与功能失常性疾病的认识和疗效是客观的、必然的。坚决反对那些认为中医临床诊治是依靠纯经验等歧视中医药的论调。

第五，坚信中医药在现代社会中的作用。在科学高度发展的现今时代，传统的中医药还能否在人类的健康和疾病面前继续发挥作用，这是衡量中医药人能否树立文化自信的关键，自信者认为人们现时的机体与两千多年以前人的机体并没有发生质性变化，中医药文化传承的是传统理性原则和认知思路。近几十年的中医药实践已经证明并且正在证明中医药在现代社会发展中的作用。

第六，坚信中医药文化并不是否定现代医药文化。现代医药学是现代科学的重要组成部分，是人类在抗击疾病和寻求健康的实践中创造的另一种文化形式，虽然现代医药学的体系发展时间没有中医药学久远，但其先进性是不可否认的。中西医药学不是对立的，而是在不同文化背景中通过不同的认知思维方式，从不同角度对人体、健康和疾病的不同解释。对中医药文化自信的前提是对科学和正确理论的相信，凡是能相对正确地反映客观存在的文化都具有科学性，都应当受到尊重。

（三）文化自信是坚守中医药传统的思想基础

在现代科学文化环境中坚守和弘扬传统的文化与技术，有逆水行舟之感，需要非凡的努力和意志力，而意志力的形成是建立在一定思想基础之上的。坚守中医药传统需要坚定的思想基础，促成中医药人坚定思想的重要因素正是对中医药文化的自信。

如果淡化对中医药文化的自信，就不可能形成坚守中医药传统的坚定思想基础。在中医药学实践中，如果是一名中医师，但却不坚持用传统的理论和技术诊治患者，是不可能展现中医药文化魅力和弘扬中医药文化的；如果中医药从业者只是在感情层面赞扬中医药，却不能从理论与实践相结合的层面理解中医药科学性的本质，那么在实践中，也不可能充分发挥中医药学的优势，不可能深度发掘传统技艺的潜力，无力向社会、向需要中医药服务者说清中医药的实力所在。这正是淡化中医药文化自信的表现，因为只有宏观层面对中医药文化的肯定，是不足以指导具体实践过程的。淡化中医药文化自信的另一种表现是不能驾驭中西文化和中西医学，当两种文化、两种医学理论出现碰撞时，部分中医药从业者缺乏分辨的能力，辨不清两种医学的界限，出现认知思维的混乱，从而失去对中医药文化的信心。

树立高度的中医药文化自信，有利于形成坚守中医药传统的思想基础，从而在实践中充分发挥中医药从业者的主观能动性。中医药从业者可以从如下几个方面推动中医药事业的发展。

其一，在以现代医学为主导的医药文化主流中，只有充分认识到中医药学的科学本质，客观地评价中西医药各自的长短，才能充分发挥中医药在认识和治疗疾病方面的特长。应该在利用现代医学技术的同时，坚持依靠传统中医药学的理论重新认识疾病，而不是简单地否定西医、肯定中医，中医药人应该在借助现代医学技术的同时保持对中医药的侧重。

其二，激发对中医药事业的热情。在人们的社会实践中，凡是能成就一番事业者，都是对所从事的事业充满感情，从内心充满对事业的热爱。只有充满热爱，才能激发兴趣，才能以满腔的热情投入于实践的各个环节。

其三，不断增强坚守和弘扬中医药传统的自觉性。艰难的事业需要高自觉性的思想基础，因为只有具备自觉性才能主动思考如何坚守等实际问题，才能选择最佳的实践途径和方式。

其四，中医药事业的发展离不开广大民众对中医药文化的了解、认可和信任，只有从业者自己对本专业、本行业充满自信，才能激发满怀的热情服务于民众，才能以最佳的精神状态投入到中医药专业实践，才能向民众阐释中医药服务的道理所在，在民众面前展现出中医药的职业自信，从而引起广大民众对中医药认可和信任的共鸣。

（四）中医药文化自信是弘扬中医药特色的心理动力

所谓心理动力，是从心理深处迸发出的驱动欲望。在现代科学技术环境中欲使古老而传统的中医药焕发生命的活力，需要中医药从业者整个团队的倾心努力，每个从业者个体都应为此贡献自己的力量，蓄积这种力量的心理因素之一就是对中医药文化的高度自信。这种文化自信的心理动力，至少可以从以下几个方面激发职业者弘扬中医药特色的实际行动。

其一，在驾驭中西医药文化中弘扬中医药文化。在以现代医药学为主流文化的我国医药实践领域，现代医药学的主体地位是客观现实，中医药实践不可能无视现代医药学的存在，中医药事业也不可能完全占领医药领域。然而，人的健康和疾病问题是极为复杂的，人类在认识人体、疾病和健康的领域还知之甚少，未来的道路还更长远，现代医学不可能说已经解决了所有的问题，也不可能完全占领了医药领域，人类追求自我健康的道路是无止境的，目前仍有许多问题需要医药学去解决，这就为传统的中医药提供了展现魅力、弘扬特色的机会。

其二，弘扬中医药特色之所以需要文化自信，是因为只有树立高度的中医药文化自信，才能激发迎难而上的热情，勇于在现代健康事业的实践中探索。

其三，中医药事业是在现代科学条件下，运用传统的理论和技术为具有现代科学文化的人服务，而现代的人通常会运用他们所掌握的现代文化和现代医药知识评价中医药。对于民众提出的种种疑问和要求，如果中医药人只用中医的理论、知识和术语向对方解释，部分民众既听不懂也不会相信。中医药人应从文化的层面解决对方的疑问，并通过中西文化对比，分别从中西文化、中西医药两个视角向对方说清医药学的内涵，使民众满意地接受中医药的服务。

其四，医药事业的真正用武之地是解决现代的医学难题，在这样的大目标面前，中医药和现代医药的机会是相等的。在当前科学条件下，中西医各自单独实现目标的可能性都不现实，将现有的中西医药理论和技术合在一起也不可能，真正有希望的途径是在解决现代医学难题的过程中，中西医双方互相吸收对方的优势和长处，在攻坚克难中寻找契合点。从中医药学的角度出发，现代医学关于物质世界，包括人体的微观结构及其功能的理论等是值得中医药人借鉴的，关键在于借鉴的过程中持什么态度。如果认为从人体的微观结构认知人体是唯一正确的，就失去了中医药文化的自信；如果将人体的微观结构作为中医药认知人体新的观察层次，将人的整体宏观层次转移到微观层次，再发挥中医药"司外揣内"的思维优势，探索认知人体的新途径，这需要人们对中医药文化自信的心理支持。

其五，最能体现中医药文化自信的用武之地，是在中医药实践中遇到中西医药理论或技术碰撞的环节。如果在临诊时遇到同一个病例，中西医学存在不同的解释和不同的处理时，作为职业的中医药人，应当坚持中医药的原则和立场，以最大的努力展现中医药的魅力；当一个中医药学专业教师站在讲台上，面对学生提出诸如中医学关于"脾"的实质脏器是什么、"三焦"的具体分界线的体表位置在哪、气化的状态是什么样等问题时，是依照中医药学理论做进一步解释，引导学生去理解中医药学的真谛，还是用现代医学解剖和生理学的理念引导学生，是中医药专业教师在中西医学文化碰撞时必须面对的。高度的中医文化自信会驱使着教师遵循中医药学的认知规律引导学生理解正确的含义。

二、以坚定的文化自觉传承中医药学

现代中医药教育是现代传承传统中医药学的主要途径，但是，现代的教学环境和文化环境所呈现的文化氛围，使中医药学教育表现出极大的特殊性，同时也引出了许多困难，如果中医药教育的教和学的双方都不能保持坚定的中医药文化自觉的精神状态，是难以实现向社会健康事业不断输送大批的中医药专业专门人才的目标。

（一）中医教育的基本特征

现代中医教育的基本特征是在现代科学文化环境中，对当下现代科学文化基础的中学毕业生，实施中国传统文化、中国传统中医学的教育。其核心含义包括如下内容。

其一，中医教育的宗旨是为国民健康事业培养专门人才。专门人才的"专"是相对于现代科学技术环境、主要运用中国传统文化的知识认识和解决人的健康与疾病问题的专门人才。专门人才的核心含义是"中"，即中国文化，这是中医教育的灵魂，也是教学过程始终应当坚持的文化自觉精神。

其二，中医教育的文化环境与教育内容存在着极大的反差。当下的文化环境以现代科学文化为主流，而中医教育的主要内容是中国古代的科学文化，其认知思维方式、语言表述规律及文化内容等，都与现代科学技术环境中的文化存在极大的反差；中医教育的教育环境也处在现代教育的包围之中，中医药院校周围的高校，都以现代科学文化为教学内容，其教学模式也以现代化为主，而且在中医药综合性院校内也开设许多具有现代科学文化性质的专业，形成与中医药学传统教学的鲜明对比。

其三，教育对象的文化基础具有巨大反差。中医药高等教育的对象主要通过全国普通高等教育招生，从高中毕业生中招来学习者。这些学生经过多年的苦读，接受的是以现代科学文化为主的知识体系，即使是文科生也是以现代文化为主体，他们的认知思维方式也形成了以抽象逻辑思维为主导的思维模式。进入高校要学的却是与中学时期学的文化课有着天壤之别的古代文化，文化反差随之而来的是学习的困难。对中医药学类专业的学生来说，高考前还在演算代数、几何、化学、物理题，背诵各门课知识的概念体系，进入中医药学课堂，犹如突然掉进古老的文化深坑，思维立即出现模糊状态，文字不熟悉，词语还陌生，课上听不懂，课后记不住，很难进入学习中医药学的文化氛围。

其四，教育对象缺少中国传统文化的基础。中医教育的重心是中国传统文化。文化传播的基本规律之一，是受教育者必须具备一定的与教育内容相吻合的知识基础，中学语文课中所涉及的中国传统文化容量，远远不能满足学习中医药学的需要。

上述诸因素的共同属性是文化，是文化的差异，这些因素共同构成中医药教育困难的主要原因。

（二）中医药教学的艰难性

在现代科学文化和教育环境中实施传统中医药学的教学活动，教和学的双方都不可避免地出现文化碰撞现象引起的矛盾。

1. 教师教课的矛盾

其一，是教师的讲解与学生的理解不一致，如教师在按教材的阐述讲解中医学的藏象理论的含义，学生却循着生物学、人体解剖学等有形的实质脏器领会，如此的认知思路必然不能正确理解中医理论关于人体内无形功能系统的真正含义；其二，是教师只能依据教材的描述讲解诸如"五藏"属阴，"六府"属阳，"三焦"司通调水道等中医学"是什么"和"怎么样"的阐述，当学生提出中医理论为什么这样阐释时，没有一定临床经验的年轻教师难以做出令学生想得通的解释；其三，中医药理论本是关于人体和治病药物的知识，为什么不能借助实验的方法辅助教学，这是学生的疑问，也是教师的无奈，因为教师难以从文化的层面回答其中的缘由；其四，高校扩招以来，大量青年教师没有经过临床锻炼就走上大学讲台，讲起课来既没有临床感悟的生动性又缺乏专业文化的韵味；其五，古人云"医者意也"，是说中医药学的许多理论、理念的真正含义不在清晰的语言表达之中，而是在认知者朦胧的意念之中，教师难以用语言表达的中医药知识含义，学生更加迷茫；其六，教材的现代化倾向影响着中医药教学的传统性方向。始终坚持用传统中医药学从事临床和教学的老一代中医药人有一个共同的感觉，即中医药类专业教材的传统文化比重越来越轻，当教材上出现"现代医学认为"的阐述以后，一部分学生会认为听了现代医学理论解释后，才感觉学到点医学知识。如果这是中医药教学普遍存在的现象，传统中医药学教育的艰难性是客观的。

2. 学生学习的矛盾

其一，是文化陌生，中医药学理论和知识的表述与原有的文化基础、文化风格都不同，含义更难理解；其二，是找实体和推演性认知习惯行不通，中医理论关于人体的结构和功能为什么都不能展现实体，也不能精确测试，而且不能用推理的方法演绎中医药理论的逻辑关系，对学习的内容只有硬背而不能融会贯通；其三，是中西医药学同时开设，学生们辨别中西文化的能力较弱，总是按西医学的含义理解中医药理论的含义，实际上是学不到真正的中医药学知识。

3. 矛盾的实质

中医药学教和学过程所出现的矛盾现象不是偶然的，也不是暂时的，其背后有着深刻的文化渊源。其一，这是中西文化碰撞的反应。所谓文化碰撞，是指不同文化对同一事物的不同解释在人们认知思维中产生的矛盾心理，中西医药学共有相同的认识对象，即人体的结构、功能、健康和疾病等，却形成两种医药学，教师和学生如果不能在文化这个层面，将中西医药学理性地区别开来，是教不好和学不好中医药学的。其二，有文化时代反差的影响。中西医药学具有近三千年的时代差别，如果不能从理性的角度区别不同时代的文化，按现代文化的规律理解古代文化的含义，必然混淆两种文化。教和学双方缺少的正是驾驭中西文化和驾驭中西医药学的能力。其三，环境文化与中医药文化的认知思维之路不同。中医药文化继承并延伸了中国传统文化的认知思维之路，主要经过的是以不脱离客观事物形象为主导的思维之路，而社会环境文化的主流是近、现代科学文化，其思维方式是以抽象的逻辑思维为主导的社会思维模式。问题的严重性在于教和学双方没有从创造文化的认知思维之路区分两种文化的本质。其四，学习过程存在迁移现象。学习心理学认为，学习者在接受新知识的过程中，原有的文化知识对理解新知识产生一定的影响，如果原有的知识对理解新知识有促进作用，这是学习的正迁移；如果原有的知识对理解新知识有干扰作用，影响对新知识的正确理解，这种现象是学习的负迁移。中医药专业大学生习惯于利用中学时获得的文化知识理解中医药学的理论、知识和技术，其结果往往错解其意。其五，中医药类院校课程设置没有注意到中西文化的差别给学生学习带来的文化碰撞。如果将中医药教育类同于现代科学文化教育，将现代科学、现代医药学课程同时开设于中医药学专业的学业中，学生必然亲近于现代文化课，却疏远于中医药类专业课，因为学生容易理解现代文化课内容。

（三）坚持文化自觉是传承中医药学的基本保证

所谓文化自觉，是指实践主体积极主动地遵循文化规律从事社会活动，人的社会实践总是具体的，具体到某个行业，围绕这个行业所形成的文化即行业文化，积极主动遵循所在行业的文化规律，是振兴行业、创造社会效益的基本保证。

中医药文化自觉是指中医药人在从事中医药事业的实践中，应当以积极主动的态度遵循中医药文化固有的规律，这个表述应包括如下因素，即积极主动的态度、坚持不懈的意志和驾驭文化的能力。

在传承中医药学的实践中，以积极主动的态度投入教或学，是忠诚于中医教育事业的基本素质；在现代科学环境中向受教育者传授继承传统中医药学的理论、知识和技术，没有一定的意志力是难以进行的，因为稍不集中精力就可能丢失中医药的传统特色，只有始终如一地坚持不懈，才能使中医药教育保持传承传统的宗旨；驾驭文化是在现代科学文化环境中传承传统文化的基本功，传播传统文化不可能抛开现代文化，传承中医药学不可能不了解现代医药学，但首先要分辨出中西文化和中西医药学，只有分得清才能自如转换思维方式，用我国文化的传统思维模式认知中医药学。

在中医教育的各个环节如果不能自觉地坚守中医药学的传统特色，传承就是一句空话。在课堂上传承中医药学，教师是矛盾的主要方面，专业教师如果不能坚持中医药文化自觉，很难在课堂上发挥主观能动性，引导学生深刻理解中医药学的含义。在传承中医药学的课堂上，学生虽不是坚守传统的主要矛盾方面，却处在教学过程的主体位置，学生们必须保持清醒的头脑，一定不能用现代医药学的理念、理论和知识去领会中医药学理论和知识的含义。

管、教、学三方在中医教育的各个环节，坚持自觉保持中医文化的特色，是有效传承中医药学的基本保证。

其一，中医教育管理者应当自觉遵循中医药学固有的认知规律，充分认识在现代科学文化环境中传承古老而传统的中医药学的特殊性，在中医药类专业教学的各个环节注重突出中医药文化的特色，在课程设置、学时安排、教程进展、实习见习等关键环节注意保持中医药的重心，一切围绕着培养中医药事业的专门人才进行教学，从而把握中医教育事业发展的正确方向。

其二，中医药学专业课教师保持文化自觉是保证中医教育正确方向的关键。他们必须站在文化学的高度认识到中医药学的文化本质、思维特点、文化风格等。他们应当了解比较文化学的原理，从理念的深层将中西文化、中西医学在文化的层面清晰地区别开来，决不能在专业课堂上混淆两种文化的界限。他们应当主动进行中国传统文化的修炼，从而熟悉中医药学的文化背景，在课堂上用生动而具有浓厚中国传统文化韵味的语言讲课，有利于主动而自觉地带领学生自然进入中国传统文化的氛围。他们应当积极寻找中医药临床实践的机会，以强化自己的专业文化感性，丰富自己的专业文化内容。他们应具备引导学生驾驭中西文化、中西医学的能力。因为在教学过程中学子们可能有许多关于文化的问题问及教师，教师们对中医药文化的坚定信念所激发的心理动力，促成从容的文化自觉行为，是感染学生坚定走中医药传统之路的精神力量，也是为学生继承中医药学树立起文化自觉的榜样。

其三，学习者的中医药文化自觉是学好专业的保证。学子们应当清醒地认识到，中学阶段时学生的传统文化基础太薄弱，远不能满足学习中医药学的需要，读懂古典中医药学著作，理解其中的含义是当务之急，仅仅掌握医学古文课的知识是不够的，因此补上古代汉语的基础十分重要；注意不要用现代汉语的含义理解古代中医药相同词语的含义；学好中医药学需要丰厚的中国传统文化积淀，中国古代哲学、文学、历史、天文和艺术等都应在了解和熟悉的范围，而不需要精通和深研；注意防止和克服学习的负迁移现象。

其四，中医药院校为提高中医药学的教学质量，而增设了中国传统文化教育相关课程，如中国传统文化、中医哲学、中国古代艺术欣赏等，相关课程的任教老师应严格把握教学的度，决不能将讲台下的学生看作该课程相应专业的学生而深度讲解，教师们必须明白，这些课的开设是为学生进行中国文化的接轨。

三、以优秀的健康文化引导国民健康行动

所谓健康文化，是指围绕着人体如何才能保持健康和怎样才能减少疾病问题而引起的文化现象，其中有精神性文化、物质性文化和行为性文化。精神性文化包括如何保持健康身体，以及减少和尽快转愈疾病的知识、理论、经验和教训等；物质文化有关于健身的器材，防病、祛病的药物等；行为性文化是指人们为了健康或祛病而进行的身体动作行为，如五禽戏、八段锦、推拿、针灸等。所谓优秀的健康文化，是指上述健康文化中的优秀部分，判定健康文化优秀与否当有一定的界限，优秀的健康文化应当符合先进性、合理性、可行性和有效性的原则，尤其应克服庸俗性和趋利性。国民健康行动是指社会广大民众为寻求自我身体健康，为减少病痛而自发形成的民众广泛参与的社会活动，其热烈程度随着我国人民生活水平的不断提高而不断高涨。

（一）全民性的文化现象

1. 全民关注的文化

人人都想健康长寿，都想没有痛苦地无疾而终。为了这个愿望和目的，人们关注着自己的身体，思考着与自我身体健康相关的事物，关注、收集和辨认有关如何使人健康的各种知识、经验、教训、理论和行为方法。

健康文化是一种综合性的文化形式，这种文化从内容层面分，有医药学内容，有民俗性和形体动作性文化内容，医药学内容是核心；从文化的表现形式分，有知识、理论、技术，也有观念、理念；从文化的表达特点分，有显性的，也有隐性的等。

2. 全民参与的文化活动

健康文化的特点之一，是这种文化不是被拿来收藏、欣赏和储存的，而是与民众的生存和生活直接相关联的，社会中的每个人都随时主动思考，又主动参与。不同年龄阶段的人参与的程度也有不同，青年人知道身体健康的重要，多从锻炼身体、适应自然的方面提高自我身体素质，也有人总认为自己身体不错，还不到开始锻炼的时候；中年人逐渐意识到自我健康问题的严重性，开始注意自我身体的变化，开始注意社会上关于健康文化的发展和变化，却没有更多的时间专注；老年人或体弱多病者参与程度最高。人们参与的方式多种多样，如看电视、听广播、关注各种保健知识、订阅多种报刊、参加各种健康讲座、主动做体检等。健康文化活动是社会上民众参与范围最广泛、维持时间最长、最不需要动员和推进的社会文化活动。

3. 最易偏向的文化活动

由于健康文化活动受到广泛的民众关注和参与，文化活动的方式多种多样，其文化的发展方向也容易出现偏向趋势，因为健康文化活动不如政治思想文化发展那样有明确而严肃的定向性，也不如经济文化发展那样有经济效益的指向性，还不如艺术文化发展方向那样时刻受到社会的监督和制约。

社会健康文化的发展应当有方向性，其发展方向界定因素应包含如下几个方面：其一，应当有利于人的正常生理活动；其二，有利于人的疾病康复；其三，有利于减轻社会和个人的经济负担；其四，应最大可能地体现科学性、合理性和实效性；其五，应保持文化的严肃性，克服庸俗性；其六，应尽量避免逐利倾向等。

社会健康文化活动方向容易走偏的影响因素是多方面的：其一，人的健康问题是世界上非常复杂的问题，它既涉及社会因素又涉及自然因素，还涉及人的心理及其支配下的人的举止行为；其二，人体及其生命现象还是人类对其知之甚少的客观现象之一，人类在自我生命及其历程中，自我健康及其状态等方面还没有获得多少自由，人类在自我生命发展从必然王国走向自由王国的道路上还处在刚刚起步的状态；其三，民众渴望身心健康的心情人人迫切，从而导致对相关文化高度敏感，并易于接受，易于传播，易于联系自身，易于实施；其四，不易形成社会共识，不易形成社会统一的标准等。

社会健康文化活动偏向发展的主要表现有：以病证表现转移民众的注意方向，诱导人们盲目用药，增加人们的心理负担；无根据地夸大药物、保健品的效用；医疗行业的过度检查、过度治疗；民间的道听途说、偏听偏信；没有系统的医药学知识或成熟的经验，仅凭自己浅薄的医疗知识，或在网上了解点知识，便自以为懂得医药，不经医药专业人员认可而自行买药服用等。

国民健康文化偏向发展的问题应引起人们的重视，因为任其发展可能产生许多负面作用。其一，可能危害人们的身心健康，形成与健康文化宗旨相反的文化发展方向；其二，无故增加社会和个人的经济负担，降低民众的生活水平；其三，不利于社会的和谐、稳定等。

（二）以优秀文化引领国民健康文化的发展方向

其一，我国国民健康文化发展的方向应当符合建设文化强国的要求。我国要建设文化强国，国民健康文化建设是我国文化建设的重要组成部分，其发展不能无序，不能不可控。

其二，关于什么样的健康文化是优秀的，目前尚没有统一的标准，但有关方面应当注重这个问题的研究，社会上所有的健康文化活动都应当努力摆脱庸俗性，不提倡健康文化活动的经济利益性发展，反对以传播健康文化为名、行敛财损人之实的伪科学文化行径。

其三，社会健康文化活动是社会全员参与的大众文化活动，这类活动不分社会地位，不分职业，不分尊卑，每个人都应当努力提高自我健康文化的认知和行为水平。

（三）中医药文化在国民健康事业中的优势

在我国，有中西两种医药学体系服务于国民健康事业，我国民众可以通过参与中西医药两种文化的活动来提高健康水平，这本身就是优势。现代医药学对人体身心健康的认识和技术，是我国国民健康事业的主体形式，在保障我国国民健康实践中发挥着主导作用。幸运的是，我们还有一套祖辈留下的更加适合于我们践行的中医药文化，相对于其他医药文化，中医药文化在强身健体和预防疾病等方面有着许多优势。

其一，中医药文化有着悠久的历史，经历过数代人的思考和实践，积累了丰富的经验；其二，我们的祖先历来就有着珍惜生命、珍惜身体的高贵品质，祖先们认为，生命是世界上最宝贵的，这种理念已深深地融于中华民族的健康文化之中，并转化为努力保持自我健康的日常行为；其三，注重顺应自然，这是中国文化的特色，也是中医药文化的特色，更是中华民族智慧的体现，古人从违背自然规律行为而遭疾苦的教训中，总结了许多顺应自然而生的道理和行为指南；其四，注重人的社会存在，倡导情志舒畅，这是现代医学在近几十年来从身心疾病的病因认知中获得的医学理念。情绪调节在中医药文化中有史以来就非常重视，古人称之为情志条达，可作为修身养性、扶持正气的必行之道；其五，紧贴生活，简便易行的摄生健体的理念，既容易理解，又容易实施等。

（四）国民健康文化活动的引领者

国民健康行动是一种社会实践，实践的主体是社会中所有具有正常思维、正常行为能力的人，不具有正常思维和行为能力者可借助正常人的帮助，使实践的范围遍及有人活动的各个场合和人生存生活的所有时间。如此庞大的社会健康行动的社会实践，不仅需要优秀的文化引领其沿着正确的道路前行，更需要优秀的团队引领健康文化活动正常而有效地展开。

其一，社会健康文化活动的主体是民众全员，但全员的健康行动如何做，关键在于如何做才是正确的。不是主体中每个成员都能正确地从事健康文化活动和健康身体行动，因为每个成员对人的身体、健康、疾病及所有相关知识掌握的质和量并不相等，必须有智者的引领。

其二，国民健康行动的引领者应当具有系统的医药学专业理论，并有一定的医药行业实践经验；他们应当非常热爱人类，热爱生命，崇尚科学，勤于思考，勇于实践，充满责任心；他们应该品行端正，为人和善，有良好的亲和力；他们应当努力从维护他人的利益出发；他们应不断学习，博采众长，善于总结，并注意不断优化自我语言表达能力等。

其三，民众在健康文化活动中，或者在思考自我健康问题时应当逐渐形成理性处理一切的观念，要崇尚真理、相信科学、相信真正负责任的专业人员，不能轻信非专业者的所谓健康讲座和广告宣传，不能随意效仿别人的健康措施。要养成一种独立思考的习惯，凡遇到与自我身心健康相关的事物，一定要理性并冷静对待，多听听专业人员的分析和建议，并利用一切可利用的知识，慎重思考确认其是否具有合理性，结合个人的实际情况后，再支配自己的健康行动。

其四，引领者的组织形式可以有形与无形相结合。有形的国民健康行动引领者，如我国医药卫生行业内的各级疾病控制机构，各级医院设置的健康管理中心等。更为广泛存在的国民健康文化活动的引领者，是广大的医药卫生专业人员，他们将健康文化、健康生活、健康行动的理念融于医药事业的服务中，以最易于民众接受的形式向人们阐释健康生活的知识，介绍相关有利于身心健康的生活行为方式、方法等。健康管理团队与广大医药专业人员的有机结合，是我国国民健康事业运行的特色和优势。

其五，中医药人应当积极主动承担健康文化活动的引领义务，将优秀的中医药健康文化融入中医药实践过程的各个环节，融入社会活动的各种场所，为提高我国国民身体健康水平、优化我国国民健康文化环境做出应有的贡献。

其六，中医药人应当成为践行中医药健康文化的模范。中医药人最理解中医药健康理念、理论和知识的含义，应当在自我生活的各个环节、各种环境规范自我行为表现，以良好的心态、适中的举止和富含哲理的言语影响周围的人们。

四、中医药文化研究促进社会健康文化的理性发展

社会健康事业的发展需要中医药文化的理性发展，中医药文化研究将促进社会健康文化的理性发展。

（一）社会健康事业需要中医药文化的理性发展

社会健康事业需要中医药文化的理性发展，这是社会健康事业的文化本质所决定的。

其一，中医药文化的理性认知促进中医药人的文化自信。中医药人做好中医药事业的思想基础是中医药文化自信，但是，如果不能理性认知中医药文化，就很难在实践中体现文化自信。系统的中医药理论和精湛的医学技术不能代替文化的自信，因为理论和技术是解决问题的，只有在文化层面把握中医药学的本质、规律和联系，才能在新的实践中运用理论和技术。

其二，在文化层面建立良好的医患关系。医药事业是以人为核心的社会活动，人都是有知识、有认知能力、有自主行为能力的，他们对医药服务的认知和态度直接影响到医药事业的发展。如果只在中医药学的层面运用专业术语向对方阐释发病和治疗的机制，对方听不懂也不理解，就有可能动摇民众对中医药的信心。欲使民众信任中医药学及中医药人的服务，中医药人必须在文化的层面引导对方理解中医药服务的道理，因为文化是人们不同行业相互沟通、相互理解进而形成共识的桥梁。欲使广大民众在文化层面理解和认可中医药学，中医药人必须在文化的理性层面把握中医药学的本质、规律和联系。

其三，在中西医药文化碰撞中保持清醒头脑。在现代医药学为主体的我国医药卫生实践环境中，为具有现代科学文化的民众实施传统医药的服务，不可能不涉及现代医药学，对同一个疾病或健康事物的中西医药学的不同解释，很容易混淆人们的认知思维，能否分别充分利用中西医药的优势，取决于中医药人能否在中西医药文化本质层面的区别与联系。

其四，在理性文化层面为中医药学的传承架起一座桥梁。中医教育是在现代科学环境中培养传承中医药事业专门人才的主要途径，如何才能使中医药学得到有效传承，使走进中医药学专业大门的学子们获得中医药学的理论、知识和技术，是教、管、学三方面必须认真思考的问题。如果在中医药类专业的教学过程中，没有一个从基础文化教育到专业文化教育的过渡，就很难使中医药专业教学活动进入良好状态；在培养中西医药两用型人才的教学中，如果不能帮助学生获得驾驭中西文化、中西医药学的能力，学子们是很难学好中医药学的；在中医药综合院校里相关专业的教学中，如生物工程、康复、市场营销、文化产业、英语和计算机类等专业，"相关"的含义是与中医药学相关，在这类专业教学中开设的课程应当以介绍和了解中医药文化为主，因此，此类专业在中医药院校里的教学定位，更应当从文化的视角展开中医药文化教学。

其五，以文化的理性引领国民健康文化的发展方向。民众的健康、社会的稳定和医患关系的和谐等，都需要社会健康文化的良性发展，需要以优秀的健康文化主导社会健康活动，需要社会健康文化活动的引领者以理性的形式展现健康文化，需要中医药人以理性的形式展现中医药健康文化的魅力。

（二）中医药文化的理性发展

所谓文化的理性发展，是指文化的内容及其表现形式逐渐接近文化所反映事物的本质，逐渐符合客观事物的规律，逐渐有利于人类的需求和社会的发展。文化理性发展的动力是人类的社会实践，是人们不断认识客观世界、适应客观世界和利用客观世界的动态体现。

中医药文化的理性发展，是指人们在文化的层面逐渐认识中医药文化的本质、规律和联系的过程，应有如下几个方面的体现。

其一，所有关注中医药文化者及所有中医药文化的践行者，都应当关心中医药文化的发展动态。

其二，推动中医药文化的纵向深化发展，揭示中医药文化的文化本质，寻找在现代国民健康事业中充分发挥中医药文化积极作用的最佳途径。

其三，开展中医药文化的横向关系的研究，诸如中医药文化与中国传统文化的内在联系、中医药文化与现代医药文化的共性与差异、为什么有差异，以及如何处理文化的差异等。

其四，鼓励中医药文化的社会性研究。中医药文化的根本使命是提高社会民众的身体健康水平，这就需要社会民众正确理解和合理利用中医药文化，中医药文化的通俗化是中医药文化社会性研究的重要内容。

其五，中医药文化的专业性与社会性的有机结合。民间中医药文化活动易于偏向的主要原因之一是缺乏专业文化的指导，中医药文化理性发展的重要任务之一，就是健全专业中医药健康文化对民间健康文化的指导和引领机制。

（三）中医药文化的文化学研究助力中医药文化的理性发展

中医药文化的文化学研究可从以下几个方面促进中医药文化的理性发展。

其一，中医药文化的理性发展需要文化学的理论指导。目前关于中医药文化的研究多注重其内容和作用，将中医药文化作为一种文化现象研究，必将为践行中医药文化提供系统理论的指导。

其二，为广大中医药人自觉遵循文化的规律从事中医药实践，为强化中医药文化自信提供理论依据。

其三，为中医药学的传授者、管理者、继承者，在文化层面建立良好的传承机制，提供理论依据和方法指导。

其四，为中医药专业文化转化为社会性文化，提供文化学的理论依据和方法，使社会以中医药为内容的健康文化不断合理化，使广大民众放心接受中医药健康文化给他们带来的知识、理念和健身方法。

其五，为宣传中医药文化提供文化学的理念、方法和原则等。

第二章　中医药文化与中医药学、中医药人

中医药学是中医药文化的核心部分，是专业文化。中医药人是创造和践行中医药文化的主体。

第一节　中医药文化体系

文化与人类同生共存，文化被人类所创造又服务于人类。本节将从文化的含义、表现形式及文化的分类阐述中医药文化的含义；从文化的本质、特点和发展规律探索文化与中医药学的关系。

一、中医药文化的含义

中医药文化是文化的一种表现形式，我们只有在理清"文化"一词概念的基础上，才能讨论中医药文化。

（一）文化

人人都在用"文化"这个词，人人时时在接触"文化"，但"文化"是什么？它有什么含义？它是怎样发生、发展的？它有怎样的表现形式？它有什么作用呢？

中西方关于"文化"的记载中虽有不同的解释，却有相近的含义。在中国传统文化中，"文"字最早出现在甲骨文中，其义是文身。中华文明启蒙时，人们多在日用器皿、劳动工具和生活劳动场所刻上一定的花纹，表示记事或装饰美丽、表达向往等。当在人身上画花纹时，"文"字就被引申为文饰了，具有了美化装饰的释义。"化"字在甲骨文中，左边像正写的"人"字，右边像反写的"人"字，两个"人"字的相合而会意，就是美饰的变化，后来又渐渐地被引申为教化。"文化"一词的最早出现，有文献可查的是西汉刘向曾在《说苑·指武》中说："圣人之治天下也，先文德而后武力。凡武之兴，为不服也，文化不改，然后加诛。"可

见，我国古代对"文化"一词的运用主要在文治教化这个范围，这种理解一直延续到近代。

在西方文化中，"文化"一词源于拉丁文cultura，其本义为耕种、加工、照料、栽培，古典拉丁语中，通常在农业劳动方面运用这一词。在其后的文化交流中，被引申为培养、教育、训练、发展等意义。

我们今天常用的"文化"一词，其意义已经不同于古代的中国和西方，如常说的"世界文化""中国文化""西方文化""科学文化""艺术文化"，还有"酒文化""服饰文化""饮食文化""宗教文化"等，都不是"教化"或"耕种"的含义了。

那么，现代意义的"文化"指什么？它包括哪些内容呢？

"文化"是什么？到目前还没有一个公认的、拥有严格内涵和明确外延的定义，而关于"文化"的表述，众说不一，在我国有十多种解释，在西方则有一百七十多种。如有人说"文化"是"理性的实体""理想的类型""社会的遗传""行为方式的总和"，也有人说是"民族精神的体现""人的能力增长"等。可以说，"文化"是一个人们都熟悉却又难以确定内涵的词。为了理解的方便，综合各家论述，本章试对"文化"做一初步的规定，它应含有以下几个层面意思。

其一，它是人类智慧的结晶；其二，它是人类创造出来的，而不是在自然界自动生成的，人对文化的创造和运用，是人区别于动物的一个核心标志，人是文化的主体；其三，它的创造和运用都与人的劳动，尤其是大脑的活动分不开，所有文化形式、文化内容，以及关于运用文化的社会活动，都有人类智力活动的参与。综合上述，如果用一句话对"文化"做一概括，即文化是人类在认识、适应和利用客观世界的实践中，经过大脑的思维活动所创造和运用的一切物质和精神的总和。

（二）中医药文化

中医药文化是文化的一种表现形式，是中华民族在五千多年抗击疾病和寻求健康的实践中，在中国传统文化的环境中，以中国传统文化为知识基础，对大自然、人的生命、人的机体、人的健康与疾病等的认识，并在实践过程中，经过复杂的思维所创造和利用的文化。

人类的社会实践是多方面的，但抗击疾病和寻求健康的社会活动是仅次于温饱而备受人们关注的社会实践。我们中华民族早在人类文明时代到来之前的数千年间的人类精神文化启蒙时代，就开始了关于摆脱疾苦的思考和早期以祛病为目的的动作。经过数千年的思考和实践，我们的祖先积累了大量的实践经验和丰富的思想，当人们将这些思考和实际动作、操作借助语言和文字传播于社会，并代代相传下来，便成了中医药文化的基本组成部分。

中医药文化应包括以下几层含义：其一，中医药文化是中华民族创造的文化；其二，中医药文化是中华民族在抗击疾病和寻求健康实践中创造的；其三，中医药文化是在古代我国较低的生产力条件下创造的；其四，中医药文化是在我国传统文化的环境中滋生的；其五，中医药文化经过了符合人类思维发展规律的认知过程；其六，创造的文化又被中华民族利用起来服务于人们的健康事业；其七，文化的存在形式有精神的、物质的和技术的。

概而言之，中医药文化是中华民族在我国传统文化的环境中，在抗击疾病和寻求健康的实践中，经过符合人类思维发展规律的认知过程，创造并利用的一切精神和物质的总和。

（三）内容丰富的中医药文化体系

关于中医药文化的外延，即中医药文化包括的范围，是由中医药文化内涵的本质所决定的。中医药专业文化、中医药人文文化、中医伦理文化、中医药社会文化、中医药民俗文化及中医药文化活动等共同构成中医药文化体系。

1. 中医药专业文化

中医药专业文化即中医药学，中医药文化是中华民族在关于人体、生命、健康和疾病方面的认知和实践活动中创造的文化，人们在长期的实践中，必然产生对认识和实践对象深刻的理性认识，产生关于对象是什么、怎么样和为什么的系统的理性认知，其认知的系统理论和实践体系就是中医药学。

依据中医药学的理论在实践中创造和积累的关于治病药物所形成的理论，如经现代研究整理的中药学、方剂学等，应当属于中医学的范畴。因此，本书讨论的中医药文化涵盖中药文化，没有必要专论中药文化。

2. 中医药人文文化

中医药人文文化是关于历代中医药人从事医药活动的文化。在我国古代社会环境中有两类中医药人，一类是专业行医的职业中医药人，他们是一个专业群体，他们的医事、药事活动备受社会的关注，如史书中有许多关于历代名医的记载，社会上流传着许多历代名医的传记等。另一类中医药人虽并不以行医为职业，但他们当中的不少人对中医医理有很深刻的理解和见解，不同程度地丰富了中医药学术思想，这些人是中医药文化的有力传播者。

3. 中医药伦理文化

中医药伦理文化是中医药文化的重要组成部分，因为医学活动是人对人的社会活动，医者与服务对象存在着复杂的社会关系，如经济利益关系、老幼尊卑关系等，在中医药医学服务中如何处理这些关系，很受人们的关注。中医药文化倡导高尚的医德医风，历代以来涌现了无数赞美高尚医德、倡导严格伦理的医事文化作品。

4. 中医药社会文化

关于人的健康和疾病的思考和实践，是社会上每个成员都关心的事物，由此而发生的与社会相关的活动构成了一类社会现象，社会对这一类活动所产生的管理、协调等形成的文化，即中医药社会文化，如古代统治阶层发布的医事、药事制度，现代各级行政部门出台的各种行医机构及行医资格的管理等。

5. 中医药民俗文化

中国传统文化的民俗文化中有许多与人的生活方式、风俗习惯、身体感受有关的内容，这些内容又与人的健康和疾病有着密切的联系，许多民间良好的风俗、习惯、礼仪等，被中医药人吸收，成为引导人们养成良好生活习惯、完善防病强体技艺的民间素材。民俗文化中还有许多防病治病的简单小方、小法，也是中医药民俗文化的重要来源。

6. 中医药文化活动

文化是一种有形或无形的存在，但人类创造文化的目的不是用来存放的，而是为了将它运用于新的认知和实践，而创造和运用文化的过程是由人们参与的客观活动，因此，文化活动应当属于一种文化现象。中医药文化活动是中医药文化的重要内容，如中医处方书法，中医与患者、健康咨询者的文化交流，中医临床诊治，中医医事、药事礼仪，中医医事服饰等都属于中医药文化活动。

此外，尚有中医药物质文化，即中医药人在中医药活动中所创造的医用工具、教学用的器具等，如宋代的针灸铜人、诊脉用的腕枕、针灸银针等，此不专述。

（四）独具特色的中医药文化

中医药文化的基本特点主要体现在如下几个方面：典型的传统文化、鲜明的民族特色、文化的双重属性、有机动态认知观等。

1. 典型的传统文化

在当代世界医学文化体系中，中医药文化鲜明地表现出传统性的特点。第一，中医药文化紧紧地依附于我国传统文化。中医药人对健康和疾病问题的思考，一刻也不能脱离我国传统文化，我国传统文化的知识是中医药人认知的基础；我国传统文化的氛围是中医药人践行中医药文化的环境基础；我国传统文化思维的模式是中医药思维的基本方式。第二，中医药文化是世代相传的文化。中医药文化与中国传统文化同呼吸、共命运，是自萌发以来从未间断过的文化体系。社会内部的口耳相传、家族相传、师徒相传是中医药文化在古代时期的主要传承途径。第三，中医药文化的积淀性特点。中医药文化将"勤求古训"作为文化传承的重要途径，因为在中医药文化的代代相传中，沉淀给后人的都是经数代人验证的真谛，都是原则，都是浓缩的精华。第四，中医药文化是相对独立的文化体系。中医药文化与其他医学文化相比，表现出相对的独立性，没有表现出明显的时代特色，不能与近代医学文化和现代医学文化相互演绎、相互通释，这是中医药的文化本质所决定的。

2. 鲜明的民族特色

中医药文化是以我国汉民族为主的民族群创造的健康文化，中医药文化鲜明地表现出汉民族的文化特色。其一，中医药文化的载体之一是汉字。汉字是世界文字体系中特殊的文化载体，表意性文字的运用是中国文化的特色，也是中医药文化的特色，汉字的表意性特点为中医药文化的保存和传播提供了最适宜的条件，也为中医药人准确表达对事物的理解准备了最合适的工具。其二，中医药文化是以汉语言为载体的文化传播工具。汉语言的语法和表述特点在中医药文化中得到充分的体现，特别是隐喻的表达方式和实词活用现象，突出地体现了中医药文化的民族特色。其三，中医药文化充分体现了汉民族的认知思维特点。善于从客观事物的外部，借助客观事物在活动过程中表现于外的信息，揣摩事物内部的情况是汉民族认知思维最突出的特点。这一特点被中医药人引来把握人体及其内部结构与功能，成为中医药文化突出的思维特点。

3. 文化的双重属性

中医药文化具有自然文化和社会文化的双重属性，这一突出的特点是其他医学文化不能相比的优势，也是中医药文化最具科学性、合理性的重要特征。医学本是关于人的研究的学问，近代医学只注重了人的自然属性，将人作为一个自然体研究，却忽视了人的社会属性。以中医学为核心的中医药文化既看到了人的自然属性，又特别注重人的社会属性。中医药文化是医学自然文化和医学社会文化的高度有机结合，正是这一特色，使中医药文化牢牢地建立在科学认知的基础上。

4. 有机动态认知观

中医药文化认知的基本观念完全不同于西方医学的构造性自然观。构造性自然观是西方近代自然科学共同遵循的基本认知观念。所谓构造性自然观，有两个基本特征，其一，是从自然事物的内部结构认识事物；其二，是对自然事物认识所形成的理论具有可演绎的逻辑关系。西方文化的自然科学都是这种构造性自然观认识的产物，西方近代医学乃至现代医学都符合这种认知规律。然而，我国古代的贤哲们没有走这一步，我们的中华祖先沿着人类精神文化启蒙时的不脱离客观事物形象的认知之路，缓慢地、稳步地一直走过来，使整个中国古代科学都走上了一条有机动态认知观的道路。中医药人在中国传统文化环境中，与广大中国古代文化人和古代生产、科技人一同走上了这条认知之路。

中医药文化的有机动态认知观主要表现在如下几个方面。其一，中医药文化把认知对象的人看作一个整体活动的人，看作一个有生命活动的人；其二，中医药人把认知对象的人看作一个具有多种联系的人，有与天地的联系、与社会周围人的联系、与个人生活状况的联系等；其三，中医药人是在客观事物及人的动态条件下观察事物的；其四，中医药人主要借助自身的感官，在宏观状态下观察认知事物。

二、中医药文化的起源与发展

中医药文化是中华文化起源最早的文化形式之一。

（一）中医药文化的起源

1. 起源的时间

中华文明有五千年的悠久历史，但是，在中华文明时代到来之前，还有一个漫长的准备阶段，这个阶段大概经历了文明时代前的五千年，两个五千年加起来就是一万年。也就是说，中华文化的起源应当从距今一万年前算起。中华文化的起源和人类文化的起源不是同一个概念，人类文化的开始时间，从理论上说，应当从人类脱离动物那一刻算起，但是人类的历史到底已有多少年，人类考古学家们也没有定论。有一点学界已有近似统一的认识，这就是，新石器时代的到来是人类文化发展的重要节点，在新石器到来之前的旧石器时代的若干万年间，人类只给我们留下了极少的创造物质文化的痕迹，人类精神文化的起源，应当从新石器时代到来之时算起，因为从那时起，人类才开始主动认识客观世界。

我们所讨论的中华文化，绝大部分是在精神文化层面的认知。在探索客观世界的道路上，中华民族绝没有落后于人类其他民族，早在文明时代到来之前的约五千年间，即距今约一万年前，我们的祖先就开始了认知客观世界的思考，并创造了辉煌的史前文化，有神话传说，有崇拜，有巫文化。

我们的祖先绝不是在文明时代到来之时，才开始认知人自身，思考人与自然的关系，才开始寻找摆脱疾苦的办法，而是与人类的认知同步，在距今大约一万年前的新石器时代到来之时，在人类精神文化启蒙的时候，就开始了属于中华民族自己的认知和思考，只是我们祖先这时的认知所产生的精神文化，还处在启蒙、元素和原始状态。

2. 起源文化的内容

起源时期的中医药文化是怎样的，这是人们所关心的，也是体现中医药文化魅力之渊源所在。

"万物有灵"观念是当时滋生的基本认知理念。人们发现人是有感知、能相互交流的有灵之体，又感到周围的事物与人的生活和生存又有多种联系，将事物的变化看作是灵气，如天有白天、有黑夜，有晴天、有阴天，有风和日丽、有下雨等；如大地有山有水、有草有木、有沙有石等。当时的人们认为这些事物都有灵魂，中医药文化中的许多对客观事物认知的基本观念都源于这时的认知。人们将不可解释的一些自然事物的力量用"神""仙""邪""魔""鬼"等表示，是我们祖先早期认知客观事物的一种界定方式的表达。

人类早期精神文化启蒙的三种主要形式，在我们祖先对人自身的认知中都有反映，并成为中医药文化的起源，这三种文化是神话传说、崇拜和巫术。

神话传说中的盘古开天、神农尝百草、女娲补天、女娲造人等都与人们认识人的生活和人体的生存有直接关系，如《黄帝内经》（简称《内经》）中经常出现的"上古之人"，就是人们对上古时期的人如何生活和生存的传说。

崇拜是人类对大自然力量和人类社会能力的敬畏。我们的祖先敬畏天地，是自然崇拜的表现，这种崇拜则成为中医药文化中"人与天地相应"观念形成的主要思想基础。

巫术文化为中医药文化的起源提供了原始形式，当我们的祖先还不知道如何有效地抗击疾苦的时候，渴望自身摆脱疾苦、摆脱不适的愿望，驱使着人们接近、接受和传播巫术，祝由、祝禁、钻卜、占星、占梦和占筮术等巫术形式，曾经长期统治着人们为祛除疾苦而进行思考和探索的实践。

3. 中医药起源文化的特点

与现代科学文化和中医药文化形成体系时相比，中医药文化起源时期表现出如下文化特点。

其一，那时的文化没有文字将其保存下来，社会中的人们也没有成熟的分音节的发音语言，没有文字和分音节的发音语言作为文化传播以及传承的工具，文化是很难快速深入发展的，这正是中医药文化的萌芽曾经经历了长达五千多年的准备阶段的主要原因。

其二，人的智力心理能力很低下，非智力心理活动也极为简单。如观察能力很低，注意力很难集中，记忆时间相当短暂等；而情绪、性格等非智力心理很难与智力心理协调一致。

其三，思维的主要方式不是概念之间的关系，而是可直观观察到的客观现象的表象联系，如在冬天太阳出来人就暖和，夏天乌云刮来可能会下雨等。更为困难的是，这时人们的思维还不能将天气、日月、刮风、下雨、吃饭、睡觉、病痛等众多客观事物联系起来思考。

其四，文化发展的速度很慢，当时的人们对事物认识的程度很浮浅，内容很简单，现在看起来很简单的道理，在当时可能要经过数百年甚至上千年的努力才能认识到，因此，文化的发展速度相当缓慢。

其五，承古的思想相当稳固，创新的意识很淡。当时的文化多崇古和尊老、尊长，人们认为前人传下来的都是经多年验证的。

其六，多种文化混为一体。当时的人们根本不知道事物都是分类的，也没有人专门将人的疾苦作为独立的认识对象，人们关于自身发生疾苦及转归的思考总是混杂在文化混沌体之中。因此，起源时期的中医药文化是与社会的文化总体混合而存在的。

4. 中医药起源文化的本质和意义

文化本是人类创造出来的，精神文化是人类在认识、适应和利用客观世界的过程中，经过思考、加工后对客观世界认知、适应和利用的解释。但是人类对客观世界的认知，并不是一开始就是人们现在看到的文化，人类的精神文化从无到有，其初始状态总是极为简单，极为浮浅，甚至很不合理，但是人类迈开的第一步。

中医药文化起源的初始状态，在现代人看来甚至认为不可思议或错误至极，但是，却充分地体现了深刻的本质。其一，体现了中华民族的启蒙，开启了在抗击疾病和寻求自身健康领域里的文化质变；其二，我们的祖先已经从被动生存于自然界向主动适应和利用自然界发展了；其三，祖先们为摆脱疾苦而施展的巫术也是人们在实践基础上的思考，是中医药文化的前文化形式；其四，开启了中华民族在抗击疾病和寻求健康领域里从必然王国向自由王国前进的步伐；其五，中医药文化起源时期的文化启蒙，为文明时代的到来，为中医药文化体系的形成做了充分的准备。

（二）中医药文化体系的形成

所谓中医药文化体系的形成，应当呈现这样一种状态，即社会上有一个专门践行中医药文化的专业群体，这个群体以社会民众的疾苦和健康为认知对象，专门为民众解除疾苦和指导民众如何寻求健康，他们承担传播、传承中医药文化的责任，引领社会健康文化的发展，社会上出现一个围绕着人的健康与疾病问题，形成了一个以中医药文化为内容的文化活动领域。

1. 中医药文化体系形成的标志

中医药文化体系形成的标志是中医药学理论体系的形成，而中医药学理论体系形成的标志是《黄帝内经》的成书，也就是说，《黄帝内经》的成书是整个中医药文化体系的核心标志，其时间在我国历史的春秋战国时期，距今2500~3000年，这个时期正是我国文化史上百花齐放、百家争鸣的时期，同时这个时期还处在世界文化史上第一个文化盛期。

虽然《黄帝内经》的成书标志了中医药文化体系的形成，但在形成体系的背后有着足以促成体系形成的条件，这些条件是：中医药职业专业群体的形成；中医药抗击疾病和寻求健康的丰富的实践经验；中国传统文化环境的成熟和中医学理论体系的形成等。

2. 专业群体的形成

中医药专业群体的形成源于社会的第一次大分工，在精神文化启蒙的巫医时代，社会上还没有一个专门从事解除人们疾苦的实践群体。当为解除人体疾苦的社会实践从巫术中分离出来，抛弃了诉说的语言，留下了治病的动作或操作时；当人们将治病的动作或操作通过语言和文字的交流而成为具有社会属性的文化时：社会上渐渐集中起了一群专业认知主体，这一部分人专注于人的健康和疾病问题的思考和实践，形成了他们的专有认知范围。因为职业的特点，他们又有足够的时间去收集和阅读关注对象的文化和新知识、新技艺。

专业群体的形成为中医药文化体系的形成准备了主体条件。

3. 实践经验的积累

实践是一切文化产生的基础，我们中华人从开始主动认识客观世界的精神文化启蒙那时起，就开始了有目的地观察人体自身的活动和感受，开始有目的地试用各种办法减轻在人身上发生的疾苦。我们现在虽然难以找到当时人们抗击疾病的真实活动的资料，但可以想象在那半蒙昧、半启蒙的长达六七千年的漫长岁月中，我们的祖先曾经经历了无数次的失败、无数次的成功后，才可能获得一丝可以传承的经验。在进入文明时代以后，人们抗击疾病和寻找健康的失败教训和成功经验，可以借助文字和分音节的发音语言记录、保存和传播时，就以社会上有形的文化而存在。又经过专业分工的职业化积累，社会上关于健康方面的经验已经积累到相当的量，现代考古的许多关于古人抗病活动留下的文物相继被发现，证实了我们祖先的实践经历。

中医药文化是我们中华人在抗击疾病和寻求健康的长达近万年的实践中升华的，这正是中医药文化无限魅力的体现。

4. 文化环境的成熟

中医药文化作为中国传统文化的重要组成部分，自身不可能在没有任何文化环境的条件下自我生成和发展，我国传统文化就是中医药文化滋生和发展的土壤。

在中医药文化发生和发展的同时，中国传统文化已在哲学、人文、文学、历史、天文和兵法等多种文化领域得到充分的发展，形成了不同领域内的多种文化形式。在对大自然、人体、人的生存、人的社会存在、人的社会关系等多方面，特别是与人的生存和生活相关的领域内积累了丰富的自然和社会知识；在社会人文、哲学方面，已形成了儒家、道家、法家、阴阳家、兵家等众多社会思想体系，涌出了多种学术思想派别；在社会文化活动方面，社会上出现了"百花齐放""百家争鸣"的氛围。这些文化环境的成就和氛围有力地刺激着当时从业于医事的人们，也刺激着社会上非职业医事的文人们。他们充分吸收社会文化的成果，积极地思考众多与人的健康和疾病有关的问题，也纷纷发表自己的见解，《黄帝内经》中的许多论述都是在这种文化环境中，由多人在多时的思考中发表的理性认知。

5. 中医药文化体系成型

中医药学理论体系的形成和中医药学体系的形成是两个不同的概念，也是中医药文化发展史上在两个不同历史时期完成的大业，中医药学体系的完成是在张仲景的《伤寒论》问世之时，中医药学理论有了相应的实践体系，中医药学完成了从理论医学向临床医学的过渡，标志着中医药学体系的形成。《黄帝内经》的成书为中医药学奠定了理论基础，也是在中医药学理论形成的过程中，中医药文化被广泛地社会化，社会上人人都关心健康和疾病问题，处处都议论健康和疾病问题。在这样的文化活动中，以《黄帝内经》为代表的一类医学理论文化就成为当时社会文化活动的重要内容。而中医药执业者自然成为社会健康文化活动的主体参与者。也就是从这时开始，关于人的健康的文化活动已不仅仅是行医职业者独有的，而是全社会人们共同参与的广泛的社会文化活动，由此关于社会文化传播，关于医事、药事活动的人文文化，关于伦理道德、经济往来等多种文化现象合成，中医药文化的体系由此而形成。

可以看出，中医药文化体系并非专业性的中医药学体系，而是一个具有社会民众参与、社会功能和社会责任的社会文化体系。

在我国建设新时代中国特色社会主义健康事业的实践中，从社会文化活动的角度认识中医药文化很有现实意义。

（三）中医药文化在中国文化环境中发展

1. 中医药文化发展的概况

我们在此讨论的中医药文化的发展，不是仅在哲学"发展"的概念层面讨论，而是在广义的"发展"层面讨论，即不仅在事物的质变层面，而且在事物各方面变化的层面讨论中医药文化的发展。

从中医药文化发生、发展的历程看，中医药文化主要经过了起源、成熟、盛期、低潮和现代时期等几个阶段。起源期又可称之为孕育期，历时最久，从精神文化启蒙时期到中国文化第一个盛期到来之前，长达六七千年，这是最艰难也是最扎实的阶段，因为中医药文化的许多基本观念、思想和思维模式都源于这个时期；成熟期即前文所述中医药文化形成期；中医药文化的盛期是中医药文化的辉煌期，其时间段是从我国春秋战国时期到明末清初，处于中国历史的整个自给自足的自然经济时期，在这个时期内中医药理论得以深化、充实和系统化，中医药临床实践得以规范化，中医药学术思想丰富多彩，为中华民族在中世纪的繁荣和昌盛做出了突出的贡献；中医药文化的低潮期，是指自西方文化传入中华大地，特别是西方近代医学传入中国，中医药学的理论再没有重大突破，但中医药文化并没有被西方医学文化所代替、所掩盖，而是顽强地生存于中国文化的环境之中；中医药文化的现代时期，是指中华人民共和国成立以来中医药文化在我国卫生健康事业中的生存期，这是中医药文化得以保护、中医药事业得以空前发展的时期，也是中医药文化蓄势待发、准备为人类的健康事业做出伟大贡献的时期。

2. 中医药文化发展的盛期

中医药文化发展的盛期是中医药文化研究中浓墨重彩的一段，其繁荣的形势主要表现在如下几个方面。其一，中医药学的理论得到深刻和系统化的发展。以《黄帝内经》为代表的春秋战国时期问世的中医理论经典著作，为中医药学基本理论奠定了坚实的基础。理论如何才能有效地指导实践，是理论功能的体现，以张仲景为代表的历代中医临床从业者，以经典理论为指导，与各个时期的疾病和健康问题相结合，有效地解决了实际问题，从两汉到唐宋，从金元到明清，一次又一次地圆满解决了社会给中医药学提出的实践问题，将理论中医药学推向实践中医药学的高度。将社会文化中的优秀成分吸收到中医药学的认知过程，推动了中医理论的深化发展，如春秋战国时期的儒、道学说，隋唐时代的佛家理论，宋明时代的理学思想等，都被历代中医引来认知医学基本问题，推动实践的发展。其二，中医药临床实践最大限度地得到发展。如果说中医药学理论体系形成以前的中医药临床实践是在摸索之中，那么，整个中医药文化盛期的中医药临床都是在经典理论指导下的高效临床诊治。两汉时期的外感，金元时期的内伤杂病，以及明末清初的温热病等都被一代又一代的临床执业医药人顺利解决，使中世纪时代的中医药临床事业得到空前的发展。其三，中医药专业队伍得到空前壮大。如果说中医药学体系形成以前的中医药从业者是零散的、没有凝聚力的，那么，两汉以后的中医药从业者的队伍不仅不断壮大，而且有组织、有规矩，表现出以下三个特点：一是从业者人多，队伍大。二是被政府纳入行政管理，成立了各级政府管理的中医医疗机构，专门从事管理职能，还有相应的行政管理组织，以保证社会上行医的机构和个人依法行医。三是有各种有形的制度和无形的道德理念约束着行医者的行医行为。其四，是中医药学术思想得以充分的阐发。在中医药文化繁盛时期，中医药学术思想异常活跃，无论是中医药从业者，还是中医药爱好者，纷纷创立自己的学术派别，阐发自己的中医学术观点，历代中医发展史上涌现了许多有名的中医学术派别，为中医药文化的发展发挥了巨大作用。其五，是中医药文化最广泛地深入到民众的文化活动之中。因为中医药文化是与每个人的健康有关的文化，历代的民众上至皇家贵族，下至黎民百姓，都以最大的兴趣接受和传播与健康有关的文化，使中医药文化得到最广泛的普及。其六，是中医药文化与中国传统文化得到最充分的交融。由于中医药文化与中国传统文化的母子关系，在文化形态上有同构关系，中医药从业者将对社会文化的理解用于医学事物的认知中，民众为了自身的健康亦在社会文化的基础上领悟中医药健康的理念。

3. 中医药文化发展的困惑

中医药文化的发展并不是一帆风顺的，从西方文化传入开始，中医药文化的发展渐渐处于停滞状态，其停滞的主要表现是：中医药学的理论从那以后再没有呈现突破性的发展；中医药的临床阵地在不断地缩小；中医药文化不再如以往那样受到人们热烈的关注；中医药学的理论时常遭到不明不白的攻击和质疑等。造成这种情况的根本原因主要有：其一是西方文化卷着西方医学涌向中华大地，由于中西医学文化具有相同的服务对象，西方医学相对于中医药学有许多优势，如西医文化易于理解等因素，人们开始把注意力转向西方医学文化；其二是医学的对象是人，而人是有知识、有认知能力、有判断能力、有自主支配能力的文化活动主体，他们的选择取向直接关系到社会民众对中、西医药的态度；其三是社会上的医学难题没有主要依靠中医药学的理论和实践去解决等。

4. 中医药文化发展的动力

从中医药文化发展的过程可以看出，促进其繁荣发展的动力是社会需要，是社会民众的信赖，是中医药文化践行者的坚定信念和主观努力。

医药文化是关于社会民众健康的文化，社会的繁荣和发展需要医药文化和医疗事业的保障，在长达数千年的中国古代历史进程中，社会上只有中医药这一种医药文化服务于社会民众的健康事业，社会上所有的疾病和健康问题都只有依靠中医来解决，中医药文化拥有推动自身发展的基本动力。

　　在中国传统文化的环境中，全社会的人们天天接触的都是中国文化，中医药文化又同构于中国文化，当人们思考自身的健康或者需要健康服务时，人们给予中医药文化充分的信任和信赖。民众的信任和认可是中医药文化发展的直接推动力。

　　文化是人的创造，其发展的动力还来自践行者的主观努力。在我国古代的各个历史时期，中医药文化的践行者们以坚定的信念守护着中医药学，遵循中医药学固有的认知规律从事着临床活动。在社会健康难题来临之时，他们勤求古训，勇于探索，深入思考，用自己的不懈努力创造了一个又一个医学成就。

5. 中医药文化的发展给今天的启示

　　我们讨论中医药文化的发展历程是为了从中寻找到有利于今天的中医药事业发展的启示。

　　其一，中医药事业应始终面向社会健康事业的需要。我国要建设新时代中国特色社会主义卫生健康事业，民众的健康有太多的问题需要解决，在这些问题中有许多方面是可以发挥中医药优势的。针对社会上的医学难题，展现中医药文化的魅力，是中医药事业走出困境的重要途径。

　　其二，承古方能拓新。中医药文化经历了万年的磨砺，是中华民族数代人智慧的结晶，其中蕴含的应对人的健康和疾病问题的基本理念、基本原则、认知思路和方法等，是真正的宝藏。如果无视其珍贵，一切以新为优，一切以现代化为准，至少在解决新问题的过程中失去了传统的经验和启示。人类的进步从来都是站在前人的肩膀上前进的，传承传统的智慧才能有效应对今天的难题。

　　其三，中医药文化践行者应具有驾驭文化环境的能力。中医药文化发展的经历告示人们一个事实，中国传统文化环境是中医药文化繁荣和发展的最佳土壤，当西方文化占据中医药文化生存环境的主导地位时，中医药文化便失去了适宜的土壤。西方文化的传入是改变不了的现实，中医药文化的践行者只有正确对待西方文化和现代科学文化，获得驾驭中医药文化和现代科学文化的能力，才能更有效地发扬中医药文化。

　　其四，中医药文化践行者应发挥中医药文化的活力。中国大地进来一个与中医药文化竞争的对手，需要的不是对抗而是各显其能的合作，这就要求广大中医药从业者深刻理解中医药文化的本质，发挥中医药文化的特长，力争在解决现代医学难题的实践中展现中医药文化的魅力。

第二节　中医药学是中医药文化的核心

社会民众需要摆脱疾苦，希望保持健康的身体，因此激励了一个专业群体为此而不懈地思考和探索，从而创造了中医药文化体系。其中关于健康和疾病基本问题的阐述与实践属于专业性文化，由此而产生的关于中医药活动的人和事的文化是广义的中医药文化。

一、中医药学是专业性中医药文化

中医药学是指导中医药人认识人体、抗击疾病和寻求健康的专业性实践文化。

（一）中医药学是专业文化

中医药学和中医药文化有联系也有区别，可以认为中医药学是专业性文化，中医药文化有更广的文化含义。

中医药学和中医药文化的联系是必然的。其一，它们都是关于人的健康和疾病方面的文化；其二，它们都是人们在抗击疾病和寻求健康活动过程中创造的文化；其三，它们都是在中国传统文化环境中，以中国传统文化为知识基础创造的文化；其四，中医药学和中医药文化属于同一个文化体系，中医药文化体系包括中医药学。

中医药学与中医药文化的区别是多方面的。其一，是两者关注的对象不同。中医药学的认知对象是人，包括人的机体、人的健康及人的疾病、治疗和转归；中医药文化通常主要关注中医药医学活动及一切与健康有关的人和事。其二，是内容不同。中医药学主要阐述医药学知识、理念和理论，描述保持或恢复健康的措施等；中医药文化则可以反映抗击疾病和寻求健康的过程及其过程中的人和事。其三，是文化的表现形式不同。中医药学以理论、知识和技术的形式存在，而中医药文化可以以多种文体形式如传记、札记、杂文、诗歌、散文等存在。

（二）中医药学理性地阐述着医药学的基本问题

专业文化的基本特征是，它在社会某一领域里关于实践对象"是什么"和"怎么样"的阐述。解除和减少民众的疾苦、提高社会民众的健康水平是社会实践的重要领域，这个领域中的核心是作为认知对象的人，包括人体的结构和功能，人体的健康和疾病，疾病的诊断、治疗及康复，其基本问题是认知对象"是什么"和"怎么样"。由于中医药学是在中国传统文化的环境中产生和发展的，中医药学的基本问题就是运用中国传统文化的知识回答认知对象"是什么"和"怎么样"。

中医药学在中国传统文化环境中，出色而合理地回答了医学的基本问题。它虽然没有如西方医药学那样微观而静态地回答医药学的基本问题，却在宏观层面，从人的整体联系的角度分别回答了医药学的基本问题。

中医药学首先回答了人的生命本源，认为人的生命和人的机体是大自然的产物，人依赖于天地而生存，人不能脱离天地，人只能适应天地而生存，人若违背天地必然不能安生。其次是回答了人体的本质问题，即人是一个具有整体联系和整体功能的生命体。中医学的藏象学说阐述了人体的宏观结构与功能，认为人体内有五脏，有六腑，还有奇恒之腑，有气，有血，有经络，它们各自发挥自己的功能，又相互配合，共同形成体内的功能系统；中医药学的人体观认为人体有四肢百骸，以支撑人体，与体内系统相结合共同完成人体的结构与功能。其三回答了人的生命、健康和疾病相互关系的基本问题，认为人之所以能保持健康的状态，是因为人体有正气存内，人之所以发生疾病，是因为邪气的干扰，邪气的来源主要有三方面，即来源于人体本身的某些不协调、来源于人体以外环境条件的不适应、来源于其他对人体的损伤。

我们之所以认为中医药学理性地反映了医药学的基本问题，是因为古代中医药学家经过了符合人类思维发展规律的认知过程，从而有力地证明了中医药学的合理性和科学性，我们从中医药学中可以追溯出如下认识论的依据。

1. 拥有合理的认知观

有人以中医学没有建立在客观实体观察人体基础上为由，质疑中医药学的科学性，岂不知在两千多年以前的人类生产和科学条件下，人们哪里有近代以来的科学能力。但是，我们的祖先从来没有停止对人自身的认知，他们通过宏观观察人的活动，通过人体在活动状态下表现于外的信息，揣摩人体内的情景，并在继续的观察和治病效果中逐渐深入对人的认知。

2. 合理的认知方法

客观事物以及人的社会存在和活动是极为复杂的，需要运用恰当方法把握事物的本质、规律和联系。古代中医药人就借用中国文化自然哲学中的方法性理论，用阴阳理论说明医学事物的对立关系，用五行理论说明事物之间相互促进和相互制约的关系，从而使中医药学的理论深深植根于中国古代哲学辩证认知事物的土壤。

3. 有机动态自然观

中国传统文化没有萌生构造性自然观的认知基因，却创造了有机动态自然观，即在宏观层面，在客观事物的活动状态下，通过事物表现于外的信息揣摩内部的情况，在进一步的实践中证实其对事物内部的揣测。中医药学创造性地运用和发挥了有机动态自然观，中国文化的道德观不允许医者有目的地解剖人体。古代中医药人主要依靠人体在活动状态下表现于外的信息，揣摩人体内部的结构与功能，并在继续的观察和临床诊治中进一步验证其揣测的正确程度，在不断的实践中逐渐校正。整个中医药学的基础理论和实践体系都是建立在这种认知观之上的。

4. 不脱离事物形象的思维规律

中国传统文化没有形成以抽象概念为细胞的抽象逻辑思维机制，中医药学却走了一条以不脱离客观事物表象为主的形象思维之路，这条路是中国古人在相对较低的生产力和科学水平条件下走出的成功之路，中国古代科学技术主要经过的都是这条道路，这条思维之路的活力在于它适应于较低的以手工劳动为主的生产力水平。

（三）中医药学的实践体系有效维护着民众的健康

中医药学的专业文化特征还表现为其拥有与理论体系相配套的实践体系，这个实践体系包括实践理论、实践技术和实践工具。

实践理论是建立在中国传统文化和中医基础理论之上的，是运用这些理论对健康、疾病、诊病、治病、药物及药物的配伍等实践各方面形成的理性认知的反映，如健康理念中的"治未病"学术思想，疾病理论中的病因、病机学说，诊病理论中的八纲辨证、六经辨证等辨证体系，治病理论中的以"平调阴阳"为核心理念的调理机体的思想，药物理论中的中药学关于中药材的"四气五味""升降沉浮"及药物的功用理论，药物配伍理念"君、臣、佐、使"的配伍原则等。

实践技术是中医药学有效维护民众健康、发挥中医药学社会效益的基本途径，这些技术主要有：诊察病情技术，治病调理技术，汤药煎煮技术，丸、散、膏、丹制作技术，针灸手法，推拿技术和拔火罐技术等。

中医药实践工具是中医药文化的重要内容，是中医药人从事中医药实践必不可少的劳动工具，主要有中医诊病抓药的堂舍，诊脉的桌椅、腕枕，盛药的药柜，称药的秤，炮制药物的各种器具，古时宋代还创造了教学用的针灸铜人等。

二、中医药学是中医药文化的主体形式

人们在运用中医药学进行抗击疾病和寻求健康的实践中产生中医药文化，因此，中医药学是中医药文化的核心成分。

（一）中医药学是中医药文化的核心形式

中医药文化是对抗击疾病和寻求健康活动的各个方面的反映，不仅涉及专业理论和技术，还涉及人文、经济、社会活动、道德伦理等，但是，所有的中医药文化及中医药文化活动都围绕着中医药学，中医药学是一切中医药文化乃至中医药文化活动的核心。中医药学在中医药文化中的核心地位可从以下几个方面认知。其一，中医药学是一切中医健康理念的知识来源。中医药学关于保持健康身体的理论，关于"治未病"的学术思想等，都源于中医药学。其二，中

医药学是一切寻求健康的中医药文化活动的依据。社会中流行的合理的、良好的、有效的保健方法或措施，其原理或原则也是来源于中医药学，有许多保健方法或技巧直接出于有经验的中医医生或养生名家。其三，中医药学是中医临床辨证论治的理论依据。中医能看病，中医临床可以获得理想的疗效，都源于中医药学的理论指导，历代中医药名家无一不熟读中医药经典而拥有深厚的中医药理论基础，那些认为中医临床只是经验没有理论的论调是没有根据的。其四，中医药学是中医药人宣传和践行中医药文化的知识和思想来源。中医药文化活动的重要内容之一是通过中医药人的宣传和实际行动，让人们都了解和践行中医健康文化，宣传内容的知识、理念和方法只能从中医药学中来，将中医药学中深奥的医药学理论经过深入浅出的转化，为广大民众提供通俗易懂的中医健康文化宣传资料。其五，中医药学是医患文化交流的专业依据。医生为民众的健康服务是一个复杂的文化交流活动，中医药人为民众当面解释健康和疾病问题，需要根据服务对象的身体具体情况，依据中医药学的理论和中医本人的临床经验与对象进行文化交流。其六，中医药学是中医伦理观念和道德标准的理论文化根据。中医药人为民众进行健康服务的行为标准和道德界限是以中医药医学实践目的为准则的。

（二）中医药医学实践为中医药文化提供丰富素材

中医药医学实践有着广阔领域的社会活动，因为中医药医学活动过程存在着人与人的交往，存在着中国传统文化与现代科学文化的碰撞，存在着中医药文化与西医药文化的碰撞，存在着权利与义务的关系，存在着责任与利益的关系等复杂的客观事物的联系，其活动过程注定要出现复杂的社会问题和多彩的社会现象，这些问题和现象为中医药文化提供了丰富的社会活动资料。

中医药医学实践为中医药人文文化提供了丰富的医学活动的生动资料。古今中医药人在认知和解决人的健康与疾病的实践中，经历了无数的艰难险阻，社会不断地给中医药实践提出了许多问题，历代中医药人都依靠中医药学的理论和技术逐一解决了困难，发展了中医药学，也留给社会无数可歌、可赞、可记载的人和事，有中医药人自己写下了数篇行医、采药的经历，有社会文人为名医或重大医药事件记载了动人的故事，还有许多中医药人的医事、药事被收入了经、史、子、集等经典中，成为可靠的人文史料。

中医药的医药学知识或实践还为中医药民俗文化提供了知识或技艺资料，如有的民间治病或养身的小验方、小技能等，都是中医药人根据中医药学有关健康理念或医疗经验流传到民间，成为中医药民俗文化的重要资料来源。

中医理论的基本理念或医疗原则等，是中医药社会文化的理论基础，如中医伦理、道德文化的思想和行为准则都依据中医理论而形成。历史上的许多有名气、有建树的中医药大家，都是中医医德的模范代表，如东汉张仲景弃官行医，为民除疾健体的事迹被后人大加赞赏；孙思邈既是行医的名家，又是中医道德理念、医德理论的集大成者等。

（三）中医药学主导着中医药文化的发展方向

中医药文化是我国社会文化的重要组成部分，中医药文化活动是我国社会文化活动的重要方面，在我国社会生活领域占有重要的地位，因此，中医药文化发展的方向直接关系到社会文化活动的质量。

中医药文化是关于人的健康的文化，所以关注的人特别广泛，涉猎的人也特别多，发表见解的人也很多，这些关于健康和抗病的文化流传得也特别快、特别广，但是这些文化中有关健康的理念、方法、技艺或措施等是否正确、是否适宜等，就需要正确或可靠的科学性的文化做参照、引导。

以什么作为社会中医药健康文化的主导，这是关系到中医药文化向什么方向发展的大问题。中医药学是中医药文化的核心，主导着中医药文化的发展方向。

其一，中医药学主导着中医药文化发展的理念。中医药文化是关于健康的文化，中医药文化的发展应树立一切为了社会民众健康的基本理念；中医药文化根植于中国传统文化的土壤，中医药文化的发展应体现出中国传统文化自信的理念。

其二，中医药学主导着中医药文化发展的原则。一是合理的原则，中医药文化的发展应当围绕着民众的健康这个原则；二是科学的原则，中医药文化的发展不能被不符合中医药学基本理念的庸俗文化所干扰；三是弘扬中国传统文化的原则，中医药文化的发展不能以现代医药学的认知为标准。

其三，中医药学主导着中医药文化发展的途径。中医药文化的发展走什么道路、通过什么方式更有效地服务于国民的健康事业，以及中医药学的文化本质和社会功能是引导中医药文化发展的主体因素。

三、中医药文化真实地反映着中医药人的医学实践

中医药人的医药学实践因艰辛而受到社会的尊重，因给民众带来幸福和健康而备受社会的关注，因复杂多变而丰富多彩，中医药文化的人文文化真实地反映着这种特殊的社会实践。

（一）中医药文化记载着古今中医药人的医药故事

历代中医药执业者在抗击疾病，在为人们找回和保持健康的实践中，创造了许多人间奇迹，留下了许多动人的故事，是丰富中医药人文文化最真实的原始素材，激励着人们用多种文化形式传颂中医药人的事迹和美德。

反映中医药人医药学活动的文化形式多种多样，最多的是记叙文，记录着职业中医药人从

事中医药医学活动的人和事，有以写人为主的传记式文学，有以写事为主的名医治病的故事；其次的文化形式是杂文，如札记、随笔、医语、医话等；也有少量的议论文，有议论医德的，有议论医事、药事的。

参与中医药人文文化写作的有社会上的文人，有职业中医药人。其中，社会上的文人或是中医药爱好者，或是职业中医药人的真朋好友，或是中医药医学实践的受益者；职业中医药人是记录中医药文化的另一支文化人，他们在执业之余乐于将自己对中医药职业的认知、投身于中医药职业的原因和志向、执业过程的趣事以及执业的体会和感想等，借助合适的文化形式表现出来，如医圣张仲景在《伤寒杂病论》一书中的自序等。

中医药人文文化在我国古今社会文化活动中发挥着重要的作用。其一，它是社会民众了解中医药职业，了解中医药人，理解中医药健康和抗病理念的重要文化窗口，社会民众正是通过这种文化的传播和交流，了解了中医药职业，理解了中医健康理念，信赖了中医药职业的人；其二，弘扬了中国传统文化，中医药文化倡导健康生活，调节生存心态，培养良好生活习惯的过程也起到了弘扬中华美德的作用；其三，为和谐社会，调节人与人的和谐关系起到了积极作用；其四，丰富了中国传统文化的内容，中医药文化活动为中国古代文化的历史、文学、艺术、宗教等提供了丰富的素材资料。

（二）中医药文化真切地反映着中医药人的情怀

中医药人不论在执业过程中，还是在日常生活中，都不忘向社会宣传中医药文化，宣传中医健康理念。他们或借助与民众进行中医药文化交流，或通过中医药文化的适当形式，向社会的民众坦示中医药人的情怀，其内容主要有如下几个方面。

其一，表达了中医药人对人的生命的无限热爱。古今职业中医药人不仅热爱自己的生命，同时热爱天下所有人的生命，他们总是以对事业满腔的热情投入专业之中，用自己的知识和技术解除他人的疾苦，维护民众的健康，将自己热爱生命的情怀融于执业的实践中。

其二，坚守对中医药学和中医药事业坚定不移的文化信念。中医药学之所以历经数千年而不衰，一个重要的原因是中医药人对中医药学和中医药事业的坚定信念，特别是在现代科学文化环境中，中医药人仍然坚信中医药学的科学本质，坚信中医药事业一定能继续为人类的健康事业做出特有的贡献，他们对中医药文化的自信体现在中医药事业的各个环节。

其三，奉行了"但愿世人安康"的职业情操。"但愿世间人无病，哪怕架上药生尘"，这是古时一位名中医对自我职业情操的表白，意为希望世上人们都没有疾病痛苦，都不来找他看病，他不能获得一丝利益也心甘情愿。这位古代先辈道出了职业中医药人的心声，古代职业中医药人是这样想的，也是这样做的，他们是现代所有职业医药人的楷模。

其四，坚持执业不图私利的职业道德。在古代中医药文化的文献记载中，有不少反映古代中医行医不图私利的文献记载，有社会文人赞美中医药人的，也有医药家自我表白的。据历代各类文献记载，古代没有哪一位是因行医而发家的。

其五，发扬不畏艰难的敬业精神。行医难，难在有成效地为民众解除疾苦，难在不辞辛苦，不怕与各种患者接触，不怕与各类病魔做斗争。自古以来的中医药文化记录了许多名医艰苦学医的事迹，赞美了许多名医忘我敬业的精神，如关于李时珍踏遍深山老林采药的记载，典型地反映了职业中医药人的奉献精神。

其六，表现出孜孜不倦的进取意志。中医药文化中虽然没有记载古时某一位中医药名家"头悬梁，锥刺股"的钻研事迹，但古往今来，每一位精于中医药执业者都如张仲景"勤求古训"那样艰难求学，"汗牛充栋"生动地说明了古代中医药人为增加学识而达到的阅读量。

（三）中医药文化展现着中医药学发生发展的历史

中医药学是关于人体、生命、健康、疾病的科学和技术，中医药学不承载自身发生经历的记录，中医药文化却可以通过传记、杂文、诗歌等多种文化形式记录中医药学的发生发展经历。正是中医药文化的繁荣和传承，才使中医药学展现出辉煌的历史。

第三节　中医药文化与中医药人

文化是由人创造的，创造出来是为人所用的。中医药文化主要是由中医药人创造，又被中医药人所践行。

一、中医药人是创造和践行中医药文化的主体

中医药人是一个专业群体，他们是践行中医药文化的主体。

（一）中医药人

1．"中医药人"的含义

中医药人是指主要运用中国传统文化的知识、理论和技能，从事与人的健康和疾病有关的认知和实践的人们的统称。

中医药人在社会中的存在主要有如下几种形式。

第一种是中医临床工作者，他们主要从事运用中医药学的理论和技能为民众解除疾苦和指导健康的社会工作。

第二种是中医药学教学者。教和学是两个不同的群体，前者的主要职责是向求学者传授传

统中医药学的理论和技能，培养传统中医药的传承人；后者是中医药学的求学者，他们通过各种途径学习和掌握中医药学的理论和技能，决心致力于传承中医药文化的事业。

第三种执业于中医药研究机构，主要从事中医药研究工作。

第四种是中医临床、中医药学教学和研究机构的管理群体，如政府的各级中医药管理机构、各级中医医院的各职能部门、中医药院校的教学职能部门等，他们的主要职责是遵循传统中医药学的客观规律管理中医药事业，促进中医药事业的发展。

还有一种人，他们并非职业中医药者，却非常关心中医药、热爱中医药，并且对中医药文化有深刻的理解或独到的见识，其思想、观念或理论对中医药学，对中医药文化的发展起了明显的作用。如在古代有许多文人、哲人在这方面曾有许多建树，这类人为中医药文化的发展做出了重要贡献，他们参与的关于中医药文化的活动应当属于"中医药人"的范畴。

2. 中医药人的能力结构

中医药人的能力结构主要由知识、实践和语言表达三个因素构成。

中医药人知识因素的结构古今不同。在古代中国传统文化环境中践行中医药文化的中医药人，因时代的不同，他们主要掌握的知识有中医药学的理论和技术，有关于自然界生命、物种及其机体大致结构与功能的相关知识，有中国古代天文、地理、气候知识，有关于社会文化的儒、道等哲学相关知识，有古代自然哲学的阴阳、五行等方法性知识。古代中医药人将这些知识有机综合运用，在当时条件下最大可能地、相对正确地认识和解决复杂的人的健康和疾病问题。经验也是一个人知识结构的重要组成部分，但经验是由个人逐渐积累的，别人的经验属于社会性的知识。

由此可以看出，中医药文化、中医药的理论和技术、中医药的健康理念等并不是纯粹的经验，而是完全符合认识论规律的古代科学。

现代科学文化环境中的中医药人的知识结构与古代中医药人的知识结构大不相同，因为现代与中国古代中医药人的文化基础不同、社会文化环境不同，最主要的是服务对象的知识结构发生了质性变化。如今，广大社会民众是在用现代科学文化认知自身的健康与疾病，因此，现代中医药人一方面要具备古代中医药人必备的知识结构，同时也应掌握现代医药学和一定水平的现代科学文化和技术。但是目前的情况是，大部分现代中医药人并不具备足够的中国古代文化的基础，这是中医药事业发展中的最主要的困难。

临床中医是一个动手能力很强的职业，中医医生须具备敏锐的观察能力和操作能力，因为在临床诊治中，医者需要尽可能地全面把握患者的微细变化，为辨证思考提供全面而真实的信息；操作是中医临床执业者的基本功，检查病情要操作，针灸推拿要操作，有时还须直接为患者煎药、帮患者实施治疗措施等。

语言表达能力是每个中医药人都应时时注意提高的基本功，因为没有较强的言语表达能力，就不能有效地与需要服务的对象进行文化交流。

3. 中医药人的基本任务

中医药人的基本任务是继承、践行和传承传统的中医药文化。

继承先辈留下的中医药文化，是历代中医药人的基本任务，这是中医药文化源远流长的原因之一。我们要建设新时代中国特色社会主义卫生健康事业，一定要弘扬中医药文化，而弘扬的前提是继承。

践行中医药文化就是以实际行动遵循中医药文化的规律从事中医药实践，而不是总体上肯定中医药文化、赞扬中医药文化，具体行动时却一切以西方科学为标准，践行中医药文化则成为一句空话。在现代中医药事业的临床中，应当自觉坚持用传统中医药学的理、法、方、药诊治疾病和引导社会健康文化的发展方向；在中医教育的过程中，应遵循中医药文化的认知规律教课和学习，要依照传统中医药学的理念领会关于人体结构与功能，理解全部的中医药学；中医药研究应当以发掘中医药宝藏为重，为中医药发展提供理论支持，而不应以西方文化的标准衡量中医药文化。

在现代科学文化环境中传承中医药文化是一项艰巨的任务，因为中医药文化与现代科学文化环境具有巨大的文化反差，每个现代中医药人都应以对中医药事业满腔热情的态度投入这项伟大的工程，临床中医药人应当注重对名老中医临床经验的抢救，尽最大努力将成功的中医临床经验社会化；国家相关部门也须努力办好中医药教育，处在中医药教育第一线的中医药专业教师应努力传授传统中医药学的真谛。

（二）中医药文化活动是弘扬中国传统文化的社会实践

中医药文化活动是中医药文化的重要内容，因为文化并不仅仅存在于文字和语言中，而是存在于人们的社会实践中，文化被人创造和利用的过程就是文化活动。中医药人是中医药文化活动的主体。

1. 中医药文化活动是一种社会实践

所谓中医药文化活动，是指社会的人们以中国传统文化为知识基础，围绕着人的健康和疾病问题而发生的认知、交流和技术活动。这是社会上普遍存在的现象，因为人人都关心自己的身体健康。在古代中国文化的环境中，关于健康的文化活动只有中医药文化活动一种形式，在现代文化环境中则存在中西两种医学文化活动，中医药文化活动仍是人们非常关注和乐于参与的文化活动。

中医药文化活动的性质属于人的社会实践的范畴，具备社会实践的基本特征。其一，这是以人为主体的活动，这里的"人"包括中医药执业者、中医药爱好者和参与中医药活动的社会成员；其二，有活动的目的，其目的都是具体的、多变的，每一个具体活动过程的目的是不同的，但可以概括为是为了如何保持人体的健康，或者促使机体向健康状态转化；其三，有活动的对象，即具体要认识或解决什么健康问题；其四，有活动的资料，如知识、经验、治病的药物、治病的用具等；其五，有过程，即所有中医药文化活动都表现为占有时间的客观过程。以上五点说明中医药文化活动具备了社会实践的基本要素，而不是如某些试图否定中医药科学性的人们所指责的是伪科学、是纯经验、是封建迷信等。

中医药文化活动的表现形式主要有诊断和治疗疾病的临床活动、健康咨询的中医药医学服务、中医药医学学术思想交流、中医药医学理论和技术的传承、民间中医药文化交流，以及以中医药文化为主题的文化宣传活动等。

2. 现代科学文化洪流中弘扬传统文化

在现代科学文化的大潮中弘扬传统的中医药文化绝不是复古和倒退，因为文化创造出来是被人用的，只要被利用的文化有利于社会的进步，有利于人类的健康，不论文化产生的年代距今有多远，人们在实践中都会重视它的存在和作用。中医药文化虽然产生和发展于我国古代时期，但是中医药文化所承载的信息和蕴含的能量，却是现代我国民众健康事业不可缺少的。在人的健康和疾病问题面前，为了减少疾病、提高人们的健康水平，人们不应当拒绝任何有用的文化，而应当充分利用各种有利的文化，努力发挥各种文化的特长和优势，使其在人类健康事业实践中做出应有的贡献。

在现代科学文化环境中，建设新时代中国特色社会主义卫生健康事业提倡弘扬中医药文化，并不是不与时俱进，因为强调与时俱进并不反对继承优秀的传统。反言之，继承优秀的传统正是为了新时代的进步，如果中医药人的中医药文化实践，解决了或有利于解决现代的医学难题，这种文化活动当然在与时俱进。

古老而传统的中医药文化之所以能在现代卫生健康事业中生存和践行，是因为中医药文化能创造社会效益；是因为中医药文化合理又优秀，并在现代文化环境中能独放异彩；是因为中医药文化历经数千年的实践而不衰，让现代的中医药人对其保持坚定的信念；是因为中医药文化的实际效果被现代广大民众所信赖。

3. 中医药文化活动践行着中国传统文化

现代的中医药文化活动是在现代科学文化环境中的实践，是中医药人运用传统中医药学理论和技能的医药学社会活动，是以实际行动践行中国传统文化。其一，中医药人认识和解决健康和疾病的知识基础是中国传统文化；其二，中医药文化活动中各种形式的文化交流都遵循着中国传统文化的规律；其三，中医药文化活动体现着中国古代社会生产力和科学发展的水平，其认知思维方式适应当时的生产力和科学水平；其四，中医药文化活动的认知方式遵循着中国传统文化的思维模式。

（三）中医药人在践行中医药文化中的作用

中医药人在践行中医药文化中发挥着主体作用，具体体现在中医药文化的认知、操作、交流、引领、传承等各个实践环节。

1. 认知中医药文化的主体

认知中医药文化就是创造和理解中医药文化，中医药人是创造、理解和解释中医药文化的主要群体，正是他们的观察和不懈的思考，才创造出辉煌的中医药文化。

2. 治疗疾病和引导健康的主体

仅凭观察和思考是不可能创造出真正的文化的，实践是创造一切文化的客观基础。以职业中医药人为骨干的专业群体，始终以社会民众的疾苦和健康为对象，为解除民众的疾苦而忙碌，为民众的健康而探索。他们一方面在运用和检验中医药学，另一方面在创造着新的中医药文化内容，丰富和发展着中医药文化。

3. 交流中医药文化的主体

中医药文化交流是中医药文化活动的重要形式，在专业文化的学术交流中，交流的双方或多方都是文化活动的主体，他们行动的本身就是在践行中医药文化；职业临床中医药人在为民众进行健康服务的过程中表现为另一种文化交流形式，在这种中医药文化交流活动中，中医药人是践行中医药文化的主体，作为医学服务对象的民众，他们不是践行中医药文化的主体，却是中医药文化活动这个客观事物的主体；还有一种中医药文化交流活动是民间的交流，其交流过程一般没有中医药专业者参与，但交流中谈论的内容是运用中国传统文化互相表述关于健康和疾病的认知。

4. 引领社会健康文化的专业群体

寻求健康和减少疾病是全社会的事业，也是人人关心的问题。正是因为人人都关心，人人都需要，健康文化就成为社会最热门的文化活动。正是因为热门，各种观念、观点、议论、技术和办法等纷纷涌现，但是真正正确、有用及科学的理论、观念和办法却不多，很难确保社会上流传的名为"养生""保健"的观念和方法等都是对人体有益的。

建设新时代中国特色社会主义卫生健康事业，是全社会共同参与的社会实践，为了健康事业的"健康"发展，健康文化活动应当有先进的、合理的、真正对人的身体健康有益的文化，引领社会健康文化的发展方向。

中医药文化中蕴含着丰富的、合理的经过数千年实践检验的健康文化，其中包含着丰富的关于保持健康身体的理念、知识、理论、技术和办法。中医药人应当在中医药医学活动的各个环节，在与民众接触的适当场合宣传和践行中医药健康文化。

5. 传承中医药文化的主体

中医药文化是中华优秀传统文化的重要组成部分，是中华民族数千年来在抗击疾病和寻求健康的实践中，经过符合人类思维发展规律的思维过程创造和积淀的优秀文化，是中华民族的宝贵财富，是人类未来健康事业不可缺少的精神财富，必须完整地传承给后代，承担传承重任的专业群体就是中医药人。

二、中医药人是传承中医药文化的专业群体

任何一种文化的传承都需要践行这种文化的专业群体来承担，践行中医药文化的专业群体是中医药人，中医药人通过中医临床、中医药教育和中医药研究三个领域传承中医药文化。

（一）在中医临床的实践中传承

中医临床是践行中医药文化最主要的领域，也是传承中医药文化的核心阵地。广大中医临床执业者坚守中医药文化自信，深入诊治疾病的第一线，传授和接受着中医临床经验，使中医的诊疗技术代代相传。

文化自信是做好一切专业工作的主观心理基础，如果一个专业文化践行者连对自己从事职业的文化都持怀疑态度，就不可能发挥传承文化的主观能动性。历代临床中医药执业者对中医药文化都深信不疑，他们以极大的职业热情投入到中医临床事业中，是现代的中医临床职业者的榜样，每一位现代中医药人都应当继承前辈中医的敬业精神。

在实践中传承中医临床技艺，传承的核心是认识和解决健康问题的思维技巧。自古以来，有经验的中医药人都热情、严格地带徒，他们教得细心又耐心，常常手把手地传教。受学者刻苦勤学，在实际诊治中艰苦磨炼。在现代医学环境中，老一辈中医药人不忘初心，毫无保留地将个人所知、所悟、所能全部传授给青年中医药人。经过现代中医药学系统教育的中医药学子，他们勇于实践，紧跟临床带教中医师、中药师，不仅最大限度地努力收集老师们的成功经验，而且注重对老师的临床思维技巧的捕捉，实践中坚持用传统中医药学的理、法、方、药从事临床活动，反复实践，反复验证，勤于思考，及时总结学习体会，帮助带教老师研究和整理中医临床经验。

（二）在中医药学教育的各个环节中传承

中医药学教育的途径和方式古代与现代大不相同。在古代中国传统文化的环境中，中医药教育的主要形式是师带徒，即学徒跟着职业中医师或中药师从炮制中药材、在中药房抓中药学起，渐渐地再跟师学诊病和开治病药方。

现代的中医药学教育主要通过课堂教学的形式，大批培养中医药专业人才。现代中医药学

教育的主体层次是大学本科教学，全国各中医药院校的中医药学本科教学的核心环节有教学大纲的制定、课程结构的设置、课堂教学的实施、临床实习等。

教学大纲由若干个中医药学教育专家和教学管理专家共同研究制定，其制定的原则是遵循中医药文化的认知规律，以确保学子在校能学到真正的中医药学为目的，将中医药专业基础课和临床专业课放在最重要的地位，以足够的学时保证学业的完成。

课程设置结构中一个关键问题是中西医药学课程的比率分配，中医药学专业课的比率必须要高于西医药学专业课，其他文化辅助课、拓展素质课等都应围绕中医药学专业的学习而设置。

课堂教学过程是传承中医药文化的核心环节，中医药专业课教师要选择那些有一定中医临床经验、有扎实的中医药理论功底、有良好的课堂教学素养的人走上讲台；在走进课堂前，教师们废寝忘食地备课，努力钻研教学方法和教学技巧；课堂上，中医药专业课教师以满腔的热情讲述中医药学的理论和技术，倾力引导学生走进中医药文化的殿堂；下课后，教师又成为学生的知心朋友，耐心地回答着学生提出的各种关于中医药学的有关问题，尽最大努力解开学生们对中医药文化的疑惑。

中医药学教育是我国教育事业的重要组成部分。发展中医药学教育，培养传承型中医药人才是我国卫生健康事业发展战略的重要组成部分，现代中医药学教育面临的最大问题是如何在现代科学文化环境中，培养出大批的传承中医药文化的专门人才。

（三）在中医药研究的过程中传承

中医药研究在传承中医药文化中的作用主要表现在如下几个方面。

其一，发掘古代中医药文化。中医药学文化是一个无尽的宝藏，流传下来的和已发掘的，需要在研究中探索其中深藏的奥秘，使其为今时人们的健康做出贡献；尚未发掘出来仍然深藏的古医药之秘还有许多，有待于中医药研究专家联合考古专家共同寻找。古代的中医药文化是在当时的科技条件和文化环境中形成的，是我们祖先思维和实践升华的宝贵遗产，今时的中医药研究者们从来没有放弃对古代中医药文化的发掘。

其二，整理中医药文化。整理中医药文化是中医药文化研究中十分重要的工作，在传承中医药文化中发挥着重要作用。其整理的内容可分为古代中医药文献和现代中医药文化。整理古代中医药文献遵循的原则：一是尽力寻找和领会古代文物、文献的原意；二是保持文献原有的风貌，为今人和后人从中汲取文化的精髓做准备；三是不能以现代科学文化的标准解释文献的原意。

整理现代中医药文化有以下三个方面：一是中医临床经验的社会化，每个中医临床执业者的临床经验、悟出的道理等，如果不及时整理出来，借助文化传播的方式展现出来，那么这些实践的经验或思维的升华可能只存在于其个人的思维中，如果将其整理出来，公之于众，个人的认知则成为具有社会意义的文化了，他人理解和接受了此人的经验或理念、理论，并运用于解决中医问题的思考中，这就是文化的传承；二是相当一部分很有临床经验或学术思想的中医药执业者，他们或没有能力，或没有时间整理其本人的经验和思想，从而由他人帮助其研究整理成一定形式的中医药文化资料，如近年来提倡的抢救名老中医经验等，就是这种中医药文化传承的形式；三是运用概括的方法对中医药文化的某一认知领域的知识或理论进行整理，使之系统化，如现在各中医药院校适用的教材，如关于中医药学某一领域内的学术专著等。整理性工作在传承中医药文化过程中发挥着巨大的作用。

其三，进行证明性中医药文化研究。所谓证明性研究，是指近年来在中医药研究领域普遍存在的、运用现代科学文化和技术对古代中医药文化进行的、旨在证明其文化实质的研究。在过去的半个多世纪的研究中，这种研究走过了两条研究之路。一条路是，一切以近代以来的文化认知或科技水平为标准，凡是不符合其标准的均视为不科学、不规范、不合理而被否定，这种研究却为那些质疑中医、否定中医、排斥中医的人们提供了所谓的依据。另一条路是，将古代中医药文化的某些理念、理论或技术作为现代研究的思路线索，用现代科学的理论和技术研究古人是怎样认识到当时那个程度的，证明古代中医药人已经达到的认知水平，并从文化发展的角度证明古代中医药文化认知表述的实际深度。

三、中医药人是引领社会健康文化发展的生力军

社会的医药学专业人员是社会健康文化发展的重要参与者，中医药专业人员是这个参与者中的生力军。

（一）健康文化是社会文化活动的重要内容

1. 健康文化是活跃的社会文化活动

社会文化活动是人的社会活动的重要内容，关于健康的文化活动又是社会文化活动的重要方面，因为健康文化是关于人的身体怎样减少疾病、怎样保持健康状态的文化，由此而产生的文化活动即社会健康文化活动。人人都关心自己的身体，都不希望疾病在身，都希望健康长寿。因此人人都愿意参与或关注社会健康文化活动，其活跃程度是社会其他文化活动不可比拟的。原因如下：其一，是人人参与。古时上至皇家贵族，下至平民百姓，无人不关注健康；今时各行各业、各个阶层，不分职位高低，不分贫富贵贱，凡有关于身体健康的文化活动，都投以兴趣，用心关注，参与其中，欲求真知，欲得好法。其二，是传播最快。凡社会出现关于疾病或健康的信息，必然迅速地在社会传开，其传播的范围与速度与文化信息的涉及面成正比。如果社会上发生重大疫情，会很快在社会上传开，引起众人的警觉，如果有人发布什么有利于健康的好方法、好文章、好药品、好食物等，也会迅速在社会上传开。其三，是文化活动的方

式最多。关于祛病和养生的广告铺天盖地，广告的花样层出不穷；电影、电视、手机等各种文化传播工具和途径都可能被人们用来传播健康文化；日常生活的各个环节也能成为传播健康文化的途径，如理发、饮食、服饰、洗浴等日常生活的各个角落都有可能成为健康文化的活动载体。

2. 健康文化是易偏向的社会文化活动

精神文化属于意识的范畴，文化活动可以对社会存在产生一定的反作用。健康文化中的观念、知识、理念、理论等都属于精神文化的范畴，如果在社会健康文化活动中出现一些不能正确反映客观事实和规律的文化，必然会对社会造成不良的后果。我国近年来社会健康文化发展很快、很繁荣，这是主流，但是，非常活跃的健康文化很容易出现乱象横生的现象。这些现象主要有如下几种表现：其一，是随意发布关于健康的理念、知识或保持健康的方法，其内容大多是没有经过实践检验的不科学、不合理的糟粕文化；其二，是误导性宣传，误导人们认知疾病，误导人们去买药吃，误导人们参加所谓的保健活动；其三，是诱导性说"理"，诱导人们做不必要的各种医学检查，诱导人们长期服用"保健品"或购买保健用具，诱导人们过度治疗等；其四，是借养生、健康、防病等名义，行营销获益之实。还有许多诸如此类的不良健康文化充斥于社会健康文化活动之中。这种不良文化的蔓延和传播，实际上影响了人的健康，浪费了人们的经济收入，降低了人们的生活质量，污染着社会健康文化的环境。可见，社会健康文化是最容易偏离正确方向的文化活动。

3. 健康文化是需要引领的社会文化活动

出现上述种种不良健康文化现象的主要原因是，没有形成一个引领社会健康文化良好发展方向的、起主流作用的文化氛围，这种文化氛围需要真正掌握健康文化的专业群体来营造和构建。因此，社会健康文化活动是最需要掌握优秀健康文化的专业群体引领的社会文化活动。

能承担引领社会健康文化良好发展方向的专业群体，是医药学专业群体中热心于民众健康并致力于人体健康的研究者。他们是医药学专业群体的一部分，他们拥有关于人的生命、结构、生理、病理、康复等系统的医学理论和丰富的临床经验，他们是真正的健康文化的代表者和引领者。

在医学专业群体中，有中医药和现代医药两个类型的健康文化引领者，他们分别掌握着两种不同的医药学文化，分别用不同的理念、理论、知识和技术方法引领社会的健康文化发展方向。

中医药文化中的健康文化是中华民族在数千年的抗击疾病和寻求健康的实践中升华的理论、理念和技术及方法等，非常适合中国人的生活和心理活动规律，更为重要的是，自古以来我们的祖辈就非常重视对健康文化的积累、整理和践行，相对于其他医药学文化，中医药专业群体掌握着相对成熟的健康文化的理论和技术，中医药人是引领社会健康文化良好发展方向的生力军。

（二）中医药健康文化的科学性和可行性

1. 中医药健康文化的合理性

评价一种文化是否具有科学性的依据不能看其是否符合某一种文化的标准，而是依据这种文化是否相对正确地反映了客观本质和规律，是否对人的社会实践具有指导作用。中医药健康文化虽然不同于西方近代以来的医药学文化，但却充分表现出文化的合理性。中医药健康文化的合理性主要体现在以下几个方面。其一，是正确反映了人的生命活动的本质和规律，如认为人是大自然的产物，人要健康必须顺应天地的变化，不能违背大自然的活动规律；其二，是经过数千年的实践积累；其三，是代代相传，从未间断，逐渐积淀；其四是中医药健康文化的理念、理论和方法等都适合中国人的心理趋向和生活习惯。

2. 中医药健康文化经得起实践检验

中医药健康文化不是历代中医药人凭空想象出来的，而是中医药人和社会民众在生活实践中点滴感悟出来，经过历代无数人的实践检验，再经思维的升华而渐成系统的。其实践检验的可靠性体现在如下几个方面。其一，中医药文化关于健康经验的认知，不是先从理论演绎推理出来，再经实验而获得的，而是先在实际生活中体验到，这种体验反复了多次引起人们的注意，而后才进行有目的的试探重复，重复多次能获得一致的效应才能作为定型的经验传给后代；其二，作为健康文化实践对象的人的机体没有质的变化，在我国古代自给自足的经济环境中，人们所处的自然环境和经济生活环境数千年来没有发生质的变化，在稳定的客观环境中积累的健康经验都是可靠的；其三，现代人们的经济生活水平虽然相对于古代发生了巨大的变化，但是，大自然的环境却没有发生质的变化，人的生理活动本质和规律也没有发生质的变化。因此，古代中医药人积累的健康文化同样适用于今天人们的健康需要。

3. 中医药健康文化易于践行

中医药健康文化易于理解，容易运用，方法简便，是目前最成熟的健康文化体系之一。

（三）中医药人以引领健康文化为己任

中医药人不仅在中医临床、中医药学教育和中医药研究的各个领域为发展中医药事业而践行中医药文化，而且将传播中医药健康文化、引导社会健康文化的发展方向视为自己义不容辞的责任。他们把中医药文化的健康理念融于职业的各个环节，融于日常生活与社会人们的交往中，并以奉献精神服务于民众的健康事业。

1. 将健康理念融于职业

实践于中医药事业各个领域的中医药人，从来没有忘记传播中医药文化的健康理念。所谓健康理念，即如何使身体保持健康状态的基本认知观念。无论执业于任何中医药事业岗位的中医药人，都将自己实践岗位的各个环节看作传播中医药健康文化的机会。临床中医人结合诊断疾病，解释病变机制的过程，告知患者应当怎样防止这种疾病的发生；在治疗疾病时，中医药人会根据病情转归的需要，嘱咐病家配合中医药治疗的方法，以帮助机体获得最佳治疗效果；病情转归后又具体指导患者促进康复的办法。在整个治疗过程中，临床中医总是以深入浅出的中医药学道理说服对方，对方在接受中医药医学服务的过程中，同时受到如何防止疾病，如何自我调理机体促康复的教育。广大临床中医药人能在诊治中同时注重宣传中医药文化的健康理念，而不是诱导病家过度用现代仪器检查疾病，不是诱导对方用大处方，这是和谐医患关系形成的必要条件，也是为社会健康文化的大普及、为建设新时代中国特色社会主义卫生健康事业创造基础条件。

中医药学专业课教师在讲台上讲授中医药学专业课时，时常会涉及中医药学摄生知识和理论，听课的中医药大学生既有学中医药学的任务，也有寻求自身健康的愿望，教师们可以学生的身体为对象，有的放矢地讲解健康理论；学生可以提出许多生活中他们遇到和思考的有关健康或疾病问题，这样的教学既生动又活泼，既容易理解又有利于记忆。在中医药学课堂讲课必然联系到人的健康问题，因此，中医药学课堂是中医药学教师传播中医药健康文化最合适的场合。

2. 将健康理念融于社会交往

中医药人也是社会成员的一部分，他们也有日常生活，也需要与他人进行社会交往，因为中医药人掌握医学理论、知识和技术，人们遇到健康问题，很自然地想到周围的中医药人。因此，中医药人在本职工作以外的场合经常会遇到人们提出有关健康的问题，他们已习惯并乐于在各种场合宣传和讲解中医药文化的健康理念，这也是中医药人很受人们尊敬的原因。

3. 为健康事业而奉献

中医药人虽以行医或从教为职业，但从来不把为民众进行健康服务作为谋取个人利益的途径。中医药人认为，职业中医药人的专业努力正是为了将来人们都不需要医生的服务，人间也没有需要治疗的疾病，这是中医药人无私又美好的愿望，尽管这种愿望很难实现，但中医药人始终把民众的健康事业作为自己义不容辞的义务，并将这种奉献精神融于执业实践中。其一，中医药人为民众所进行的健康服务是以尽义务为主，为民众检查疾病，做出病情的判断，再开具治病的药方实施治疗等，这些都可以按劳动计以报酬，而在诊治中与对方进行的预防性知识交流，对于求知者一方，却受到了难以估价的健康教育，临床中医药人在整个医学服务中，传授健康知识，训导保健措施的健康服务处处可见。其二，正如古时一位名中医所言，"但愿世间人无病，哪怕架上药生尘"，这是广大中医药人的职业情怀，也是现代中医药人应当树立的高尚医德。其三，近年来社会医疗环境中出现了许多与古训和医德观念不符的行为，相信这只是暂时的，是个别人的不当行为，广大中医药人为民众健康事业献身的志向是坚定不移的。

第三章　中医药文化研究

任何一种优秀的文化体系都值得深入的研究，中医药文化研究的对象是中医药文化现象。

第一节　中医药文化及中医药文化活动的含义和范畴

中医药文化及中医药文化活动，是一类与民众的生存和发展有着密切联系的客观现象，存在于我国民众生活的各个方面。

一、中医药文化研究

中医药文化是中国传统文化的重要组成部分，属于文化的一种表现形式，为了讨论中医药文化的存在和特点，本章有必要先对"文化"一词做简要的讨论。

（一）文化及其活动

关于文化的含义，至今还没有一个被文化学界共同认可、并有着严格内涵和明确外延的概括性定义。有人从文化现象的角度下定义，有人从社会文化作用反推的角度下定义，有人从文化价值的角度下定义，有人从文化的历史源流下定义，还有人从文化结构的角度下定义等，便形成了关于文化定义的多种表述，也出现了文化学研究的众多派别。我国文化界对文化的含义也从多角度探源并进行概括性表述。目前国内众多文化研究者认为，以下关于文化概念的表述较为合理。

文化是人类为了不断改善自己生存和生活的条件，在不断地适应、认识和利用客观世界的社会实践中，所创造和利用的一切物质、行为和精神的总和。

1. 文化的构成要素

文化含义的表述，应当含有以下几个要素。

人的社会存在和社会实践是第一要素，其中包括的事物有人的吃、穿、用、住，还有忍受和摆脱疾苦及各种生活享受等，还包括与上述事物相关的活动和行为等。人的社会存在、社会实践是一切文化现象产生的源泉。

第二个要素是人的心理活动，只有人才能感觉客观世界，感觉客观事物，感受痛苦和享受快乐；思维是构成文化要素中的关键成分，因为没有人的思考活动，就不可能发生人类的一切文化现象，大自然的一切都要靠思维去认识，食物的辨认和获取需要思维支配人的行为和操作；语言是文化的表现形式，也是文化构成要素的重要方面，文化活动不能没有语言的参与，不论是有声语言和肢体语言，如表情、眼神、动作、言语等，还是人类早期的不分音节的发声等都可以承载文化、传递文化。

第三个要素是人的创造，其中一层含义是，文化是人类创造出来的，在这个地球上只有人类才能创造文化；另一层含义是，创造文化的过程表现出时间的一维性，表现为过程性特点，因此创造文化是人类的基本活动之一；第三层含义是，人的创造包括劳动制造性创造、身体活动动作性创造、大脑活动的心理创造。

第四个要素是对创造产品的运用，人类创造文化不是为创造而创造，而是为了利用才创造。因此人们利用自己创造出的文化产品及其利用的过程则是文化现象的重要表现，理应纳入文化概念的构成要素。

第五个要素是完整的表述和合理的逻辑结构，上述关于文化概念的表述具备了本要素要求的完整性和逻辑合理性。

2. 文化活动

目前在关于文化学对文化的研究中，人们很少关注文化活动，其实文化活动是文化现象的重要内容。

所谓文化活动，是指人们在社会实践中创造文化、利用文化、传播文化和践行文化的客观过程，在其过程中有人的参与，有人的思考，有文化的发生、发展迹象，有人与人关于文化的交流，有人们在文化的作用下引起的各种行为等。文化活动具有如下特点：一是体现了人在文化活动中的主体地位；二是呈现为既占有时间一维性，又体现出事物动态三维性的特点。

我们可以将书籍、思想、理论、定义、概念、定理等文化现象看作静态的文化，而文化现象所引起的人的社会活动，则是更为普遍、更为复杂、人们更为需要的，并在人们的社会实践中发挥巨大作用的文化现象，这是一种动态的文化现象。

3. 文化活动是文化学研究的重要内容

将文化活动纳入文化学研究对象的理由如下：其一，文化活动是文化现象的重要内容，并且许多文化现象只有通过文化活动才能体现出来；其二，文化活动是人的社会活动的重要内容，在人类的社会交往和人类的社会发展中起着重要作用；其三，文化活动是文化发展中体现人的主观能动性的重要环节；其四，文化活动体现文化的社会属性；其五，文化活动是体现文化对于人的社会实践活动指导作用的具体体现。综上可见，如果文化学研究缺少了关于文化活动的内容，将使文化学研究丢失重要的方向，失去文化学研究的极大活力。

（二）中医药文化及中医药文化活动

人类的社会实践有许多领域，人类在每个领域的实践过程中都可以创造不同的文化。我们中华民族自古以来就非常注重自身的健康，预防疾病、摆脱疾苦和寻求健康是中华民族重要的社会实践领域，中医药文化就是我们的祖先在这个实践领域里创造和利用的文化体系，这个文化体系处处闪耀着中国传统文化的光辉，在现代科学飞速发展的今天，仍然展现出极强的生命活力。

1. 中医药文化的含义

为了便于理解中医药文化的含义，有必要首先理清构成中医药文化概念的要素。

其一，中医药文化是中华民族创造和利用的。人是创造和利用文化并激起文化活动的主体，中医药文化是中华人近万年以来创造和积累的宝贵财富，是中华民族献给人类的大礼。

其二，中医药文化是在抗击疾病和寻求健康实践领域的创造。摆脱疾苦、抗击疾病和寻求健康是我们祖先除温饱以外最重要的社会实践，这是中医药文化滋生的土壤，是中医药文化发生、发展和展开文化活动的客观基础。

其三，中医药文化是中国传统文化的重要组成部分。中华民族在医药领域创造的文化之所以冠以"中"字，是因为它是中国传统文化在一个具体实践领域里的体现，其精神内涵是中国传统文化的底蕴，是在中国传统文化环境中形成的文化体系。

其四，中医药文化是中华民族心理认知的外现。抗击疾病、认知人体和寻求健康的活动都是在人的心理驱动下展开的，中医药文化体现着中华民族的心理趋向特征，也是中华民族在医药领域认知的外现。

其五，我们的祖先在医药领域的实践中创造了丰富的文化，既有为抗击疾病或增强体质而制造的用具，也有被利用的自然物，更有浩如烟海的精神性健康理念、理论、知识和技艺。

其六，中医药文化活动具有极强的活力。自古以来我国民众关注中医药文化的动态和发展，其参与程度也是非常高的，中医药文化是中国传统文化中相对成熟早、发展快、生命力强和实践范围广的文化体系。

2. 中医药文化含义的概括表述

中医药文化是中华民族在中国传统文化的环境中，在抗击疾病和寻求健康的实践中，经过体现中华民族心理特征的认知思维活动，创造和利用的一切物质、技艺和精神及相关活动的总和。

3. 中医药文化活动

在中医药文化概念的概括中，我们特别增加了"相关活动"的内容表述，指的就是文化活动，之所以将文化活动概括入中医药文化的概念表述中，其根据如下。

其一，中医药文化活动是中医药文化现象的重要内容。创造和利用文化是通过人的行为动作完成的，有人的行为动作就表现为活动过程，创造和利用的产品属于文化，创造和利用产品的活动也应属于文化现象。

其二，许多文化现象是通过人的活动来体现的，如中医临床活动的"望、闻、问、切"，如中医药人向民众阐释医理或指导健康行动；中医药人向患者讲解疾病发生、发展、治疗及转归的机制等，都是通过人的行为活动或人与人的语言交流活动体现中医药文化现象的。

其三，这样的表述更全面反映中医药文化涵盖的内容，更充分体现文化的社会属性。

其四，在关于中医药文化概念的概括表述中，将文化活动用"相关活动"的词语置于创造出的产品之位，意在表达文化活动与文化产品具有同等的文化属性。

（三）中医药文化的归属

中医药文化属于文化的范畴。文化是人类在认识、适应和利用客观世界的过程中，创造和利用的物质和精神的总和。中医药文化是我们的祖先在抗击疾病和寻求健康的实践领域创造的有物质、有技艺、有精神、有以此为内容的人的活动，因此中医药文化属于文化的范畴。

中医药文化是中国传统文化的重要组成部分。人类所有的创造和利用文化的实践，都是在一定的知识基础上进行的，只是不同的社会群体在不同的历史时期和不同的生产力条件下，所处的文化环境和知识基础不同。中医药文化是在中国传统文化的环境中，在中国传统文化的知识基础上形成的文化体系。它属于中国传统文化，是中国传统文化的一部分。

二、中医药文化研究的对象

任何一个学科体系的系统研究必须具备如下条件，其一，研究对象必须是一类客观存在的现象；其二，这类客观现象必须与人类的生存、生活和发展等有密切的关系；其三，研究对象应当是一类普遍存在的现象；其四，这类现象应当是必要研究的现象。开展中医药文化研究的研究对象是中医药文化，并已具备上述条件。

（一）中医药文化是一类普遍存在的社会现象

1. 一类客观存在的现象

中医药文化是我国社会国民生活中客观存在的现象，具体表现在如下几个方面。其一，因疾病而引起的痛苦和因机体舒适给人带来的愉悦是人们生存和生活的最基本感受之一，是人的自然和社会双重属性的客观存在，每个人都会感受到它的存在。其二，当人的机体因多种原因引起不同形式、不同程度的不适和疾苦时，其痛苦刺激着人们的心理反应，引起相关的心理活动，如注意疾苦的发展和变化，引起是什么原因造成疾苦的思考，还可能引起烦躁甚至恐慌等。我们的祖先有着爱惜身体的优良品质，早在精神文化启蒙的时期就开始了主动认识自我健康和疾病的问题思考。其三，因疾苦而引起人们一系列的心理活动，如没有疾病者，惧怕疾病发生，希望自己永远没有疾病缠身；有了疾病的人盼望着身体的转归等。其四，因上述种种存在必然引起人们之间的交往，如病者向他人表述自己不适的表现和感觉，他人注意观察病者机体和神情的表现，病者向他人寻求摆脱疾苦的办法等。社会上有一部分人可能长期专门观察、了解、思考人们的种种疾苦，并且不断寻找和探索解除人们疾苦的办法和具体措施，把自己思考的认知和实践的经验及教训，通过一定的方式记录下来或传递给他人等。诸如上述的现象还可举出很多很多，它们是一类客观存在于我国民众社会生活中的文化现象。

2. 一类普遍存在的社会现象

中医药文化现象不仅是客观存在的一类社会现象，而且是一类普遍存在的客观现象。如下三个方面可以体现出中医药文化在我国社会生活中存在的普遍性。其一，中医药文化活动时时存在于我国民众的社会活动中。我们的祖先从主动认识客观世界开始，就一刻不停地关注、思考着自己及周围人们的疾苦和健康，也一刻不停地寻找、探索着减少疾病的途径及方法，他们在漫长的岁月中艰难而缓慢地寻找着健康之路；在文明时代的早期，他们又领先于世界其他民族创造了中医药学的理论体系；在世界历史的中世纪，中医药文化普及炎黄大地，形成了浩如烟海的中医药文化体系和中医药医疗及保健技术体系；即使从近代以来西方医药文化逐渐成为我国医药实践领域里的主体文化，中医药文化仍然出现在社会医药活动的多种场合。其二，中医药文化活动存在于我国民众每一个具有正常思维的人的社会活动中。在我国民众健康文化的活动中，每一个具有正常思维能力者在关于自我身体健康的活动中都离不开中医药文化，在古代的中国传统文化环境中是这样，在近代以来我国的文化环境发生变化的情况下，中医药文化仍然是人们思考和寻求医药帮助的重要选项。其三，在我国社会活动的处处都可体会到中医药文化的存在。

（二）中医药文化是一类特殊的社会现象

在我国社会现代科学文化环境中，中医药文化及其活动表现为一类特殊的文化现象，具体表现有：其一，中医药文化是一类传统的文化，许多知识、理念、理论和技艺等都产生于两千多年以前的中国古代，是典型的古老文化。其二，中医药文化与现代文化环境存在巨大的反差，对许多疾病、健康及关于人的机体的认知与现代文化存在明显的不一致，现代科学还无法解释其中的道理。其三，中医药文化自成体系，其知识基础是中国传统文化，其认知思维方式及文化的表现形式完全不同于现代文化，也不同于西方医药文化。其四，中医药文化是一类最早与人的生命、生活有着密切联系的文化现象，在距今近一万前的巫文化时代，我们的祖先就开始主动思考人体许多不适的原因，并有意识地寻找摆脱痛苦的办法。在没有分音节发音语言的社会文化条件下，人们通过表情、手势动作交流各种信息。后来，语音体系成熟，表意性文字开始大量使用，直至中国古代文化的盛期，中华民族为人类保存了当今社会最完整、最实用、最丰富的人体健康文化，并鲜明地表现出与世界上其他健康文化完全不同的本质和风格。

（三）中医药文化是一类最活跃的文化现象

中医药文化在中国古代文化环境中，是全社会民众最关注的文化内容，如什么疾苦被人们称作什么病证、它有哪些机体表现、这些表现与自身有无关系、怎样发现这些现象、如何防止这些现象的发生、发生了又如何消除等，都是民众最关心和关注并不断与人交流的文化现象。正因为关注的人多，专注者便应社会需要而形成专业者，他们是社会中医药文化的践行者、专业者和引领者，正是由于中医药文化关注者和专注者的共同努力，中医药文化才能成为中国传统文化环境中最活跃的文化现象之一，以下几个方面的表现充分说明其特点。其一，传播速度快是中医药文化突出的特点，如什么疾病有什么办法治疗、什么病有多大的危害等，社会上很快通过口耳、书信等形式传开；在信息技术发达的当今，其传播速度之快、范围之广是任何其他文化无法比拟的。其二，践行文化的自觉性最强是中医药文化活跃性的另一个突出特点，有病者听说某医生某方法能治其病，便立即寻之并尊医、尊方行之；无病者一旦知道某法能防某病、某动作行为能强身健体，便立即效仿之。其三，中医药文化在中国传统文化环境中发展最快、成熟最早，是其又一特点。中医药文化最早以混合状态存在于中国古代自然哲学著作中，当中国传统文化的社会文化如儒、道、法、兵等诸家兴起时，中医药学的理论已经形成体系，《黄帝内经》的成书就是标志。其四，当中国传统文化的自然文化还处在对个性自然现象的观察和经验积累阶段，还没有形成关于自然界物质及其运动的本质和规律的系统理论时，关于驱除自身疾苦和寻求健康的实践，就已经成为当时社会较为活跃的现象了。

（四）中医药文化是一类有必要研究的现象

在文化学的层面将中医药文化作为文化的一种表现形式来研究，从而形成关于中医药文化的理论研究，是中医药事业生存和发展的需要，是树立中医药文化自信的需要。

其一，中医药文化研究是树立文化自信的需要。广大中医药专业工作者欲做好自己的工作，展现中医药的魅力，必须树立对中医药学的文化自信，坚信中医药学的科学性。实际工作中却没有积极体现中医药特色，主要依靠现代医学技术诊病，不认真用中医学的理、法、方、药解决临床问题，甚至以西药治疗为主、中药治疗为辅，淡化的正是中医药文化的信念。广大中医药工作者如能将中医药学作为一种文化来认识，在文化的层面上把握中医药学本质，有利于显现中医药学的文化特长，便于临床中医药人在文化层面与患者交流，进而建立良好的医患沟通关系。

其二，中医药文化研究是引领社会健康文化良性发展的需要。社会民众的健康需要健康文化的引领，中医药学属于专业文化的范畴，不适宜于广大民众的认知和践行，这就需要将专业文化转化为民众喜闻乐见的民间文化，中医药文化的研究是实现这种文化转化的理论基础。

其三，中医药文化研究是中医药高等教育的需要。中医药高等教育的基本特点，是在现代科学文化环境中，对打下现代科学文化基础的高中毕业生，实施中国传统文化、中国传统医药学的教育。文化的巨大反差是现代中医药教育的最大困难，较为突出的问题是直接向刚入校的学子灌输中医药学的专业理论，学子感觉听不懂、不理解、记不牢等现象是文化陌生感的普遍表现，从而严重地影响着教学效率。如果在展开专业教育之前，先在文化的层面为中医药大学生搭上一座从现代科学文化通向中国传统文化、通向传统中医药学的桥梁，这就需要对中医药文化进行系统的文化学研究。

其四，中医药文化研究是中医药事业管理工作的需要。在现代科技活动的环境中，唯有中医药事业仍然以传统的中医药学作为专业文化，其管理工作应区别于现代科技的管理模式，遵循中医药文化特有的规律开展工作，则有必要展开中医药文化发展本质和规律的研究。

其五，中医药文化研究是广大民众健康行动的需要。广大民众的健康行动需要中医药人服务时，人们如果在文化层面了解中医药知识、理念、理论及技术，从而建立对中医药学及其技术的信心，并不断增强辨别真假中医、中药的能力。

第二节　中医药文化研究的含义和范畴

中医药文化研究是运用文化学的一般理论，展开对中医药文化及其活动的研究。

一、中医药文化研究的含义

中医药文化研究是关于中医药文化的起源、演化、发展、社会作用、传播方式以及表现形式的特点、本质、规律和联系的系统研究。

（一）中医药文化研究的核心要素

中医药文化的研究对象是中医药文化，中医药文化的核心是"中"，是指中华民族创造的文化，而不是其他民族或民族群；是在中国传统文化的环境中，而不是在西方近、现代文化环境中；是在抗击疾病和寻求健康的社会实践中，而不是在生产劳动等其他实践中创造的文化。

"起源""演化""发展""社会作用""传播方式"和"表现形式"等，这些都是中医药文化研究的主要内容，事物都有其起始，有发展变化过程及其表现方式，研究需要分析它的作用。

本质、规律和联系是对客观事物的理性把握，这里表示对中医药文化研究的目的。

系统研究是中医药文化研究的层次性表述，即对上述一系列研究内容研究的结果，以系列理论的形式呈现。

（二）中医药文化研究的基本思路

中医药文化研究是将中医药文化及其活动作为一种社会现象来研究，将中华民族抗击疾病和寻求健康的基本社会实践及其产物作为一类客观现象，从文化学的视角出发，揭示中医药文化及其活动的本质，寻找中医药文化发生、发展及其表现形式的特点和规律，建立起中医药文化内在联系体系及其与其他文化的外在联系。

（三）中医药文化研究的指导理论

中医药文化研究应当在文化学理论的指导下进行，原因如下：其一，因为文化学是关于一切文化现象研究的系统理论，中医药文化是人类文化的一种形式，它体现着人类文化的基本特征和基本规律；其二，因为文化学研究近年来正处在研究的热潮，并且已经形成了较为完整的理论体系，积累了较为丰富的经验；其三，文化学研究可以为中医药文化研究提供理论依据和研究方法；其四，在文化学指导下研究中医药文化，能使研究遵循文化本身的特质和规律，能有效避免中医药文化研究简单化，避免将中医药学与中国传统文化形式和内容联系的描述代替中医药文化研究。

中医药文化的本质是它区别于其他文化的内在属性，中医药文化的特点是它区别于其他文化的外在体现，中医药文化发生发展规律是人类文化发展规律的特殊表现，中医药文化的社会作用是其他文化不能代替的。

（四）中医药文化研究的性质

所谓文化研究的性质是指研究活动本身的内在本质，中医药文化研究的内在本质主要体现在如下几个方面。其一，中医药文化是对社会现象的研究，是社会现象其中的一类现象，这类现象既是自然现象，又是一种客观存在，就整个社会性现象而言，它不以人的意志而存在，但当具体到某个别现象，它又受到人的意志的影响，例如，作为个体的自然人所认定的健康观念直接作用于该人的健身行为。其二，中医药文化是对人类活动的研究，准确地说是对人类在某一实践活动领域的研究，因此，本研究具有人类学研究的本质内涵。其三，中医药文化是对从古至今的中华民族群体，在抗击疾病和寻求健康这一具体实践领域里社会活动的研究。其四，中医药文化是对中华民族在医药领域实践活动本身和活动过程产生的文化及利用文化的活动的研究。其五，这是一种需要多学科交叉的综合性研究，因为此研究除需要中医药文化与文化学理论交叉以外，还需要借鉴哲学、心理学、历史、社会学等学科的理论指导和最新研究成果。

二、中医药文化研究的范畴

中医药文化研究既不是中医药学研究，也不是对中医药文化本身研究，而是在文化学的层面对它们的研究，此研究与中医药文化有着立体的关系。

（一）中医药文化研究的理论基础

任何一门学科的研究都是在一定的理论基础上进行的，中医药文化是一种社会现象，也是一种文化现象，它又是在人们为维护自身健康的活动中创造的文化，因此，社会学和人类学是中医药文化研究的重要理论基础。

1. 社会学理论

中医药文化是中华民族在数千年来抗击疾病和寻求健康实践的思想结晶，中华民族在创造和利用文化的过程中充分体现了社会性的特征。其一，它是全民族的实践，是全民族的智慧，是最常见、最普遍的社会活动之一；其二，文化的创造、利用和活动是由人激起的，涉及人与人之间的信任、职业、知识、地位、经济和情感等关系；其三，中医药文化及其活动关乎全社会各个阶层，关乎社会每个成员的生命、生活等切身利益；其四，社会学理论对社会文化和社会活动本质、规律及联系研究的理论和最新成果，是指导中医药文化研究的重要理论参考。欲从理论与实践结合的层面阐述中医药文化的社会特性、社会作用，须借助社会学的理论。

2. 人类学理论

中医药文化研究离不开人类学理论的指导，根据如下：其一，我们中华民族数千年来的医药实践是属于人类活动的一部分，表现着人类活动的一般规律，也体现着我们民族特有的活动规律；其二，我们中华民族是在中国传统文化环境中，进行的解除疾苦、减轻疾苦和保持舒适健康的人类活动，一定程度上体现着我们这个民族群体的心理和认知的特点；其三，中医药文化活动体现着人类社会活动最基本的特征，人类学理论为中医药文化研究提供人类自然和社会活动的一般原理。

3. 文化学理论

文化学的一般原理和最新研究成果为中医药文化研究提供关于文化的发生、发展、演变、传播，以及表现形式的特点、规律和联系的理论及研究方法。

（二）文化学研究的重要分支

文化学是关于人类一切文化现象研究的专门学科，但人类的实践范围有多种门类，人类在实践中创造的文化也有多种多样，中华民族数千年来所从事的医药实践及其文化，是人类实践和文化的重要组成部分，因此对中华民族所从事的医药实践及其文化研究形成的系统理论体系，是人类文化学的重要组成部分，中医药文化研究是文化学研究的一个分支。

（三）中医药文化体系构成

为了探索中医药文化的表现形式和发展规律，我们可以根据研究的需要依照不同的标准将中医药文化划分为若干类型。

以在社会文化活动中的作用特点为依据，中医药文化可分为专业性中医药文化、行为性中医药文化和民俗性中医药文化等。专业性中医药文化主要指中医药学，它是关于人的健康和疾病，关于人体的结构与功能，人的健康与自然的关系，人体疾病的诊断、治疗及康复的系统理论和技术体系，是指导中医药专业者从事专业实践的理论和技术依据；行为性中医药文化主要指人们因为健康和疾病问题围绕着中医药文化而引起的行为，如人们为了保持健康或摆脱疾苦按中医理念展开的活动、中医药专业者为民众健康而施行的中医诊疗操作行为等；民俗性中医药文化是指民众在生活、生产或社会交往中，所体现的以中国传统文化为知识基础的保健、防病、治病等小知识以及行为方式等。这些文化丰富了民间健康文化的内容，起到了繁荣和普及中医药文化的作用，同时为专业者的认知和实践源源不断地提供着文化和技艺的素材。

以表现方式划分，中医药文化可分为理论性中医药文化和技艺性中医药文化两种。理论性中医药文化是指关于中医药学研究对象"是什么"和"怎么样"及"为什么"的理性阐述，如中医学的阴阳、五行学说，藏象、经络学说等，临床理论的六经辨证、八纲辨证、卫气营血辨证等，中药方剂理论的四气、五味、归经、配伍等；技艺性中医药文化是指人们在维护人体健康过程中创造的技术、精细操作等，如针灸、推拿技术，如"金针拨障"术等。

以中医药文化的内容划分，中医药文化可分为医理医技文化、中药文化、人文文化、健康文化和物态文化等。医理医技文化是指人们以中国文化为知识基础，围绕着人认知疾病、治疗疾病、康复而形成的文化，如中医学基础各种学说、中医临床各科等；中药文化是指人们以中国传统文化为知识基础，为寻找、辨认、运用和解释治病的药物而形成的文化，其中包括药物的名称、分类、特性、共性、作用、采集、加工、储存等，中药的功用、性味、归经、主治、配伍等是中药学的核心内容，方剂知识是中药文化的重要组成部分；中医药文化的人文文化是指在中国传统文化环境中，人们因为医药之事所发生的人际关系中产生的文化，如历史名医列传、中医医德思想、中医行医伦理观念等；中医药健康文化是以中医药学为知识基础而衍生的以防病、养生、保健为主要内容的文化，其存在形式多种多样，中医基础理论中关于摄生的内容是中医药健康文化，其他如中医药的民俗文化中等都有关于健康的文化，它可以以素材、观念的形式存在于多种中医药文化形式之中；中医药文化的物态文化主要指在中医药实践中，为实践的需要，人们所创造、利用和发现的实物总称，如针灸银针、针灸铜人、诊脉用腕枕、药材加工工具、煎药用砂锅等，中药材也应当属于物态文化，因为它是被人们发现可以用于治病的自然物。

还可以根据研究的需要设定划分中医药文化的标准，将其分门别类，如可以按中医药文化发生、发展的历史时段划分等，此处不再一一阐述。

依据设定的标准划分中医药文化的类别，并不是非此即彼的严格界定，有些中医药文化因其具有多种特点，可能在多种文化形式中出现。

（四）中医药文化研究与有关研究的区别

1. 与中医药学的区别

中医药文化研究与中医药学有着本质的区别，它们之间的区别主要表现在研究的对象、目的、作用和方法均不相同。

其一，中医药文化研究与中医药学研究的对象不同。前者将一切因为人的健康而引起社会实践和由此产生的意识、观念、知识、理论、技艺以及物化产品都作为对象来研究，其中不仅将后者作为一种文化现象来研究，而且将我们祖先依据什么文化，以怎样的心理状态，运用怎样的思维方式、方法创造的中医药学，都作为研究对象；不研究人体的结构与功能，却追溯古代中医是怎样观察和研究人体的；不研究人与自然有什么关系，却研究我们的祖先为什么要将人与自然联系起来；不研究人应当怎样保持健康身体，却研究后者关于"治未病"的理论和方法是如何形成的；不研究疾病的发生、表现、发展、诊断、治疗、康复的本质及规律，却研究医者运用后者为民众解除疾苦活动所引起的社会文化关系及其文化活动等。后者的研究对象是人体，人体的健康，人体的疾病及其发生、发展规律，疾病的诊断、治疗和康复及相应的技术，人体、健康、疾病与客观环境的关系等。

其二，中医药文化研究与中医药学研究的目的不同，前者的研究是为了中医药文化的规范化和优化发展，使之更有效地服务于我国的中医药事业。后者的目的是更有效地保障广大民众的身心健康，提高民众的健康水平。

其三，中医药文化研究与中医药学研究的性质不同。前者研究的是文化及文化活动，属于社会现象，属于社会科学的范畴；而后者研究的是人体及人体的健康与疾病，本质上属于对自然现象进行研究，原则上属于自然科学的范畴。

其四，中医药文化研究与中医药学研究的方法不同。前者主要运用资料文献分析法、调查法、观察法等；而后者主要运用以司外揣内、意会、形象性构思等为主要思维特点的形象思维方式，运用临床试验和临床经验等方法。

2. 与医学文化研究的区别

中医药文化研究与医学文化研究的对象虽然都是人们在医药实践中的文化现象，但由于这两种文化的知识基础不同，文化环境中的文化形态不同，两种医学文化本质上是不同的，因此，两种医学文化不能同类研究。

3. 与中医哲学研究的区别

中医药文化研究与中医哲学研究的区别如下：后者主要研究中医药学理论中所体现的哲学思想、辩证法，研究这些哲学思想和辩证法在中医药理论中的作用；而前者将中医药文化中的哲学思想和辩证法作为一种文化现象来研究，寻找它与社会文化环境中哲学思想、辩证法的关系，研究这种关系对社会的作用和发展产生的影响。

4. 与中医思维研究的区别

中医药文化研究与中医思维研究的区别主要有：其一，后者只研究从事中医药实践者的认知思维，而前者要研究中医药人与服务对象双方的认知思维，并将双方思维的差别作为重要的文化活动现象，研究其中的本质；其二，后者研究文化环境对中医认知思维产生的影响，前者讨论文化环境为什么会对中医思维产生影响；其三，后者研究中医理论的认知之路和中医临床思维的特点，前者要研究中医理论为什么没有走其他认知之路，研究中医临床思维如何外化，将临床思维的过程和产物如何顺利与服务对象沟通并交流。

5. 与中医心理研究的区别

中医药文化研究与中医心理研究的主要区别有：两者虽然都研究心理活动与医药的关系，但后者只研究人的心理活动与其本人的健康及疾病的关系，而前者将人的心理活动与中医药文化的产生、利用及文化活动联系起来研究，研究中华民族的心理特点与中医药文化表现特点的关系，研究中医药实践者与服务对象如何从心理的环节沟通，以及这种沟通在中医药文化活动中的作用。

第三节　中医药文化研究的内容

根据文化学研究的主要内容，结合中医药文化的特点，中医药文化学研究的内容主要有如下六个方面。

一、中医药文化的学科研究

所谓学科研究是指一门学科之所以形成并独立存在的理性论证，阐述该学科研究的对象、概念、内容、意义、任务和方法等。

（一）对象研究

任何一门独立存在的学科都有其固定的研究对象，因此，中医药文化研究应当认识确定研究对象的重要性、确定研究对象的依据以及确定研究对象的方法。

其一，确定对象是中医药文化研究的重要任务，对象不明确则不可能有明确的研究方向，不可能揭示事物的本质和规律。只有明确了中医药文化的研究对象，才能围绕着中华民族医药活动的实践与创造展开研究，从而形成完整的中医药文化体系。

其二，中医药文化研究能否形成一个相对独立的理论体系，关键在于中医药文化是否具备独立的研究对象，研究中医药文化是否是一类客观存在又相对独立的客观事物；这类客观事物与人们的生存和发展、与社会的发展是否有着密切的联系；这类客观事物是否具有普遍性，即是否普遍地存在于客观世界；这类客观事物是否是一类必要研究的现象等。

其三，中医药文化研究不是在中国传统文化中寻找出中医药方面的内容，将其描述出来；也不是一方面描述中国传统文化的内容，另一方面介绍它与中医药学的关系；还不是主要揭示中医药学中的哲学本质等。其实，确定中医药文化研究对象的过程也是一个升华的过程，既然文化学是对人类社会活动及其产物的研究，那么中医药文化研究则应当将中华民族抗击疾病和寻求健康的活动，及其在活动中创造的产物作为研究对象，中医药文化研究正是为了揭示这一类文化现象的本质、发生发展规律及普遍联系。

（二）概念及范畴的研究

对中医药文化涵盖本质的概括，实际是对该项研究内涵的认识，其认知的内容应包括中医药文化是一类什么现象，这类现象有什么内容，处在怎样的生产力条件下和什么样的文化环境中，依据什么理论展开研究，其结果形式是怎样的等。

对任何一类文化现象的系统研究都不是孤立的，一方面它必然与相关的文化体系有着一定的联系，另一方面它应在更大的文化体系中占有一定的位置。中医药文化研究与中医药学的研究有什么联系和区别，与其他中医药交叉学科研究有怎样的区别，它与文化学研究是怎样的从属关系，中医药文化研究有没有分支性学科，有哪些分支学科，它们各自有什么研究任务等，都是对本学科范畴的研究。

（三）意义、任务和方法的研究

任何一门学科的研究都有其特殊的意义、任务和方法，中医药文化研究亦然。就其意义而言，虽然此研究的意义不及中医药学研究直接关系到人的生命与健康，却从多角度、多层面服务于中医药事业，那么此研究能对中医药事业、对中医药文化、对中医药学的发展体现怎样的意义，对我国社会的和谐发展能发挥什么作用等，都应当做认真的研究。

中医药文化研究是一种长期的研究项目，其短期任务是什么、完成任务的途径和方式是什么等，都是该研究者必须明确的。

中医药文化的研究方法应趋同于文化学的研究方法，但必然有其特别之处。

二、中医药文化的发生和发展研究

对中医药文化发生发展过程的研究，是中医药文化研究的重要内容。

（一）中医药文化发生的研究

文化不是自然物，文化是人的创造，中医药文化发生的研究应当回答如下几个方面的问题：中华民族从什么时候开始主动思考自身的疾苦问题，什么时候开始思考如何保持舒适身体的；中医药文化的初始状态是怎样的，又是怎样从中华文化的启蒙文化中分离出来的；在中医药学形成理论体系以前，中医药文化为其做了怎样的准备，创造了怎样的条件；能否从中医药文化产生和发展的过程中寻找出中医药学与西方医药学分道扬镳的初始原因等。

（二）中医药文化发展规律的研究

中医药文化在中国传统文化中相对于其他文化形式，形成体系最早，生命活力最强，至今仍然不衰，必然表现出特殊的发展规律，中医药文化研究的任务之一就是要揭示中医药文化发展的特殊规律：其一，中医药文化为什么历经数千年而不衰，它是怎样发展的，其发展的动力是什么；其二，中医药文化为什么没有被西方文化所代替或淹没；其三，为什么中医药文化没有发生质的变迁和演化；其四，中医药文化的发展有没有创新，其继承和创新的关系是怎样的，中医药文化的发展应当怎样创新等。

（三）中医药文化生态的研究

文化的生态是指一种文化形式的存在和发展与社会文化环境的关系状态。中医药文化在其产生、形成和发展的过程中，经历过几种性质的社会文化环境，每一种文化环境对中医药文化的生存和发展都起了什么作用等，这些研究对揭示中医药文化的本质、规律和联系至关重要。

在中医药文化产生、形成和发展过程中至少经历以下几种文化环境，最初是精神文化启蒙的混沌文化环境，后来是中国文化第一个盛期的文化环境，此后的近两千年是中国传统文化不断发展的时期，西方文化的涌入从本质上改变了中国文化的环境。中医药文化在上述文化环境中是怎样产生、形成和发展的，其表现形式各有什么特点等都是非常重要的研究内容。

三、中医药文化形态的研究

所谓文化形态是指精神文化在形成和表现过程中所呈现的状态，任何一种文化体系都有区别于其他文化体系的内在与外在状态的特质。中医药文化区别于现代科学文化包括现代医药文化的特质，主要表现在文化形态的区别，这是中医药文化极为重要的研究内容。

（一）文化形态研究的主要内容及方法

文化形态有内在体现与外在表现，内在体现有创造某种文化体系的民族心理特征和心理趋向、该民族的文化底蕴、该民族创造文化过程中所表现的主导思维方式等。外在表现有承载文化内容的载体，如语言、文字等的文化特征，包括文字的形态、文字形态与语言的关系、语言表述的逻辑特点以及文化风格等。

因为中医药文化形态研究的主要目的之一，是将其与现代科学文化包括现代医药学文化区别开来。因此，比较的方法极为重要，比较文化学理论是此研究的指导思想和理论依据。

（二）中医药文化本质的研究

中医药文化的文化本质是中医药文化形态研究的核心，属于文化的内在特质之一。中医药实践者文化自信的思想认知基础就来源于此。中医药人应当首先在文化的层面理解中医药学，即我们的祖先是在怎样的实践中，在怎样的文化环境中创造的中医药文化，又是怎样将抗击疾病和寻求健康的认知思考的产物表达出来的等。

（三）中医药文化认知思维的研究

文化形态的一个核心内涵是其经过了怎样的认知思维之路，揭示中华民族在创造中医药文化的过程中主要表现了怎样的认知思维模式，这种思维是否符合人类认知思维的规律。这是中医药文化研究的任务之一。

（四）中医药文化表现形式的研究

精神文化的表现方式是文化形态的外现状态，中医药文化主要借助汉语言文字的载体展现其文化内容，其载体在中医药文化的产生、形成和发展中起了什么作用，其对理论的阐述方式，对事物现象的叙述及对规律的描述各自表现了什么特点，都必须加以研究，因为这与中医药学的教育有直接的关系；中医药文化表现的风格独具特色，其风格特点与中国传统文化有什么内在联系等都是该研究的重要内容。

四、中医药学的文化学研究

中医药学是中医药文化的核心，是中医药事业的知识和理论基础，中医药人欲树立高度的文化自信，应当首先在文化的层面理解中医药学的文化本质、特点、规律和联系，深刻认知其在我国健康事业中的作用，从而更深刻地理解中医药学的科学实质。

中医药学的文化学研究主要包括如下几个方面：其一，是中医药学文化特点的研究，如中医药学有怎样的实践基础和知识基础，中医药学的理论在阐述过程中表现了怎样的文化特点，中医药学与中国传统文化的内在联系等。其二，是中医药学文化本质的研究，如中医药学的文化属性研究、文化形态研究以及认知思维之路研究，中医药学与社会文化环境关系的研究等。其三，是中医药学传承的研究，例如，中医药学是否需要传承，其传承与创新的关系如何；中医药教育应该走什么样的路，中医药教育的基本特征是什么，应当遵循怎样的认知思维之路；中医药学怎样走向未来等。

五、中医药文化的社会学研究

中医药文化是社会人们最关注的文化之一，中医药文化活动又是社会活动的重要内容，因此，很有必要从社会学的角度研究中医药文化。

（一）中医药文化民俗文化的研究

民俗文化中关于医药的知识和行为习俗是中医药文化的重要组成部分。其一，中医药文化民俗文化的研究内容相当丰富，因为中医药民俗健康文化涉及中医药学的理、法、方、药，涉及中医药的医事、药事活动的各个方面；其二，中国民俗健康文化是中医药学的社会基础和实践基础，寻找民俗健康、抗病知识与中医药学的关系是本研究不可缺少的内容；其三，本研究的意义一方面为民众在利用民俗文化进行健康行动时提供规范的行为方式，另一方面可以引导广大民众树立起养成良好生活习惯的理念。

（二）中医药文化人文文化的研究

中医药文化的人文文化是中医药人在医药活动和社会人文交往中所产生的文化，如古代中医写的医话、札记、序言、后记等文献记载，社会文人撰写的名医传记、医药活动故事等。其内容主要有如下几个方面：历代中医药人关于医药活动的非医药学的体会、议论、事件记录等；中医药人与社会文人交往的故事记载、文化讨论等；以中医药事务为素材的文学艺术作品文化形式等；中医药人的医药文化活动，如中医处方书法、中医诊室装饰、中医药教学环境艺术布设等；中国历代关于中医药的制度及民间医药事务公约等。中医药人文文化研究对于寻找中医药文化与社会文化环境的关系，以及构建和谐医患关系，都有特别重要的意义。

（三）中医药文化健康文化的研究与开发

中医药健康文化是指以指导民众如何保持健康身体为主要目的，以中医药学为知识基础的认知理念和行为规范。其主要研究任务是将深奥的中医药理论、理念、知识和技术转化为广大民众都可以理解并易于操作的健康行动。再进一步开发为一种健康文化产业，为建设文化强国、健康中国做出中医药文化的特殊贡献。

（四）中医药文化伦理道德的研究

中医伦理道德研究是中医药文化研究的重要内容，并且有着特殊的意义。其一，中医药文化中蕴含着丰富的医道伦理思想和高尚的医德观念，其内容包括医者与患者的关系，医者与医者的关系，医者的仪表、言辞、举止、表情等；其二，中医伦理道德研究对现时社会建立和谐医患关系具有特殊的意义；其三，本研究的作用一方面在于完善中医药文化研究，另一方面为现时中医药人改善和提高医药服务质量提供伦理道德文化的理性资料。

六、中医药文化的现代研究

中医药文化是中华民族自从主动认识客观世界，启蒙精神文化的时代以来，在抗击疾病及寻求健康的思考和实践中创造的文化体系，其主体属于中国古代科学文化的范畴，相对于近、现代科学文化，必然在某些方面显现出一定的局限性或浅显性。运用现代科学的理论和技术展开对中医药学的研究，是促进中医药文化发展的重要方面，但不是主要的，更不是唯一的途径。

（一）中医药文化现代研究的误区

运用现代科学的理论和技术研究中医药学，过去几十年走了不少弯路，其主要表现有如下几个方面。其一，是以近、现代科学文化的标准衡量中医药学，认为其不符合科学标准，否定了中医药学的科学性；其二，是试图用现代科学的模式改造中医药学；其三，是希望能创造一种既包含中医又包含西医的新的医学模式；其四，是试图对中医药学及其临床过程进行模式化、规范化、标准化、客观化的研究。

（二）中医药文化现代研究的基本方向

中医药文化的现代研究是指运用现代科学的理论和技术对中医药文化展开研究，其基本目的是发掘和弘扬中医药文化，其研究应当坚持如下的方向。其一，是坚持发掘和整理的方向，因为中医药文化历时数千年，流传下来和遗失的中医药文化资料多不可计，如何将其发掘出来，并加以整理，运用于解决现代医学问题的实践中；其二，是溯源式研究，即追溯中医药学的某些理论、观念、观点或技术等，经过了怎样的认知思维过程等，用现代的理论和技术寻找其中的准确含义，例如，古代中医关于吃饭要细嚼慢咽的观念，现代研究可以从消化过程的微观生理机制说明古代中医认知的正确；其三，是传统中医药文化可能在某些方面为现代的研究提供某些启示或灵感，循着古人的启示或思路展开探索，可能为现代科学展现一片新的境地；其四，是中医药文化研究应当进行如何指导现代科学对传统的中医药文化的研究。

中医药文化研究的一个重要任务是从文化学的角度，为中医药文化的现代研究提供必要的理论和方法。

（三）中西医药文化的比较研究

在文化的层面对中西医药学进行比较研究，属于比较文化学的范畴，在中医药文化研究中占有重要地位。其研究的基本任务如下。

其一，从比较文化学的视角揭示中医药文化的本质、特点、表现形式及发生发展规律。

其二，应对中西医药文化进行比较，阐释西医药学的文化本质及其相对于中医药文化所表现的文化特点，其表现形式与中医药学的区别，寻找西医药学在发生和发展过程中所表现的文化规律。

其三，研究中西医药学在我国的医药实践体系中的文化基础是什么，并从中又产生怎样的冲突，冲突的实质与文化的差别有什么联系等。

其四，中西医药学具有相同的认知对象，其文化不能只有区别，一定还有相互补充，中西医药文化的比较研究应探索中西医药文化相互补充的结合点，以促进社会医药事业的发展。

第四节　中医药文化研究的意义、任务和方法

中医药文化研究的意义是深远的，研究的任务是艰巨的，研究的方法需要在研究中摸索。

一、中医药文化研究的意义

（一）为广大中医药人树立高度的文化自信提供理论依据

中医药人欲弘扬中医药文化，推动中医药事业的发展，必须树立高度的文化自信。文化自信是指人们对自身所从事具体实践领域的专业文化的认可、信念和信任，中医药实践的专业文化是中医药学。因此，从事中医药实践的人们应当树立的文化自信是对中医药学的文化自信。中医药文化自信的含义主要有如下几个方面：中医药学是中华民族在近万年抗击疾病和寻求健康的实践中创造的文化体系；中医药文化是中国文化重要的组成部分，是优秀、具活力的中国文化；中医药学蕴含着深刻的科学本质；中医药文化为保障中华民族的健康发挥了和正在发挥着重要的作用等。中医药文化自信在中医药事业的发展中发挥着积极的作用：中医药文化自信是中医药人激发热爱中医药事业的思想基础；能促使广大中医药人发挥主观能动性，积极、主动地投入到中医药事业中；能帮助中医药人深刻理解中医药学的文化和科学本质；能使中医药人在医药实践中驾驭中西医药文化等。

（二）建立关于中医药文化研究的专属领域

中医药文化是一类客观存在着的，又自成体系的社会现象，但是到目前还没有在文化学的层面形一个中医药文化学的专属学科。中医药文化研究将揭示中医药文化的本质，揭示其发生、发展的规律，探讨其表现形式的特点，寻求中医药文化与西方文化、西方医药文化的区别等，从而建立起具有系统理论体系的中医药文化研究理论体系。

中医药文化的研究必然推动中医药文化的有序发展。

（三）为弘扬中医药文化提供文化学的理论和方法

弘扬中医药文化是中医药事业的基本方略，但是，在现代科学文化环境中弘扬古老的传统文化并不是简单而易举之事，需要从事中医药事业的人们对中医药文化的深刻理解，例如，什么是中医药文化、有什么特质、为什么要弘扬、怎样弘扬等，都需要从理性认知的层面阐述中医药文化。中医药文化研究将为广大中医药人提供如何弘扬中医药文化的理论和方法指导。

（四）为中医药文化走向世界提供理论依据

中国要建设世界文化强国，文化强国中的文化一定是强大的，强大的文化一定是代表这个国家特色的文化，从中国走向世界的主体文化是中国传统文化，而中医药文化是中国传统文化的重要组成部分，是活的中国传统文化。中国传统文化要为世界的进步和发展、为人类的健康和幸福做出重大贡献，中医药文化将成为重要的担当。但是，中医药文化如何走出国门，走出国门的中医药文化怎样落地，怎样与当地文化相处，怎样被当地的人们所接受并发挥作用等，都不是中医药文化自身所能解决的问题。只有带着中医药文化走出国门或准备走出国门的中医药人，在文化层面掌握中医药文化的本质，理解中医药文化与当地医药文化的联系和区别，才有可能使中医药文化在当地生根并服务于当地民众的健康事业。

（五）促进中医药事业的发展

中医药事业是以人为主体的社会实践体系，所有践行中医药事业的人们都应当首先遵循文化的一般规律从事中医药活动，其次是遵循中医药文化的特殊规律。

中医药教育事业是在现代科学文化环境中，对打下现代科学文化基础的中学毕业生实施传统中医药学的教育，文化基础与学习内容的反差使中医药教育处于艰难困惑的境地。教学管理者需要根据中医药文化的本质和特点制订教学计划或管理教学过程；中医药专业教师应当重视学生的文化基础与中医药学的文化冲突，把握好继承性教育的基本方向；对于中医药专业高校学生如何才能在现代文化环境中学到中医药学等问题，需要处于中医药教学中的教、学、管各方在文化层面把握中医药学的文化本质和特点。中医药文化研究将为中医药高等教学实践提供文化学的理论和方法。

中医临床事业是运用传统的理论和技术为具有现代科学文化的人进行健康服务，服务过程中医患之间的文化交流，需要中医药人在文化层面说清有关健康、疾病、诊断、治疗及康复的所有问题，中医药文化研究则为广大中医药人提供必要的文化学理论和方法。

中医药研究是中医药事业的重要组成部分，其工作重心是发掘中医药文化遗产，中医药文化研究将从文化学的层面展现中医药研究的广阔前景。

（六）为打开中国文化的大门寻找突破口

中国传统文化具有深邃的思想内涵，人们说它是一个没有打开大门的深宫，是指到目前为止还没有运用一般认识论的原理揭示其认知本质、特点和规律，没有在文化学层面揭示其本质和规律的文化体系；中华民族从世界第一个文化盛期以来，为什么能创造出那么深邃而自成体系的社会理论文化，为什么没有将观察的注意力投向物质世界，为什么没有同时创造出关于自然世界的抽象的理论体系，又为什么在中世纪创造出领先于世界的、辉煌的中国古代科技等，所有这些都是没有揭开的奥秘。

中医药文化是中国传统文化的一部分，是最有代表性的中国文化，是融中国古代社会文化和自然文化为一体的双重属性的文化体系，是在科学技术飞速发展的当今科学文化环境中仍然保持活力的文化体系。

中医药文化研究将从文化学的视角揭示中医药文化的本质、特点和规律，因为中医药文化的中国传统文化特性，从某种意义上说就是对中国传统文化的研究。中医药文化研究将为打开中国传统文化大门提供探索和思路。

二、中医药文化研究的任务

中医药文化研究的根本任务是运用文化学的一般原理和最新研究成果，展开对中医药文化的研究，揭示中医药文化产生、发展及演化的特点和规律，探讨中医药文化的表现形式，寻找中医药文化与社会文化环境的必然联系及其联系方式等，最终形成具有完整理论体系的中医药文化学。

其一，需要培养中医药文化研究的人才队伍。中医药文化研究不能主要依靠文化学研究领域里的人才力量，应当主要依靠中医药专业人员的努力，因为只有对中医药学专业非常熟悉，掌握系统的中医药学理论，拥有丰富的中医药实践经验，才可能深入到中医药文化的本质。

其二，进行文化学理论的学习。中医药文化研究者应当系统地掌握文化学的一般理论，才能有效地研究中医药文化，才能将中医药人的医药实践及其创造作为一种文化现象来研究。

其三，为中医药教育事业提供一个与中医药学有着立体结构的知识体系。中医药学类的专业教学活动是在现代文化环境中进行的，文化环境与教学内容的巨大反差常常使中医药学的教学偏离中国传统文化的方向，中医药学的课程设置需要一个在文化层面的过渡性知识系统，中医药学研究应当为中医药学类专业教育提供一个系统的中医药文化知识体系，为中医药学教育驾起一座通向中医药文化的桥梁。

其四，为中医药临床事业提供一个对社会进行文化服务和文化交流的文化学指南。中医药临床事业是中医药人运用传统的中医药学及技术，为具有现代科学文化的人进行健康服务的文化活动，服务的主体与服务对象之间的文化差异使中医药实践活动出现中西文化冲突，中医药文化研究应当为中医药人践行中医药文化提供一个驾驭中西文化的知识体系。

三、中医药文化研究的方法

文化活动不能主要运用物质实验的方法去研究，中医药文化研究主要依靠中医药人在为社会中的人们提供健康服务过程中，所表现的文化活动及其思维和操作活动展开研究，其主要方法有调查法、文献追溯法等。

第四章　中医药学的文化解读

中医药学是中医药文化的核心部分，同时又是一种文化形式，那么它具备什么文化特点和文化本质，是本章主要讨论的问题。

第一节　中医药学的文化特点

中医药学是一种科学，更是一种文化，历代中医药人在创造和运用中医药学的过程中，同时表现出丰富而复杂的文化活动现象。因此，从文化学的视角解读中医药学以及与之相关的文化活动的特点、本质和规律，是中医药文化研究的重要任务。中医药学是中华民族在中国传统文化的环境中，在与疾病做斗争和追求健康的实践中，创造和运用的系统理论体系和实践体系。

一、中医药学的文化基础

中医药学之所以表现出与现代科学不同的文化特点，首先表现为产生中医药学的文化基础与现代科学基础的巨大区别。

（一）中医药学的客观基础

任何一门学科的产生必然有一定的客观基础，实践是一切科学创造的客观基础，中医药学赖以产生的客观基础是我们祖先为摆脱疾苦和寻求健康的长期实践。

1. 早期的实践

与近现代先进的生产力和严密的科学实验的近现代科学文化基础不同，中医药学萌芽于距今一万年前新石器时代早期的人类精神文化启蒙时期，在此之前的若干万年间，我们的祖先虽饱受疾病的折磨，却从不思考如何摆脱或减轻疾苦，任凭病魔的侵害。人类精神文化的启蒙使我们的祖先开始聪明起来，开始了征服疾病和寻求健康的早期实践和简单思考，具体表现如下。

其一，最早最简单的实践，是在寻找食物的过程中发现了少量的药物。其实践过程可能相当复杂或经过漫长的岁月，因为当时的人们是为了充饥才服用的，当人们主动去寻找食物与疾苦变化的关系时，发现食用某种食物与机体的某些变化可能存在一定的联系，继而有目的地刻意食用某种食物，希望驱除机体的某些不适，当食用后机体的变化与事先的愿望相吻合时，人们则将食用某种食物与机体的预料中的变化建立起一定的因果联系，当这种有目的的操作过程重复了多次，又经过人们多次的口耳相传或反复的示范、模仿行动等，最终将食用某种物品和解除某些疾苦建立起一定的因果联系，并成为具有社会性的药物知识元素。

其二，人们在劳动或生活中的某些动作，逐渐形成能解除疾苦的原始治病技术，如劳动用工具时的某些相对固定的动作刺激到机体的某个部位，使机体原来的某些疾苦和不适得到缓解，这样的实践可能经过了很长时间，甚至几百年的重复，当有心的人将某种动作与缓解疾苦两个现象联系起来时，就形成了事物发展变化的因果联系。而后人们则有目的地模仿劳动或生活中某种刺激机体的动作，得到了希望出现的缓解疾苦的结果，一种操作性解除疾苦的技术元素就形成了。可能又经过若干年的重复，其技术元素就可能成为原始医疗技术的成分。从哲学层面说，有方向地寻找事物的因果联系，有目的地操控事物的过程，使我们祖先的思考和干预客观事物的行为具备了社会实践的基本要素。

其三，关于"神农尝百草"的传说，实际上是对我们祖先有目的地认知和运用植物实践活动概括性的神化描述，这说明，在人类还没有进入文明时代以前数千年的漫长岁月中，我们的祖先已广泛而持久地进行了为战胜疾病、摆脱疾苦的社会实践，聪明者有意寻找可能祛病的物品，也有人可能操作如何使这些物品发挥作用，还有人可能将自己见到的相关现象、用过某种植物的经过或体会在一定的社会环境中传播等。可以说，没有社会成员的广泛参与，就不可能步入滋生一门学科的实践领域。

其四，巫术的盛行为早期医疗性实践提供了广泛而有效的机会和空间。在巫文化时代，巫术盛行于社会，其中有关于"解释"疾苦发生的原因，有表达驱除病魔的愿望，有驱赶疾病的巫语或动作等，其表现形式有祝由、祝禁、占卜、占星、占禁、占筮等，这些希望驱病的语言或动作，是在当时人类思维能力和文化水平极度低的条件下，是我们祖先从事的最原始的医疗性实践，正如有人所说，"巫文化是人类古代科技之母"。

2. 文化盛期时代的实践

《黄帝内经》成文的年代经历前后至少有数千年，其成书是人类进入文明时代以后的第一个文化盛期，在我国体现为春秋至战国时期，也是我国的第一个文化盛期。这个盛期，不仅呈现出中国传统文化的灿烂和辉煌，而且为各种文化的实践提供了广阔的空间，中医药学就是在这个盛期打下了具备中医药学形成理论体系的实践基础，具体体现在如下几个方面。

其一，实践使巫医分离。在文明时代到来之前的五千年间，我们祖先征服疾病，追求健康的愿望、思考和行动，都寓于当时的巫术之中，巫与医是混为一体的，即巫医不分。随着巫医行为的盛行，人们渐渐发现，某些情况下行巫时的语言并没有起到什么作用，经过长时间的反复思考，认为巫术活动中的某些操作在起作用，例如，行巫术者告诉患者，神从昆仑山上送来一把仙草可驱疾，行巫术者将仙草煮水并嘱患者服下，如果煮水之仙草正好是麻黄和桂枝，患者的恶寒、发热、身痛则随之减轻，后来人们模仿巫医的操作来驱赶病魔。当类似的操作重复了多次，并成为社会人们共同认可的活动时，社会上相当一部分为战胜疾苦而进行的活动已经实质上脱离了巫医的形式。

其二，在人类社会进入文明时代不久，人们的社会劳动经历了第一次大分工，我们的祖先也经历了同样的过程，社会上大量的从事以解除民众疾苦为主要活动的人们，逐渐形成一个专业性群体，他们在中国传统文化的环境中，借助其他领域里的相关知识，开始了更加广泛、更加深入的医疗性社会实践，他们中有的潜心研究治疗疾病的方药，有的摸索祛病强体的人体活动动作，有的思考人体活动的规律，从而出现了前所未有的中医药专业性社会实践局面。

其三，中医药学之所以在全世界最早形成完整的学科体系，一个重要的原因是，中医药的实践得到了当时社会成员的广泛关注和支持。世界上没有哪一个民族如中华民族这样十分重视自我身体的健康，社会上的中医药专业人员的活动受到社会各阶层人的尊敬和支持，上至皇家贵族，下至穷苦百姓，中至文人官吏，人们都关心、关注、思考并践行与中医药相关的文化，源源不断地为中医药专业人员提供着关于人体、疾病的认知和感受，为中医药专业者提供了丰富的关于寻求健康的思想、知识和技能的素材资料。

（二）中医药学的知识基础

世界上任何一种文化、一个科学形式的发生和发展，都是在一定的知识基础上进行的。换言之，任何一门学科的形成和发展，必须具备一定的知识性文化基础，中医药学的知识基础来源于如下几个方面。

其一，汉语言、文字工具。语言和文字既是人类文化活动的工具，同时又是一种知识，它不仅能帮助人们进行文化活动，而且能影响文化的表现形式。中医药学是在以汉族为主体的多民族社会文化环境中产生的，人们在交流、传递认知理念或思想观念时，主要运用汉语言作为工具；汉字是人们无声的语言交流工具，是记录思想、理论、观念的工具。正是中医药学以汉语言、汉文字为知识工具的表现形式，使其在形成和发展的过程中表现出与西方文化、与西方医药学许多不同的特点。

其二，社会上以各种形式存在的关于自然的知识。在中医药学形成以前，我们的祖先已经积累了丰富的关于大自然的知识。如关于天地的知识，太阳从东方升起，从西边落下；白天太阳出来有阳光，晚上太阳落下是黑夜；白天太阳出来大地暖和或炎热，夜晚太阳落下则凉快或寒冷；天空像个大锅罩在上面，大地像块地毯呈方形铺在人的脚下；等等。还有天地之间关于自然物的知识，如关于生长的植物的知识，关于天气变化的知识，关于地上跑的各种动物的知识等。尽管当时关于大自然的知识还极为简单，极为浮浅，有的甚至不正确，但确实为古时中医药人认知人体、疾病、健康和解决摆脱疾苦问题提供了丰富的知识。

其三，关于人及人与自然、人与社会的知识。中医药学认知的对象是人，创造中医药学的人必须详细了解关于人的各方面的知识，如人的饮食、起居、外部和内部结构及活动情况等；中医药学的理论和实践之所以体现出整体观念的特色，与当时人们仔细观察人的自然和社会活动而获得丰富的知识分不开。如人的面色、肤色、唇形、唇色等，如舌体的形状、状态、舌苔色、舌体色等，如人的饮食动作、姿势、数量、质量等，在观察人的社会活动时，将人的眼神、表情、言语时的音调等，都收集和积累了大量的正常和异常的知识。

其四，中国传统文化的哲学理念、理论、思想等文化著作，既为中医药人提供了大量的哲学、社会学知识，又成为中医药人思考中医药学的各种问题的理念、思想和理论的源泉；中国传统文化的文学、艺术、历史、天文、历法和民俗等文化，也为古代中医药人直接或间接地提供了丰富的知识，启迪着中医药人的思想。

其五，中医药学是在中国传统文化的环境中形成和发展的，环境文化不仅为古代中医药人提供了丰富而必要的知识、理念、思想和理论，同时也影响和主导着中医药人思维方式和发展方向，因为在理解和运用中国传统文化知识、理念、理论和思想的过程中必须吻合于知识本身所承载的认知思维方式。

（三）中医药学的社会基础

任何一门学科的发生和发展，都需要一定的社会基础，中医药学之所以能在古老的中华大地上萌发和成熟，必然有其得以产生和成长的社会基础。

其一，中医药学的发生发展是社会的需要。社会是以人的生存和生活为主要内容而展开的广泛而又复杂的社会活动，人是社会的主体。人又是有思维、有意识、有感觉、有意志、有灵气的高级动物，追求生存和舒适的生活是人们主要的意志倾向，如何使自己的身体没有疾苦并尽可能长时间地生存，是社会上每个人最敏感、思考最多的问题，这就是医学的社会基础。在古老的中国生产力条件和文化基础上思考自己或者帮他人思考健康问题，寻找使之健康的措施和方法，则是中医药学最基础、最广泛的社会基础。

其二，中医药学受到全社会成员的关注。关注自己和他人身体的健康，努力克服各种疾苦的干扰，是中华民族优良品质之一。我们的祖先从开始主动认识客观世界那时起，就关注到自身和周围人们的身体状况，成为除温饱问题之外的又一个最值得关注的大问题。在中华民族的民众意识观念中，生命和健康是最值得珍惜的。因此，不论是高高居上的统治阶层，或是身居中层的文人、官吏、土豪和商人，还是处在社会底层的庶民百姓，都关注关于健康和疾病的消息，关注关于医药事物的动态、变化和发展。

其三，全社会的成员广泛参与思考和践行中医药学。中医药学之所以成为中国传统文化最早形成理论和实践体系的中国古代科学，一个重要原因是全社会的绝大部分人都参与了中医药问题的思考和践行，例如，当刮风、下雨等恶劣天气来临后为什么人多有不适，甚至因之而病倒，为什么吃了有些物品会引起腹中不适，为什么经常闷闷不乐会引起头痛、心烦、失眠等，太多的不解、烦恼和痛苦会引起人们的思考；我们祖先的智慧之处还表现在不仅思考、寻找有关自身或他人机体变化现象的因果联系，而且从实际行动上寻找和操作调整机体活动向正常活动转化的方法，如有人自我按摩，有人提供或实施民间传说的单方、验方等；一些文学家、艺人、民俗文化爱好者、居士等，对中国传统文化都有很深的研究，他们将思考中医药理论和体验中医药文化的实践作为一种辅助职业或文化爱好……中医药文化活动有了社会民众的广泛参与，为中医药专业人员对健康和疾病问题的思考与实践提供了大量丰富的第二手资料，并从客观上多方面启迪着中医药专业人员的思路，丰富着专业人员的学术思想。

其四，中医药学是稳定的专业领域。由于我国历代政府的支持、民众的关注与拥护，中医药专业人员在中国古代社会一般都有相对稳定的职业，也有相对稳定的执业场所，这就为广大中医药专业人员专心从事中医药学的思考与实践提供了社会的保障。

二、中医药理论的文化特点

中医药学理论的文化特点主要表现在认知思维、理论构成和逻辑阐述几个方面。

（一）中医药学理论的认知特点

任何科学文化都是人类在社会实践的基础上，经过复杂的思维活动创造出来的。而人类的思维活动因为多种因素的影响，可以表现为多种多样的认知思维方式，影响思维活动多样性的主要因素有时代的差异、民族心理趋向的不同、文化底蕴和文化环境的差异、社会生产力水平和生产方式的不同等。中医药学是中国传统文化的重要组成部分，它虽然形成于世界第一个文化盛期中国春秋战国时期，实际上是对之前数千年间我们祖先在医药这个领域内实践经验的总结和理性思考的升华。中医药学是中华民族智慧的结晶，是距今两千五百年至四千年间，在我国古代生产力水平还很低的社会经济条件下形成的。正是因为上述因素的共同作用，中医药学的认知思维过程和认知思维方式表现出与同时代的西方文化（包括近代科学、现代科学文化、现代医学科学）有许多不同的特点。

其一，古代中医药人没有将人作为一类纯自然体去认识，而是注意到人的双重属性，一方面从人的社会存在认识人的社会活动，以及人们之间相处关系等与人体健康和疾病的内在联系；另一方面又从人的自然存在认识人的自然性活动，如饮食、起居、劳动等与人身体健康和疾病的关系，又如人与自然界的关系也是中医药人认识人的健康和疾病的重要参考因素。

其二，古代中医药人主要从活人的角度认识人的健康和疾病。中医药学基本不研究没有生命特征的人，即使中医药人需要了解人体内的结构和组成，也不主动或有意识地去解剖死了的人，中医药学中那些简单而粗线条的脏、腑、骨、筋等知识多半是从战场上战死者的遗体中偶尔得到的，或者从宰杀家畜的观察中推测的。

其三，中医药学理论的认知思维是宏观层次的认知思维。中医药理论对人体、健康和疾病及治病的药物的认识，都是在宏观层面的观察和阐述，在宏观层面寻找事物之间的联系，如在认识恶劣天气对人体正常活动造成的影响时，中医是将风、寒、暑、湿、燥、火等宏观的自然动态形象与人的发热、咳嗽、身痛等宏观机体动态变化形象及天气变化形象建立某些联系，以达到寻找病因的目的，或者寻找如何适应大自然的失常变化，达到防病的目的。

其四，中医药学理论的认知思维是整体动态的认知思维。古代中医药人对认识对象的思考，充分体现了整体动态的思维理念，在中医药理论中，基本找不到对事物的静态阐述。古代中医药人的整体动态思维主要体现在两个方面：一方面，中医药学是在对象的活动状态下认识事物的，如在人体活动状态下观察人的神、色、形、态；另一方面，中医药理论对医学的道理，对疾病的状态和药物作用机制的阐述都具有动态特点，中医药学关于每一味中药功用的阐述，都具有动态机制的特征，如麻黄发汗、平喘、利水，桂枝通心阳、理心气，防风祛风胜湿等，几乎对所有中药作用机制的描述都是如此。

其五，中医药学理论的认知思维是以形象思维为主导的认知思维过程。现代思维科学关于思维方式分类的研究认为，依据人的思维活动脱离客观事物的程度和方式，可将其划分为动作思维、形象思维、抽象思维和灵感思维四种。我们的祖先从主动认识客观世界开始，就以想象、联想和形象性构思寻找事物之间的关系，从而创造了辉煌的中国传统文化。从事中医药实践的人们出色地、创造性地践行着中华民族思维模式，主要依靠不脱离客观事物形象为主导的思维方式，在丰富的医药实践经验的基础上升华出独具文化特色的中医药学。

其六，中医药学在发展过程中积淀了许多的思维方法。古代中医药人在整体动态认知观的指导下，为了准确而全面地把握客观事物，在长期的认知思维实践中创造了许多体现中医药文化特色的思维方法。"司外揣内"是其中具有代表意义的中医药思维方法，即中医药人认识人体的活动和内部结构时，不是主要依靠解剖人的肌体和测量人的功能活动，而是主要依据人的机体在整体活动状态下表现于外的各种信息，借助熟知的客观事物形象，揣摩体内活动的情况，中医药学的藏象学说、经络体系、气血津液理论，中药学的药性、功用、归经等理论等都是主要运用这种思维方法形成的。"意会"思维是中国传统文化的特色思维，也是最具代表性的思维方法之一，"意会"即会意之意，意指人们在认知客观事物的过程中，有许多思维过程和方法，思维者不能清晰地体验，不能用准确的语言表达出来，但可以获得一定的认知成果，达到在一定程度上把握客观事物的目的。中医药人在认知中医药事物的思考中，最成功、最经常地表现出意会思维的特点，历代中医药人在表达中医药思维的境界时，常有"医者意也"的概括。在现代科学文化环境中学习中医药学，之所以难理解中医药理论的准确含义，一个重要原因是没有进入古代中医药人认知思维的境地，没有进入中医药思维的氛围。

（二）中医药理论的文化构成及其特点

文化结构是指理论性文化的组成方式及各组成部分之间的联系。中医药理论的文化结构与现代科学理论结构有着许多不同的特点。从文化学的层面看中医药理论体系，它由基本理论、实践性理论和工具性理论三大类构成。

中医药基本理论由方法性理论和基础理论两部分组成。

方法性理论主要有中医药理论的阴阳学说和五行学说。称阴阳、五行学说是方法性理论，是因为阴阳、五行学说本不是中医药文化人的独创，而是中国古代哲人在古代自然哲学中提出和阐述的哲学观念，古代中医药人在思考中医药理论问题的过程中，为了深刻把握事物的本质、规律和联系，完整地、正确地表述中医药理论而引用文化环境中成熟的阴阳、五行理论。中医药理论中的阴阳、五行学说并不直接回答医药学本身的问题，是借以思考和说明医药事物中某些道理。阴阳学说用来思考和说明医理或药理中那些相互对立，或相互依存，或相互制约，或在一定条件下相互转化的中医药事物的道理；五行学说用来思考和说明医理或药理中那些事物的多元性联系的道理。

阴阳、五行学说有着鲜明的文化结构特点，在中医传统经典著作中，并不是通过专题专论的形式呈现出来，而是散在于中医药理论表述之中。目前我们在有关中医药学理论阐述中所见到的阴阳、五行学说，多以专题专论的形式出现，这都是现代文化人在古代中医经典著作中提取出来，参以他们的理解而整理归纳出来的。

中医学的基础理论主要包括藏象学说、经络学说、气血津液理论等。它们之所以被定性为基础理论，是因为它们回答的是中医药学最基本的问题，是回答中医药学的认识对象——人体或药物"是什么"和"怎么样"的最基本的问题，是构建中医药理论体系的基础。

藏象学说是对人体内结构与功能的理性阐述，认为人体躯干内由"藏"（躲藏于内之意）和"府"两大部分组成，"藏"有五个部分，分别是心、肝、脾、肺和肾，它们的主要功能是化生和贮藏精气的；"府"有六部分，分别是胆、胃、大肠、小肠、膀胱和三焦，"六府"的主要功能是传送水谷和排泄糟粕；其他还有"奇恒之府"。中医藏象学说所阐述的"五藏"和"六府"及"奇恒之府"，并不完全是指人体内的脏器，不能用现代医学的解剖学关于脏腑的概念理解藏象理论的含义。《黄帝内经》关于藏象的原意是"藏于内，而现于外"，是依据人的机体在活动状态下表现于外的信息，揣摩藏于内的人体组成和功能活动。

经络学说是中医药学最具特色的理论体系，是世界医药学领域独有的理论。经络学说认为，人体内有一个庞大的经络体系，它由十二条经脉、八条奇经以及若干条别经、别络、经筋等组成，主要承担人体全身气血的运行，脏腑及其与肢节、官窍的沟通联系等。

气血津液理论阐述了人体内有气、血、津和液等四种物质，它们是构成人体和维持人的生命活动的基本成分。它们是在人体生命活动过程中生成的，又参与人的生命活动过程，并各自发挥着独特的作用。人的机体某种功能活动的失调，可引起气血津液中的某一种或几种功能活动的紊乱。反之，气血津液中的某一种的某一部分，如果出现某些不正常的现象，也会干扰人体生命活动的正常运转。

中医药学基础理论的文化结构特点不完全相同于阴阳、五行学说，但是其中藏象学说和气血津液理论却基本与阴阳、五行学说相同，在中医药学经典古籍中也没有专题专论的阐述，现代中医药学相关专业的教材中的专题阐述，是现代著作人的理解。经络学说有特殊的表现，在中医药学的古典著作中，经络学说多是以专题专述的形式存在，只不过不同的时代、不同的古代医家，对某一具体的经络分布或走向等有不同的描述，总的发展趋势是由简单到复杂，由一条到多条，由不系统到系统化。目前呈现在我们面前的经络学说和经络循行体系是由现代人整理出来的。

中医药学的实践性理论包括中医生命观、疾病观，包括中医药学对人体健康状态的认知及如何才能保持健康的观念、理念和践行措施，包括中医药学对各种疾病的认识及诊断和治疗。从文化表现形式的结构看，这些理论在传统中医理论著述中，没有分门别类地呈现，而是各种理论混合存在于中医药学的各类著作中。

中医药学的工具性理论有中药学和方剂学，之所以将它们定性为工具性理论，其一，因为作为对象的中药和方剂，不属于医学研究对象——人的范畴；其二，因为中药和方剂都是作为医疗实践主体的中医药人用于治疗疾病的工具。中医药学理论主要有中药性味、功用、分类和归经等一般性理论，有各类中药及各味中药的个性描述。中医药理论最大的文化特点是，它不是对药物物质本身的研究，而是对药物作用于人体以后所产生作用感受的主观描述，不论是关于中药的一般性理论，还是个性的药用描述都具有这个文化学特点。

（三）中医药理论阐述的文化特点

现代文化研究关于科学理论的阐述模式有一个规律性的表述，即任何科学理论都是以抽象概念为细胞的逻辑体系，因此，人们常常依这个标准评价各种理论是否具有科学性，当人们衡量中医药学的理论时，认为它完全不符合科学理论的标准，其依据如下：首先，中医药理论没有形成抽象的概念体系，中医药理论中的名词、术语都达不到抽象概念的水平，理论中词语的含义都不是对事物实体的抽象规定，它们没有同一性的抽象概念特征；其次，中医药理论中名词、术语及阐述性理论元素的含义不能进行抽象的演绎和推理。

其实，人类在利用大脑的思维活动反映存在的道路上，并不是只有抽象思维一条路，反映人们认识成果的理论阐述，也不可能只有抽象逻辑体系一种形式，从文化的视角看中医药理论，它表现出如下几方面的阐述特点。

其一，中医药理论阐述是以"观念"为基本单位的理论阐述。观念不是概念，观念对客观事物没有抽象的规定，观念是对事物宏观整体层次的把握，不具有同一性的逻辑特征。在中医药学形成和发展的中国古代科学文化环境中，我们的祖先认识事物的思考还处在对客观事物宏观整体认知和把握的阶段，中医药理论中具有基本单位特征的名词、术语、理论元素和观念成分，仍然处在观念的层次。如藏象学说的"心""肝""气""正气"等，都不是对实质脏器或功能的抽象规定，都没有严密的内涵和明确的外延。中医药理论关于事物本质的阐述，都不是直接对概念内涵的表述。

其二，中医药理论关于事物规律的阐述，不是对事物抽象的概括和归纳，而是通过对事物关系的个性化的描述，表示事物变化的规律。如《黄帝内经》中关于男女人体生理成长发育至衰老规律的阐述，是通过女人每成长七岁、男人每成长八岁各自身体发生变化的状态描述实现的。

其三，中医药理论关于事物联系的阐述，不是对事物抽象关系的表述，阐述中没有抽象的判断，也没有抽象关系的推理，而是通过对具体事物的形象的、动态的关联描述，实现对事物联系把握的表述。例如，"五行学说"对事物联系的阐述较为典型：木生火，火生土，土生金，金生水，水生木；木克土，土克水，水克火，火克金，金克木。《黄帝内经》关于五行生克事物联系的进一步阐释，是借助木、火、土、金、水这五种实物相互关系的动态形象实现的。

其四，中医药理论是有寓意的阐述。客观事物的存在和动态联系是复杂的，而人的认识能力却是有限的，更何况是在距今两三千年前的古代，由于词语的贫乏以及表述能力的有限，古代医家难以将所有的认知和思想都准确地表述出来，因此，将一些不易表达或不便表达的中医药理念、道理和事物的联系等，通过事物浅层的描述，将事物的深刻道理寓于阐述的字里行间，如张仲景在《伤寒论》中关于证型诊治的阐述，看似对一个或几个病证的列举之后，配以某方药主之，实际上医圣已将诊病配药的真谛，即病证的病机和药物配伍的机制寓于其浅层的诊治描述之中了。

其五，中医药理论常用实词活用的阐述技巧。实词活用是指在阐述中改变某些实词词性的语言表达技巧。在中医药理论的阐述中，经常可以遇到一些实词活用的现象，如名词活用作动词或形容词、动词活用作名词或形容词等。出现这种现象的主要原因，是中国传统文化在当时的主导思维方式是以不脱离客观事物形象的思维，人们在表达事物的某些动态形象、动态过程或动态趋势时，还没有恰当的词语表达自己的认知，因此用众人熟知的实词所表示的事物形象，表达对思考中事物的认知。在中医药理论阐述中，诸如"春华秋实"之类的表述处处可见，文中的"华"是花之意，"实"是果实，它们本是名词在此用作动词，表示开花和正在成熟中的果实之动态形象过程。

三、中医药学的实践特点

现代科学文化的学科建设非常注重对实践方式的研究。中医药学是在近代科学以前的中国古代文化环境中形成的古代科学体系，中医药的实践方式表现出的特点是中医药文化研究的重要内容。

（一）中医药学的实践方式

现代科学的实践方式主要有两种，一种是生产式实践，如工业生产、农业生产等，医药领域里的实践是对人的健康和疾病的认知及实际操作；另一种是实验性实践。实验又可分为两种形式，一种是自然性实验，即在客观事物的自然发展过程中获得必要的观察资料；还有一种是受控实验，即根据人的主观设计，使客观事物按照人的意志和操控发展，从中获得必要的资料，这种实验又称作科学实验。现代医药学研究充分利用了这两种实验方式。

中医药学是一种以实践为主的科学活动，即中医药人在与疾病做斗争和寻求健康的实际行动中，积累丰富的实践资料，为升华中医药学理论奠定实践基础。中医药实践也有自然性实验，表现为在中医临床诊治中，中医药人为了提高诊治的准确性，常常采用试探性治疗，这是中医临床治疗的实验性治疗。

中医药实践方式的特点主要表现在如下几个方面。

其一，中医药实践是宏观层面的实践方式。中医药学的实践内容主要是认识人体，认识人的疾病，寻找治疗疾病的具体措施和实施治疗；中药学的实践内容主要是认识和运用药物。在上述这些实践中，中医药人只能在自己宏观感知的层面从事中医药实践，如在人的整体活动层面，依据人在宏观状态下表现于体外的信息，把握人体健康或疾病的状况。

其二，中医药实践以客观实际为认识的出发点。在中医临床实践中，历代中医都坚持一切从实际出发的原则，诊病必见患者，诊中详查各种症状表现，进行多方比较，认真辨别，复诊时严格依据病证的变化调整治疗措施。

其三，中医药实践很少有受控实验的实践方式。中医药学的理论很少借助受控实验的方式获得必要的资料。中医药人对中药药物的作用机制的认知和把握，也很少有通过其他形式的动物实验，基本就是历代中医药人通过临床应用的效果资料，再经过思维的加工实现的。

其四，中医药实践没有量化的客观指标观念。古代中医药人在对人体、疾病和药物的认知中，没有形成严格的客观指标量化观念，而是在宏观层面把握事物存在和动态的程度性认知，以实现对客观事物的量性把握，如中医药基础理论中的盛衰、强弱、寒凉、温热、不及、虚实等。

其五，中医药的实践方式没有运用统计学分析的方法。在传统中医药理论形成的过程中，古代中医药人对实践资料的处理，大部分没有运用统计学分析的方法。

（二）实践对象的双重性特点

与现代自然科学和现代医学不同，中医药人始终没有将其实践对象看作纯自然的属性，使中医药学的实践对象体现出许多特点。

其一，中医药学注重人的双重属性。中医药人将服务对象的人看作中医药实践的对象时，特别注意到人的社会属性，同时也从自然存在的角度认知和处理相关医药事物。中医药学关于人体的生命观、疾病观等都体现出从人的社会存在和自然存在两个角度认知人的健康和疾病。

其二，中医药学在寻求健康的实践中注重人的社会因素。中医药学将寻求人类的健康作为最重要的认知和实践对象，在认知保持健康身体的基本条件的理性思考中，古代中医药人早在两千多年以前就认识到，人的社会存在和社会活动与人的健康之间的关系，认识到人应当积极参加社会活动，适当从事劳动，不要过度追求物质生活享受，心情愉悦，有节律地起居，有节制地饮食等，是健康地活到百岁的必要条件。

其三，中医药学注重疾病的双重属性。这里所说疾病的双重属性，是指人的心理因素和自然因素的双重属性在诊治疾病中的共有性。中医药学理论已经认识到，人身体绝大多数疾病的发生和发展，并不仅仅是因为自然环境及其他外来因素引起的，人的心境和短时心情是引发疾病和影响疾病发展趋势的重要因素，故有致病原因"三因"说，其首推之因素就是"内因"。中医药学的内伤杂病理论非常丰富。中医临床诊治注重人的心理因素在诊病和治病中的作用，是中医药学的又一特点。

（三）实践过程的特点

中医临床诊治是中医药实践活动的主体，中医临床诊治过程相对于现代医学的临床活动，突出地表现了如下三个方面的特点。

其一，在细微中找差别。中医临床诊治活动最大的特点是在机体活动的细节中，在活动的微小变化中寻找人体活动的变化，这是广大中医药人坚持实事求是实践理念的具体体现，也是确保较高临床效率的根本措施。在这种思想的指导下，中医药学认为人的体质各有差别，并且时刻都在变化之中，在观察正常人的活动状态和诊治患者时，一定要做到细心观察，认真分析，慎重判断，在处理事物时一定要具体情况具体对待，决不可僵化思维，不可拘泥于一种模式，不可千篇一律。中医药学的这种实践特点是后来人总结中医临床规律，提出辨证论治原则的客观基础，成为中医药学的一大特色。

其二，没有模式化的实践程序。现代医学从人体的物质性原则出发，认为人体的结构和功能都是相同的。因此，疾病的发生和发展过程也都表现为相同的规律，西医的临床主张模式化的治疗程序。中医药的临床治疗反对模式化的程序和模式化的选药配方，强调针对不断变化的病情，施以创新性的治疗方法和方药。如张仲景在《伤寒论》中针对外感病的多变特征，辨出了398个病机，而不是简单地通过模式化诊断和施治。已故现代著名中医学家蒲辅周经治103例西医确诊的小儿肺炎，其中只有3例患儿的中医药诊治几近一致，其余的100例患儿都没有模式化中医药诊治，而是针对每个患儿的综合情况，采取个性化施治而获得理想的疗效。

其三，没有标准化的实践格式。标准化实践是现代科学的一个重要理念，现代医学对大多数病的诊断和治愈都有一个规范的标准。而中医药学的实践，无论是基础理论对正常人体的认识，还是临床理论的诊治理念，都没有约定俗成的标准，更没有法定的标准规范。在历代以来的中医临床实践中，一直没有形成关于中医病名的标准化格式，没有中医证型的标准规范，没有各种中医诊治、中医用药的标准程序和标准用药。

第二节　中医药学的文化本质

文化的本质即从本质层面解读文化，包括文化的属性、文化的形态及文化反映客观存在的合理性等。中医药学是中医药文化的核心，也是文化的一种存在形式，揭示中医药学的文化本质，是弘扬和传承中医药文化的需要，是中医药专业人员应当理解和明确的，是所有关心、关注和支持中医药事业的人们所希望了解的。

一、中医药学的文化属性

中医药学的文化属性是指在文化的分类中，中医药学属于精神文化中的科学文化，但科学文化中又有自然科学文化、社会科学文化和思维科学文化，中医药学属于哪一类科学文化是本节讨论的重点之一。

（一）中医药学的双重文化属性

对一门学科文化属性的判定，取决于研究对象的性质和影响这个学科理论形成和发展的文化环境。

中医药学的研究对象是人及由人而引起的庞大客观体系。这个体系的最高层次是人；其次是人体的结构、人体的活动、人的意识和感觉；第三个层次是人的健康及保持健康状态所需的条件，人的疾病及其发生、发展、诊断和治疗，为治疗疾病探索的技艺和寻找的药物。这是一个复杂的客观存在的体系，其中第一层次是人，因为人是个自然生物体，人的生存要吃、喝、新陈代谢、适应大自然等，这是人的自然属性；人又生活在一定的社会环境之中，人有思维、情感、情绪、与其他人的交往等，这是人的社会属性。第二个层次是人体的结构属自然属性；人的活动既有自然性的活动，又有社会性的活动；人的意识和感觉都应是社会属性。第三个层次既有自然性的也有社会性的。因此，作为中医药学对象的复杂体系，既有自然属性，还有社会属性，对象的属性直接影响着认知主体认知方向和基本理念的形成，是影响中医药学呈现文化属性的决定性因素之一。

影响中医药学呈现文化属性的另一重要因素，是环境文化所提供的文化成分的文化属性，中医药学形成和发展于中国古代的传统文化环境中，中国文化在认识人的基本理念中，没有像西方文化那样，主要将人看作一类自然存在物，而是主要从人的社会存在来认识人，中国传统文化从自然哲学到人文哲学、人伦哲学，都主要从社会存在的角度认识人，春秋战国时期的儒家文化、道家文化，以及当时的历史、文学、艺术等，都为当时的中医药人认知医药事物提供了丰富的思想成分、意识观念、理论依据和思维方式，使中医药学扎扎实实地走上了人文主义认知之路。古代文化人聪明且实事求是，他们不可能不从人的自然存在去认知和思考人的活动，他们必然要观察人的饮食、起居、寒冷、炎热、避风、躲雨、疾病死亡等。

其实，我们的祖先在当时认知能力相当低下和社会知识总量相当贫乏的条件下，并不知道人与人的活动有自然性和社会性，他们只知道围绕着人的生存和生活，认识和思考人如何才能吃饱，如何才能没有痛苦地尽可能长时间地活着。可见，人与人的活动是一类客观存在的事物，本没有文化属性的分类，是现代人在文化研究过程中人为地将事物划分为自然和社会属性。

（二）中医药学的自然文化属性

中医药学之所以归于自然科学，是因为它毕竟属于医学的范畴。中医药学以人体、人的生命、人的健康和人的疾病作为研究对象。古代中医药人首先注意到的是人的机体，人都有头、身躯、四肢，需要吃食物、喝水、吸入自然之气等；关心的是人为何有胖有瘦、为何会死亡、为何能生育、为何有多种痛苦等问题。当关注于这些现象的人们将其中的部分现象联系起来思考，就形成了中医药学最初的认知思维，当他们在思考的基础上再从行动上摸索减少痛苦或延长生命的措施，并成为社会性的行为时，就形成了中医药学的早期实践。当这些思考和行为被社会人们所认可，并被流传给后代，就成为中医药学在自然层面认识医药问题的客观基础。

在中医药学的理论和实践中，体现为自然性文化的内容处处可见。中医学基础理论的藏象学说中，关于人体内的结构组成和功能活动的认知和阐述，是从人体的自然存在的层面进行的，如对心、肝、脾、肺、肾、胆、胃、大肠、小肠、膀胱、气、血等体内存在物的描述，都是建立在对人体内偶尔的观察中，或者在宰杀牛、羊、猪等家畜的观察中再经联想而实现的。

人生存和生活在大自然中所引起的自然现象，是古代中医药人最不放过观察和思考的客观事物，中医药理论中"人与天地相参，与日月相应"的基本理念就是古代中医药人注重人与自然的关系认知的最重要的基本理论。

中药学是关于有治疗和摄生作用药物的理论，本是关于自然物的研究，中药学的自然属性是显而易见的，但中药学对中药药物的认识，并不是将药物主要看作自然物质，中药学中关于药物的性、味、归经、功用、主治等核心知识和理论，都不是直接对药物物质的研究，而中药药物的辨认、种植、采集、保管、炮制等是对中药材本身的认知，当属自然性文化。此外，利用现代科学和技术研究中药所形成的文化，如中药化学、中药药剂学、药用植物学等属于自然文化。

（三）中医药学的社会文化属性

中医药学虽然总体上归于自然科学的范畴，但是中医药学关于医药学理论的阐述中相当一部分的理念、观念、思想确实是在社会文化的层面阐释医药学的道理，其表现主要体现在如下几个方面。

其一，社会文化直接影响中医药学。从中医学理论的理念、思想来源看，古代中医药人大量吸收了当时社会文化的思想和理论成分，如儒家学说的"仁爱"思想、道家学说的"道法自然"理念等，都对中医药理论的形成和发展产生巨大影响。从社会文化的特点看，中国文化的人本主义核心思想是关注人的社会存在和社会关系，即人是中国文化永恒的主题，社会文化与医药学具有几乎相同的认知对象，人的喜怒哀乐、饮食起居、与其他人的社会关系等既是社会文化关注的内容，又是中医学关注的事物，凡是社会文化涉及人的生命、健康和疾苦的见解，中医药人可以直接引入对中医学的认知。从认知主体的身份看，中国古代的文化人和中医药人没有严格的职业界限，许多社会文人非常喜欢中医中药，他们对中医药事物的思考所形成的理念或理论，本身就是中医理论的成分，最典型的是王冰注释的《素问》，王冰本人当时就是一个有名的道家人士；古时的中医药人关注和从事社会文化研究，也是普遍存在的现象，他们也会将在社会文化领域对人的认识转化为对中医药事物的理解。

其二，中医药专业者思考人的健康问题躲不开人的社会存在。中医药学专业者发现长期清静、不烦、不燥的情志活动状态，是人体保持健康必不可少的条件，但是人们往往心高志远，常常过度劳作，费神又费力，久之则伤身而不得强身健体。可见人的社会活动因素是中医药学构建人体健康理念的客观依据，也是中医药学体现出社会文化属性的必然因素。

其三，中医药人认知疾病本质时必然联系到人的社会活动。在中医药学形成和发展的古代，人们并没有自觉区别文化属性和文化分类的能力，人们欲解释和解决许多疾病的原因、机制和摆脱疾苦的问题时，会依据疾病的表现、围绕着与疾病相关的各种因素进行综合的认知。患者的情绪状态引导着中医人从引起患者异常心境的社会活动，寻找与疾病的发生和发展有着必然联系的社会因素。金元四大家之一朱丹溪的著名理论"阳常有余，阴常不足"中，有一个"铁汉论"中说道："夫以温柔之盛于体，声音之盛于耳，颜色之盛于目，馨香之盛于鼻，谁是铁汉，心不为之动也？"朱丹溪接着阐释，心不宁则相火妄动，相火动必耗散真阴，故阳常有余阴常不足。这是中医药学体现为社会文化属性的又一表现。

其四，中药学的社会文化性体现。中药学是研究治病药物的理性阐述，主体属性是自然性文化，但是在对自然性药物认识和表述的过程中，体现出明显的人文因素，如对药物"四性"寒、热、温、凉的认知，不是对药物物理温度的测量和表述，而是药物作用于人体后所产生的反应，又经过患者或中医药人有关药物对人产生作用的主观感觉而表述出来，体验感觉和表述感觉属于人的社会性活动。又如中药学关于所有中药功能、药物的归经等，都不是在受控实验基础上对药物化学结构和物理形态的认知和表述，也是在药物作用于人体产生体内反应，人们对反应的感觉和表述，则是对中药理性认知的核心内容，但是对药物反应的感觉及表述是需要一定知识基础的，当时的人们，无论患者或中医药人的文化基础，都以社会人文文化为主体，他们在体验感觉和表述感觉的过程中，充分体现了认知中药的社会人文文化的理念。

二、中医药学的文化形态

（一）文化形态的概念

事物的存在和运动是事物的本质体现，事物的形态是体现事物本质的重要方面。文化在发生、发展及其存在和被人类运用的过程中，也表现出一定的形态，即文化形态，它包含的要素有创造文化的人类群体，文化的认知对象、认知过程，文化的载体、文化的传播等，不同的文化形式由于上述要素的表现形式不同，便使文化的存在和运动表现出不同的文化形态。

创造文化的人类群体不同，人类的群体有民族的区别，不同民族又有心理趋向的差别；不同的群体还有文化的积淀不同，文化底蕴不同；不同群体在一个相对文化历史时期内所达到的生产力水平、生产方式也不同，这些因素共同构成创造文化的人类群体不同的要素，是文化表现为不同形态的主体要素。

创造文化的认知对象不同是造成文化形态不同的要素，所谓文化的认知对象，一方面是指对象事物的宏观领域，另一方面是指同一领域同一事物的不同存在方式，例如对人的认识，一种文化以人的自然存在和物质特性为认知对象，另一种文化则以人的社会存在和社会关系为认知对象。

认知过程不同主要指人们在认知客观世界过程中所表现的思维方式不同。所谓的思维方式，是在人的思考活动脱离客观事物的程度和方式层面而论，以抽象逻辑思维为主导和以不脱离客观事物形象为主导的两种思维方式"生产"出的文化形态也不同。

文化载体是指承载文化的工具，如语言、文字、图画等。文化的承载工具使人们在利用工具记载和认知思考事物、理念、知识、理论的过程中表现出不同的形式和风格，从而在一个方面体现出文化的形态。

文化的传播方式体现文化形态的一个方面，如主要依靠发音语言传播文化，可以提供许多传播的方便，同时又必然受到地域、时间、人的生命等多种条件的限制；利用文字和图画传播文化，文字性质的不同，拼音字母性文字因其不表意而处在第二性，表意性文字则直接承载事物的含义，具有第一性的特征，即文字的字形与所承载的意义是相通的，一个单音字可依字形表示意义承载词的含义，文字传播文化的方式和作用与发音语言传播文化体现着不同的文化形态特征。

正是因为上述各要素在文化的形成、存在和被人类运用的过程中，发挥着不同的作用，从而形成了不同的文化形态，其中最大、最具有代表性的两种文化形态，一种是以中国文化为代表的东方文化形态，另一种是以从古希腊文化发展而来的西方文化形态。

（二）中医药学呈现的文化形态

中医药学的文化形态同构于中国传统文化的形态。中国传统文化形态具有如下几个特征。

其一，以人为本。在中国文化的第一个盛期到来之前至盛期时，中国古代社会出现了封建经济萌芽，刺激着社会生产力的发展，当我们的祖先放眼认识这个客观世界时，发现人是这个世界起主导作用的力量，人也是最可宝贵的，因此人们就将人的存在、人的活动、人与人之间的关系作为了最主要的认识对象，从而出现以儒家和道家思想为代表的人本主义文化，涌现了以人为主要议题的多种理论学派，形成了庞大的领先于世界的以人的存在和人与人之间关系为主题的社会文化理论体系。

其二，其具有整体动态自然观。世界上任何一种文化体系都必须讨论三个问题，即人、天地、人与天地，有的文化习惯于单一地、分解地、静态地认知上述三大事物，中国的文化人不是如此，他们深刻地认识到人不可能单独存在，人居天地之中，受着天地的支配，天地在不停地运动变化，人只有顺应于天地才能生存。因此，在客观世界的整体联系中认识世界，在客观事物的运动变化中认识事物，则形成了中国传统文化形态标志性认知观。

其三，中国传统文化是以不脱离客观事物形象思维为主导的认知过程。早在人类刚刚进入新石器时代的时候，人类开始主动认识客观世界，只能在事物的整体形象联系的层次认知事物，形象性想象、联想和构思是人类史前文化的主要认知之路。我们的祖先在世界第一个文化盛期时，没有突发奇想地创造抽象的逻辑推理的思维模式，而是沿着先祖的认知之路，脚踏实地地走向古代科技，创造了领先于世界的中世纪中国先进的生产力和科学技术。

其四，其文化表达以汉语言文字为载体。人类的文化之所以能不断地传承和发展，语言和文字的载运功能是不可或缺的，而载运过程所显露的方式是体现文化形态的重要方面。汉语和汉字在承运中国传统文化的过程中，突出地表现出语言简洁、文字传意的文化风格。

其五，其文化脉络不间断传承。中国传统文化是世界文化发展史上少有没发生过大的断代现象的传统文化，它从萌发到发展，到成熟，始终一脉相承，是真正称得起沿袭着传统脉络的传统文化。

中医药学的文化形态完全同构于中国传统文化形态，是中国传统文化形态在医药文化领域里的具体体现。中医药人站在大自然的高度思考人的生命、生存、健康、疾病、治疗，站在哲学的高度思考天地的运转，思考人生命活动的过程，在动态思维中观察一切运动着的事物，使中医药理论呈现出整体动态认知观的文化形态；中医理论的脏象学说不打开人的机体而阐述体内的结构与功能，中医诊治理论的形成，中药性、味、功效等理论体系的建立等，其认知思维的桥梁就是形象思维，整个中医药理论和实践体系，典型地体现着以形象思维为主导的认知之路的文化形态；以汉语言文字为中医药学的文化载体，世代相传的中医药学文化脉络等都鲜明地表现着中国传统文化形态的特征。

（三）不同文化形态的中西医药学

中西医药学虽然拥有相同的认知对象，也有相同的实践目标，却由于创造中西医药学的民族群体所处的时代、文化底蕴、基本认知观和认知途径、医药学的文化载体和文化传承模式不同等因素，所以中西医药学表现出完全不同的文化形态。

其一，中医药学是中国传统文化的一部分。它产生于中国传统文化的土壤之中，形成于中国文化的第一个盛期，是中国传统文化在医药领域里的具体文化形式。它体现着中华民族的心理趋向。而现代医药学属于现代科学体系，它从近代医药学发展而来，形成于近代科学兴起之时，体现着在经历了漫长的中世纪以后西方民族群共同的心理趋向，它的知识基础是近代科学的物理学、化学、生物学、生物进化理论等学科。这是中西医药学在形成年代及文化积淀方面的区别。

其二，中医药学将人体看作是一个与大自然、与所处社会环境及周围一切事物有着复杂联系的，自身又处在不停运动着的机体，其理论的整体性和动态性是突出的文化形态表现。从近代医药学发展而来的现代医药学，将人看作一个物质实体，注重从人体的静态微细结构和可测量的各部分的功能研究人体，在诊断疾病时主要依靠现代科学仪器，寻找机体的实质改变，在治疗疾病中主要依靠现代化学和物理学的理论、产品和技术，达到治疗机体的器质性病变的目的。这是中西药学在基本认知观层面的文化形态差别。

其三，中医药学主要借助形象思维实现对人的机体和疾病的把握，中医药理论都是形象思维的产物，在认知思维要素层面典型地体现了中国传统文化的形态，"司外揣内"和"意会思维"是中医药理论运用形象思维的具体表现。现代医药学承袭近代科学的抽象逻辑思维模式，在传统唯物论的指导下，主要从人体的实质结构与功能认知人体，体现出构造性人体认知的基本观念，形成了以抽象概念为细胞的具有逻辑结构特点的近、现代医药学理论体系，表现出与中医药学完全不同的文化形态。

其四，中医药学以汉语言文字为承载工具，其经典著作全部是通过古汉语汉字撰写、保存和流传下来的。近代以来的医药学由西方传至中国，其在西方的存在借助各种字母性文字保存和流传，也以同样的形式传入我国，虽然经过汉语言文字的翻译，其语言叙述格式仍保持着西方文化的风格。

三、中医药学的科学本质

"科学"的本质含义是合理，是能在一定程度上相对正确地解释客观事物，是社会需要，是能创造社会效益。

（一）关于科学的含义

"科学"是当今文化用语中的一个词，但是"科学"一词却没有统一的概念，我们有必要在此梳理关于"科学"一词的正确含义而后展开议论。

其一，不能随意用是否"科学"否定或肯定一个事物，不少人在不了解中医药学及中医药文化的情况下，随意判其不科学，也有人为了肯定某件事物，随意抛出"科学证明"或"科学认为"的词语，这都不是理性的态度。

其二，"科学"一词不能专属化。有一种观念认为，只有近代以来的西方科学验证的理论才能被称为科学，一切以近现代科学为标准，不符合的则不能称其为科学。这样，"科学"一词就被僵化了，也否定了近现代科学以前和以外人类创造的文化。

其三，"科学"一词真正的含义是正确。科学属于文化的范畴，科学理论属于精神文化的范畴，精神文化是人类对客观世界的理性反映，人类自从主动认识客观世界之时，就开始了无休止的认知、利用和适应客观世界的活动，在人类认知客观世界的任何一个相对时间内，人类的认知相对于过去，都是前进和发展，相对于未来都是基础和不足，人类的认知思考及其获得的成就，相对于永恒存在、永恒运动和具有无限可分性的客观世界，只是向客观世界无休止接近当中的接近。由此推理，在人类认知客观世界的长河中，人们创造的任何精神和物质的成果及财富，只是在一定程度上对客观世界相对正确的把握，进而言之，凡是人们对客观世界的正确把握，即说明人们的认识具有一定的科学性。因此，"科学"的真正含义是对客观世界认识、利用和适应的正确性。

其四，中医药学是中华民族在古代时期对人的健康和疾病理性认知和实践的文化形式，在一定程度上相对正确地反映了客观事物，因此，是具有科学性的理论和实践体系，相对于近现代医学科学，属于中国古代科学。

（二）中医药学的科学体现

评价一个具体的学科是否具有科学性，可从以下几个方面评估，即人类社会是否需要，它是否拥有系统的理论，其理论的形成是否符合人类思维发展的规律，是否拥有与理论体系相适应的实践体系，理论与实践是否形成合理的机制等。中医药学完全具备上述条件。

其一，中医药学是社会的需要，是中华民族的生存和生活的需要。中医药学自从萌发和形成以来，一直是保障我们祖先生存和发展的重要因素，民众的健康一刻也离不开中医中药，数千年来有效地维护着先民的健康。在科学飞速发展的今天，古老的中医药学仍然表现出强大的生命力，能解决许多现代医学不能解决的疾病和健康问题，在调治许多慢性消耗性疾病方面、在养生保健方面、在减少药品的副作用等方面发挥着独特的作用。过去、现在和未来，中华民族的健康事业都需要中医药学。

其二，中医药学拥有完整的理论体系。中医药理论之所以可以称之为"学"，而且是一门庞大的学科群，是因为中医药理论系统地回答了医药学对象的"是什么"和"怎么样"的基本问题。中医药学在中国传统文化的环境中，以中国传统文化为知识基础，构建了人体的结构与功能系统；把握了疾病诊断、治疗的本质及规律；形成了保持健康和病愈康复的理论和实践体系；完善了以治病药物的性能、分类及配伍等为骨干成分的医药学理论体系。

其三，中医药理论经过了符合人类思维发展规律的思维过程。质疑和否认中医药学科学性的人们的主要论点，认为中医药学的理论没有经过抽象的逻辑思维，其理论结构不符合以抽象概念为细胞理论体系的科学理论标准。诚然，中医药学的理论确实与近、现代科学理论表现为不同的模式，问题的关键在于，在人类通过思维反映存在的道路上，是否只有抽象思维一条路。其实，在西方近代以来的科学活动中，才开始形成以抽象思维为主导的社会思维模式，近代科学以前，人类已经创造了许多古代科学和技术，其中包括中国古代科技，说明人类在思维反映存在的道路上并不是只有抽象思维一条，形象思维是人类在较低生产力条件下，在思维方式相对简单的条件下认知世界的一种普遍运用的思维方式，中华民族充分利用和发挥了形象思维的作用，创造了领先于世界的古代科学和技术，中医药学是最具代表性的中国古代科学和技术。中国古代医药人在认知人体、健康、疾病和药物的过程中主要经过了以形象思维为主导的思维方式，中医药理论是形象思维的产物，中医药人识病、用药主要表现为形象思维的过程。

其四，中医药学拥有完整的实践体系。中医药实践当早于理论体系的形成，理论体系形成以后的实践不是盲目的和无规律的，而是在理论的指导下展开的系统性实践，后汉张仲景《伤寒论》的问世，则是中医药学从理论医药学走向实践医药学的标志。中医药实践体系的形成表现在如下几个方面：模式多样化，有以服药治病的"汤医"；汤药治病由单味药到多味药；用药配伍由简单组合到规范为"君、臣、佐、使"；有以诊治疮疡为主的"疡医"；有用针、用灸、用推拿治病的针推技术。中医药学结构在不断完善，最初的实践结构单一，只以治病为主，后又发展到注重防病，做到防治结合，再后来又重视病后康复的指导。专业队伍建设的完善，实践的主体是中医药人，师带徒的教学模式保证了专业技能的传承，历代政府的重视使中医药机构网络形成体系。

其五，实践效果是检验理论的依据。中医药学没有受控实验的支持，就不能上升为科学的层次，这是一些人否认中医药学科学性的一个质疑点。在中国古代以人为本的文化环境中，当时的人们不可能有意识、有计划、有目地进行动物实验，但是古代中医药人常常通过试探性诊治获得实践性验证，历代中医药人都非常重视临床疗效，疗效是中医药人验证诊断正确与否的依据，疗效是验证临床引用理论恰当与否的试金石，疗效是感悟新理论、新理念和新思想成分的源泉。因此，说中医药学是经验医学是无视中医理论的存在和指导。

（三）中药认知的科学体现

在否定和冲击中医药学的声浪中，中药有幸被列入了保留的范围，在"废医存药"的认知中，一部分人只是从中药能治病这个角度表示出保存的态度，但是中药为什么能治病，其科学依据是什么等，并没有人深入探讨。中药之所以被中医药人用来作为抗击疾病、调节机体活力的主要工具，说明我们的祖先在认知中药和运用中药所形成的系统理论和知识体系一定具有极大的科学性。

其一，关于中药的理论有长期而广泛的实践基础。中药学的实践基础就是选药、认药、用药的经验积累，就长期性而言，用药的实践要比医理的实践早得多。中药的发现很可能是在人们生活中偶尔获得的，偶尔得之不属于实践的范畴，有目的地再用于治病才是实践，这样的活动早在中医药学形成之前的数千年就开始了。寻药、认药和用药的活动是一种社会成员广泛参与的活动，人们在活动中获得的感觉、体会等都是中医药专业人实践活动的延伸。

其二，关于中药功用的理论是理性思考的知识体系。中药药性、功用不是对用药经验的堆积，每一味药物的主治知识只是中药理论的一部分，体现中医药人理性思考的环节是关于中药作用机制的思考。中药学关于药物的研究虽然没有针对药物的物质属性，但是药物作用于人体的本质是什么，药物与人体发生了什么关系，其中有什么重复出现的规律等，都是中医药人需要借助相关知识经思考才能把握的。中药学中关于中药的药性、功能和归经之类的理论，都是理性思维的产物。

其三，关于中药的理论与中医学理论相通、相应。中药学的理论适应于中医学的理论，因为中医理论关于人体以及疾病的认知并没有建立在机体实质的基础上，而是依据机体在活动状态下表现于外的信息，揣摩出体内不正常的活动。中药学关于中药在体内作用的认识也是以如何改变机体不正常的活动为出发点的，如中医理论认为机体感受风寒之邪，致腠理紧闭，寒郁于内，中药学认为麻黄和桂枝在体内打开了紧闭的腠理，驱使寒邪随汗而排出于机体之外，实现了治病的愿望。

其四，中药作用机制具有合理性。中药理论早先关于中药治病的机制没有通过动物实验，也不是对药物进行化学成分和结构的分析，那么，中医药人是怎样实现对中药作用机制的理性把握呢？从科学性的层面剖析中药学关于药物作用机制的解释是否合理，是寻找中药学理论是否具备科学性的有力证明。中药学关于中药性、味、归经、功用的一般理论和每一味药的知识，都是关于中药作用机制的理性解释，解释的依据是药物作用于发病机体前后征象的变化，药物作用机制的核心理性则是对机体发生变化过程与药物的关系，如果说这种解释是没有实质观察和实验证明的，那么，现代药理学对药物作用机制的认知，是站在机体微观结构某个层次的外部，依据层次外部用药先后征象变化的差别，解释内部变化与所用药物的关系，只不过中医药人在遥远的古代是站在人体这个宏观黑箱的外面，而现代药理学研究是站在微观的机体某个层次外面。

其五，中药剂型、配伍具有优越性。中药用药剂型的汤、丸、散、膏、丹等，是中医药人根据病情的需要选择适当的剂型，使中药最大可能地发挥药力，这是中药学科学用药的特长之一。中药配伍"君、臣、佐、使"原则的科学道理在于，中药复合用药是利用多味药的多个功能有机组合，针对多因素共同作用下形成的动态病机。

第三节　中医药学的传承与发展

一、中医药学的传承

（一）中医药学传承的含义

中医药学传承是指将传统中医药学的理论和技术，系统地、全面地继承下来并传递下去。其含义的基本元素，其一，是指传统的中医药学，是能体现中国传统文化特色的中医、中药学的理论及与之相符的技术体系；其二，是指系统的而不是片面的，也不是某一时期某一专业领域的；其三，继承是指保存和理解，只有理解传统理论和技术的原意，才能做到真正的保存，继承不是在现实的实践中照搬；其四传递是现代的中医药人在认识和解决医学问题的实践中实际运用传统中医药学的理论和技术，而不是将传统中医药学以文字、实物或图形的形式存入库或馆舍中。

传承的标志是在一定的人类历史时期内，在一代又一代人的抗击疾病和寻求健康的实践中，都有一个庞大的专业群体，能主要运用传统中医药学的理论和技术解决人们的疾病问题，引领社会健康文化的发展方向，为人类的健康事业做着特有的贡献。

中医药学传承的结构有主体、过程和形式。传承中医药学是一种社会实践，在这个实践中的主体是人，主力军是掌握和运用传统中医药学的专业群体，需要接受传统中医药服务的人，以及愿意了解中医药学的民众等都是传承中医药学这个实践体系中的主体。其传承过程有继承和传授两个环节，它们各有不同的表现方式。

继承的方式有自学，有拜师。在中国古代的传统文化环境中，相当一部分专业人员最初都是通过自学获得一部分中医药学的理论和知识后，或自己摸索着从简单的用药治简单的病，或拜师继续学习；也有部分继承者从幼开始跟师学徒，直至学成后自己创业。在现代科学文化环境中，中医药学的继承主要通过集中办学的方式，近半个多世纪以来国家通过从中、高等专业教育到硕、博士教育的各个层次的中医药学专业教育，欲达到继承的目的。继承的关键在态度，即以什么样的基本理念进入学习状态，如果继承者抱着不相信、不认可或者怀疑的态度学习中医药学，是不可能达到真正继承的目的。继承的核心是理解，是领悟。

传授的传统方式有口头讲授和书面传授，古时的口头讲授主要是师者向徒弟的传递，现代的口头讲授就是中医药学教育的课堂讲解；书面传授著述者借助文字的载体将中医药学的理论和知识传授给通过阅读学习的人。现代化的传递方式突破了传统传递在时间、空间等客观条件上的限制，主要利用现代电子传媒技术传授需要传递的内容。

（二）中医药学传承的内容、原则和方法

中医药学的传承都传承什么，传承者们必须有清醒的认识，作为一门学科的传承，必须传承完整的学科体系，应主要包括如下内容。

其一，是传承理论。中医药学是一门具有完整理论体系的学科，传承过程有承袭和传授两个环节，欲真正继承中医药学，必须完整地承袭中医药学理论，承袭的第一层含义是理解，第二层含义是整体把握，第三层含义是正确运用理论。理解是领悟理论内容含义，而不是只知道有这些知识而已，更不是背诵下理论的语词和阐述的语句；整体把握是指不能片面掌握中医药学理论的部分内容，而是对整个体系的贯通性理解；正确运用是指能自觉而有效地运用中医药

学理论或理论成分指导中医药实践活动。传授的环节是传授者必须在自己正确理解所讲授理论原意的前提下，运用适当的表述方式传递给承袭者。

其二，是传承技术。中医药学是一门实践性很强的学科，以临床技术为主体的实践体系是中医药学的重要组成部分，也是传承的重要内容。中医药学的技术传承分为诊病技术和治疗技术，技术传承的关键是传授者详细讲解掌握技术的细节和要领，承袭者应在理解的基础上反复练习，在实践中积累经验。

其三，是传承思维方式方法。在文化的传承中，一切理论的理解、知识的了解和技术的掌握，都必须经过思考活动这个核心的环节。中医药学的思维本质和规律与现代科学文化有着极大的区别，传承中医药学必须传承中医药思维方式、方法。传承中医药思维方式，传授者须引导承袭者进行中医药思维能力训练，训练的基本内容有中国传统文化知识的了解，中国古代基本哲学思想的理解，中国传统文化认知之路的整体把握等；中医药学思维模式是以形象思维为主导的思维过程，其主要思维方法有形象性想象、联想和构思。传承中医药思维的关键在于跳出现代科学思维的惯性模式，不能将现代文化思维混同于中医药思维。

其四，是传承中医药学术思想。中医药学术思想非常丰富，有经学派、经方派、滋阴派、攻下派、寒凉派、温病学派等，这些学术思想从不同方面、不同视角丰富和发展了中医药理论，传承它们不是不折不扣地照古代的学术思想去做，而是理解各种学术派别和学术思想发生和发展的规律，从而更加深刻地体会、理解和自觉传承传统的中医药学。

其五，是传承中医药学的真谛。中医药学在长达数千年的传承和发展中，历代中医药人在实践中悟到了许多理解中医药理论的窍门和临床技术的诀窍，这些窍门或绝技一般很难用通俗的语言表述出来，需要承袭者耐心领悟传授者传递内容的每一个细节，才能实现传承真谛的愿望。

（三）中医药学的现代教学

中医药学高等教育是现代科学文化环境中传承中医药学的主要形式，中医药学专业课课堂是传承的主要场所。

在专业课堂上的专业教师担当着传授者的角色，他们应当坚信中医药学的科学性，应当具备驾驭中西文化、中西医药学的能力，并深刻理解教学的内容，用最恰当的方式向学生传递中医药学的理论或技术。

中医药学类专业的学子是继承中医药学的承袭者，他们继承性学习的最大困难，是没有坚实而丰富的中国传统文化知识，却在中学阶段打下了现代科学文化的基础，他们陌生于中医药学的文化形态，总是习惯性地运用抽象逻辑思维的方式理解所学的内容。克服学习困难的基本途径是自觉补充中国传统文化的相关知识，集中精力倾听专业老师的讲解，避免以现代文化和西医学知识理解中医药学理论的含义，尽量减少学习中负迁移现象的发生。

中医药学类专业学子学到、学好中医药学的前提是树立所学专业的文化自信。因为学子们所处的文化环境和文化基础与所学专业存在着巨大的文化差异，这种差异很容易使学生们失去继承性学习的信心。

在现代科学文化环境中办中医药学教育，欲真正达到传承传统中医药学的目的，最根本的是在教和学的过程中培养学子的中医药思维能力，其最佳途径是在中医药类专业的教学中实施中医药思维能力训练。

二、中医药学的发展

（一）中医药学发展观的基本认知

对具有强烈传统特色的中医药学发展观的认知，完全不同于对现代科学发展观的认知，不能用现代科学关于发展的理念评价中医药学。相对于近现代科学的发展，中医药学的发展表现出如下特点。

其一，中医药学在解决社会民众疾病和健康问题的实践中发展。中医药学在我国第一个文化盛期形成理论体系以后，一直没有出现扬弃性的新型理论体系，历代中医药人都以理解、阐释和践行经典理论作为己任，都以如何有效地解决民众的疾苦为最大的努力目标，无论是两汉时期的外感热病，还是金元时期的内伤杂病，及后来明末清初的温热病，历代中医药人都是在元典理论的原则指导下，在抗击疾病的实践中推动着中医药学的发展。

其二，丰富的学术思想体现着中医药学的发展。自从《黄帝内经》问世以后，中医药学在长达两千多年的实践中，创造了丰富的学术思想，形成了多种学术派别。这些专业团队一方面深入实际探病施药，另一方面集思广益，从不同视角探究和阐发理论与临床诊治的内在联系。

其三，崇古理念体现着弘扬的精神。历代中医药人都以尊崇古训为荣，但尊崇并不是完全不变，中医药学的经典是对医理药理高度概括的原则性表述，后人将经典理论与自我经验相结合，并结合临床具体情况，灵活地运用于解决实际问题的思考中，这实际上是一种创新。中国传统文化以崇尚先祖和前贤为荣，一方面体现着弘扬传统，另一方面也记载着历代中医药人创造性的发展历程。

其四，概括中医药学的发展规律，不能照搬现代哲学中关于"发展"的概念来理解中医药学关于"发展"的认知。

（二）中医药学发展的动力和标志

中医药学发展的动力不是来源于原有理论的矛盾性，而是来源于社会的需要，其发展的标志是及时依靠自己的力量解决了社会提出的医学问题。

中医药学自从形成体系以来，从未停止过自身的发展，其发展的根本动力不像其他自然科学那样，来源于对物质世界认知的逐步深入，也不是来源于人的主观意念，而是来源于社会要求解决的医学重大问题的需要。

从中医药学发展的历史看，第一次重大突破是从理论性医学向实践体系性医学模式转化，这是因为两汉之际社会战乱，苛疾四起，如果人们无能为力，任凭疾患肆虐，社会将面临更大的灾难。以张仲景为代表的一代中医药人迎难而上，在抗击疾病的实践中积累了大量的临床经验，再经理性思考的升华创造了以六经辨证为核心的临床理论体系，张仲景的《伤寒论》和《金匮要略》则是中医药学发展的实证，社会医学问题的解决是中医药学发展的标志。

此后，中医药学在中国传统文化环境中，在解决社会疾患的需求中不断得到发展，涌现了许多学术思想派别，使中医药学的理论和技术在发展中不断完善。

中医药学没有按照近、现代科学发展的模式和规律而发展，也没有被近、现代科学淹没，而是顽强地生存于现代科学的包围之中，并且表现出惊人的生命活力。相对于环境中的自然科学，人们总认为中医药学在近代以来一直没有大的发展。其实，一门具有完整体系的学科在不利于自身的文化环境中，能保持传统基因生存下来就是一种特殊意义的发展。

中医药学能否在现代科学的环境中得以发展，如何认知中医药学的发展，是中医药文化研究应该探讨的问题。

中医药学在近代和近代以前解决的社会问题，都是民众在较低的生产力条件下和很低的社会生活水平条件下所出现的健康和疾病问题，现代社会生产力和民众生活水平较现代以前，已发生质的变化，如果传统的中医药学能在解决现代医学难题的实践中，发挥自己的特长，取得突破性进展，这是传统医学解决的新问题，应属于创新性的发展。

综而述之，作为具有鲜明传统特色的中医药学，其发展的标志不是看其理论有什么突破，也不是看其利用了多少现代科学和技术，而是看其利用传统的理论和技术能否解决和多大程度地解决了现代的医学难题。

（三）中医药学发展与继承的关系

发展与继承的关系是中医药文化研究的重要内容，两者之间的关系主要表现在如下几个方面。

其一，在传承中医药学的实践中正确处理发展与继承的关系。中医药学的传承是一种具有时间一维特性的实践过程，在一个单位时间内人们的实践总是具体的而不是抽象的，抽象地议论发展与继承的辩证关系是不联系实际的空论。

其二，以中医药学为主题的社会实践是中医药事业。中医药事业总是要发展的，它决定着中医药学必须不断地发展，发展是总趋势，不断地解决社会上的医学难题是中医药学永恒的目标，发展是在克难攻坚中体现的。

其三，不同的事业领域应有不同的侧重，中医药教育事业当以继承为主。现代中医药教育是在现代科学文化环境中，对打下现代科学文化基础的中学生，实施中国传统医药学的教育，让大批的、一代又一代的青年学生学到、学好、热爱并从业于传统的中医药事业，应当将继承置于首位。

其四，中医药临床事业的诊治疾病和健康咨询是传承事业的过程，继承和发展有时候可能同时体现于同一个实践环节，针对现时的疑难、复杂病变，深入体会传统理论和技术的思维精髓，攻克了疑难，这个过程本身既体现了继承又展现了发展。同理，在努力提高全民健康水平的事业中，发挥传统中医药学的优势，向全民宣传传统健康理念，引导全民培养良好的、健康的生活习惯，达到提高全民健康水平的目的，这种实践既是继承又是发展，是脚踏实地的传承。

其五，中医药研究事业当以发展为重，但前提有二：一是从事中医药研究的人员必定是中医药学的优秀继承者；二是不能主要运用现代科学技术的理念研究中医药。发掘出来，保存下去，解决了医学难题就是中医药学显著的发展。

三、文化环境与中医药学的传承

（一）文化环境与文化生存

任何一种文化的发生和生存都与一定的文化环境有着必然的联系。其联系的必然性表现出一定的规律性。

其一，任何文化形式都是在特定的文化环境中产生的。所谓文化形式，是指某一具体领域的文化体系，如社会科学中的心理学、经济学、管理学、金融学等，自然科学中的物理学、化学、数学等，这些文化知识体系都以独立的形式存在于社会文化体系中。中医药学就是以社会文化大体系中的一种文化形式存在着。所谓文化环境，是指在一个相对地域内的相对时间里，社会上的各种文化形式共存于同一个社会环境中，形成一个特定的文化环境，人们就在某种特定的文化环境中进行文化活动。由于地域的不同，社会发展阶段不同，社会生产力和经济方式的不同，民族心理趋向和文化底蕴不同，社会上可以形成许多具有不同特点的文化环境。在一个具体的文化环境中，常常由若干具有相同文化形态的文化形式共同形成某一文化环境的主流文化。任何一种文化形式都产生于一定的文化环境之中，中医药学就产生于中国文化的第一个盛期的中国传统文化之中。

其二，文化环境是不断变化的。文化环境形成以后，环境内的文化总量、文化内容、文化结构及主流文化的地位不是永久不变的，因为文化是人创造的，又被人所运用，因此文化呈现出不停的活动状态，有活动就有变化，变化的动力来源于人们对客观世界认识的不断深入，来源于人们认识的多样性，来源于人们在社会活动中的文化交流。例如中华民族创造了辉煌的中国古代文化，形成了中国传统文化的环境，在近代西方文化传入中国以前的数千年间，这个文化环境一直保持着以中国传统文化形态为主流文化的文化环境，西方文化的不断传入从量变到质变地改变了中国社会的文化环境的性质。

其三，文化形式与文化环境可能存在不适应。我国现在的文化环境是一个有着复杂结构，由多个文化形式、多种文化形态共同组成的文化共同体，现代科学文化是其主流文化，引导着社会文化的发展方向。中医药学及其实践体系的文化表现方式不吻合于文化环境中主流文化的表现方式，必然引起文化的碰撞。

（二）在中国传统文化环境中传承和发展的中医药学

中医药学产生于中国传统文化的环境之中，并得到蓬勃的发展，有发展必然有传承，中医药学得以有效传承的原因，从文化学的层面分析，主要有以下几个方面的因素。

其一，在中国古代文化环境中只有一种关于认识和解决疾病及健康问题的医药文化形式，为解除民众疾苦、为民众指引健康之路的志士没有别的选择，只能选择学习中医药学，或埋头自学，或拜师学技。他们在学习中医药学、在执业于中医药的实践中传承着中医药学。

其二，在中国古代文化环境中，从事医药专业的人们对自己所追求和践行的中医药学没有产生怀疑的态度，对中医药学的高度文化自信是当时的中医药专业人员积极传承中医药学的基本动力。

其三，全社会的民众对中医药学的信任和依赖，从客观上激励中医药学专业人员热爱和传承的积极性。中国传统文化在当时的文化环境中处于绝对主导地位，使关心自我性命和健康的广大民众深信于中医药学，社会上的疾病与健康问题，依赖中医药学的理论和实践去解决，为中医药学的传承提供了坚实的客观基础。

其四，中医药学的文化形态同构于中国传统文化，并适应于其文化环境，处在中国传统文化环境中的中医药学专业人员，可以不断吸收环境文化中其他文化的营养，文化环境内其他文化如儒学、道学、文学、历史、天文等文化领域里，随时出现的新理论、新观念等，都可能被中医药人认知、思考、接受，从而促进中医药学的传承和发展。

其五，继承的首要环节是学习，继承者只有学到中医药学的知识、理论和技术，才可能从事为社会的人们解除疾苦和指导健康行为的中医药学实践，踏上传承之路。而学习中医药学所需要的相关的自然和社会知识，都散在于中国传统文化环境中的其他文化形式之中，这些知识是学习者已有的文化基础，因为这些文化知识与中医药学具有同构的文化形态，对学习中医药学没有任何障碍。这是中国古代广大中医药人顺利传承中医药学的文化条件。此外，在中国传统文化的环境中，有大量的文化人，如思想家、哲学家、宗教人士、文学艺术家等，他们或出于修身养性，或出于救人济世等目的，都不同程度地涉及中医药学，探讨中医药学的理论，有的甚至为人诊脉处方。这些文化人从客观上起到了推动中医药学传承和发展的作用。

（三）在现代科学文化环境中传承和发展中医药学

中国社会进入现代科学时代，自然、社会及思维等各领域的科学文化飞速发展，形成了以现代科学为主流文化的现代文化环境，在这个文化环境中，各种现代科学文化形式都展现出发展的活力。而在中国传统文化的土壤中成长并存活下来的中医药学的传承和发展却显得极为艰难，这是什么原因，怎样激发传统中医药学的活力，使其在现代科学文化环境中得以有效传承和不断发展，是中医药文化学研究需要面对和回答的问题。

其一，现代的中国文化环境相对于中国古代已发生了质的变化。我国现代文化环境的主流文化是现代科学文化，其前身是从西方传入中国的近代自然科学，其文化形态与中国传统文化有着本质区别。在这个文化环境中，与主流文化具有同构形态的各种文化形式竞相发展，而与之不相同构的中国传统文化的各种形式，却处于生存和发展的困难境地。

其二，中医药学的文化形态没有发生变化。中医药学在中国文化环境中不断发展，进入近代以来，中国社会的文化环境中的其他传统文化形式如数学、物理、天文等学科，都被从西方传入的近代科学所代替或改造。中医药学却没有被代替，也没有被改造，仍然保持着中国传统文化的原有形态，在客观上出现了中医药学与现代文化环境不相吻合和不相适应的局面，中医药学不能及时吸收环境文化的新鲜营养。

其三，西方文化、西方近代医学及其技术的传入，不断地分割着本来完全属于中医药学的医疗阵地，又由于西方医学的许多优势，全社会的人们对待中医药学的态度发生着变化，从原来的完全相信和信任到后来越来越多的人质疑中医药学的科学性，原来社会上所有的医学问题都由中医药学来解决，现在却不完全依靠了，从客观上减弱着中医药学发展的基本动力。

其四，中医药学专业队伍内部也存在着不坚定的思想倾向。现代的中医药学专业人员也生活在现代科学文化环境中，他们的知识基础也以现代科学文化为主，在"唯有近代以来的科学为科学"等观念的影响下，他们也动摇了对中医药学科学性的坚定信念，自然也分散了传承中医药学的精力，达不到有效传承的目的。

其五，中医药学教育方向难以把握。中医药学教育的基本特征是在现代科学文化环境之中，向打下现代科学文化基础的中学生，实施中国传统文化、中国传统医药学的教育。文化时代的反差和文化形态的差别是中医药学教育的难点，如果教学体制内的教、学、管三方都不能清醒地认识到以上特点和难点，是很难把握在现代文化环境中实施中医药学教育的方向的。

西方文化不可能因为中国传统文化的存在而停止传入，我国社会的健康事业也不可能因为中医药学的存在而不需要现代医药学，客观现实是既要现代科学文化又要中国传统文化；既要发展现代医药学又要传承传统的中医药学。问题在于如何有效地将传统中医药学保存和传承下去，在现时和以后的若干年间，在中国大地上始终都有一个强大的、能够主要运用传统的中医药学理论和技术，解决当时部分医学难题的思考着的专业群体。实现上述目标的关键在于人的努力，对于广大中医药学专业人员来说可以概括为如下三点，即坚定中医药学文化自信，坚持中医药学文化自觉，坚守中医药学文化传统。

　　坚定中医药学文化自信的核心含义，是坚信中医药学的科学性。中医药学是中华民族在医药这个领域里数千年实践和思维的结晶。

　　坚持中医药学文化自觉的核心含义，是发挥人的主观能动性，以最大的热情投入到传承中医药学的实践中，在人类健康事业的奋斗中展现中医药学的魅力。

　　坚守中医药学文化传统的核心含义，是遵循中医药学固有的认知规律，在医学实践中充分发挥中医药学的优势，坚守中医药的阵地，在解决现在和未来医学难题的实践中发掘中医药学的潜力。

第五章 根植于中国传统文化的中医药文化

中医药文化是中国传统文化的重要组成部分，根植于中国传统文化，在中国传统文化的土壤中萌发、形成、发展和繁荣，是中国传统文化的优秀代表。

第一节 中医药文化的萌发

中国传统文化是中华民族在认识、适应和利用自然界，在认识人类社会的实践中创造和利用的文化体系。中医药文化就萌发于中国传统文化之中。

一、中华文化的初始状态

文化是人类的创造，人类创造文化有三个基本要素，人是创造文化的主体，人的社会实践是基础，人的思维是桥梁。

（一）中华文化的启蒙

人类文化的基本形式是物质文化和精神文化，精神文化的核心内涵是人类在主动认识客观世界的过程中，所创造的以意识形式存在的文化，在人类进入新石器时代以前的若干万年中，基本没有创造出具有社会意义的精神文化，人类在经历了若干万年的蒙昧后才迎来了具有社会特征的精神文化启蒙。在我们中华大地上，至少从距今二十多万年，我们的祖先就长期固定生存于此，并与其他地域的人类群体同步，于距今约一万年开始了精神文化的启蒙，创造了丰富多彩的史前启蒙文化，这应当是我们中华文化的源头。

1. 中华人

人类在这个地球上生存和生活了多少年，世界考古专家们至今没有统一的定论，综合世界考古界的说法，至少在七十万年前地球上就出现了人类活动的踪迹。我国的考古界认为北京猿人至少在二十三万年前就固定生活在中华大地，这说明早在二十多万年前，中华民族的祖先就以人类的若干群体的形式生存和生活在中华大地，这就是"中华人"。

我们称二十多万年前生存于中华大地上的人为"中华人"，有以下原因。人类关于民族的划分是以精神文化的特征为依据的，而在人类进入新石器时代以前的若干万年里，还没有创造出足够量的精神文化供后人划分民族，但是可以肯定的是，早在二十万年以前，中华大地上固定生存和繁衍的若干原始人群体就是中华民族的祖先。我们之所以没有称他们为"中华民族"，而称他们是"中华人"，是因为我们的祖先在那时还没有创造出区别于其他民族的精神文化。

"中华人"之所以能长期生存和生活于中华大地，是因为在中华大地上拥有适宜于人类生存、生活、繁衍和发展的自然条件。中华大地位居于地球北半球的亚热、暖温、中温带；有山川、高原、丘陵和平原，有江、河、湖、海，有森林、草原；春、夏、秋、冬四季分明，雨水充沛；资源丰富，物产多样……这是最适宜于人类生存和发展的黄土大地，这是能够激活人类认知智慧的客观环境。"中华人"毕竟生存在生产力极为低下的社会环境中，变幻多端的自然环境和生活条件极差的客观现实时刻刺激着人们的大脑。

2. 蒙昧时代的中华人

人类创造精神文化的经历大致经过了蒙昧时代、启蒙时代和文明时代三大阶段，新石器时代以前的若干万年是人类精神文化的蒙昧时代；从大约一万年前的新石器时代到来之时开始，到人类开始创造和利用文字的文明时代到来之时的大约五千年，是人类精神文化的启蒙时代，又称史前文化时代；从人类开始创造、利用文字至今，是人类精神文化的文明时代。

蒙昧时代是人类文化史上最漫长、最无奈、最受煎熬的漫漫长夜。所谓蒙昧，是指人类智力低下，具有如下主要特点：人类不知道主动认识客观世界；人类在大自然面前完全被动地生存和生活；人类的精神生活极为简单和单调。

中华人与全人类一样，也经历过人类蒙昧的漫漫长夜，在那样的岁月里，中华人完全生存在客观世界的必然王国之中，他们的物质生活极为艰难，他们只能有限地利用大自然的"恩赐"而生存，他们在客观世界面前很少体现出人的智慧和力量。他们的精神生活极为简单，没有分音节的发音语言体系，只是到旧石器时代的末期，他们才可以借助简单的表情和肢体动作，相互传递信息；在那个时代，我们的祖先也没有文字，当时不可能给我们留下他们生存和生活状态的记录，我们对人类蒙昧时代的阐述，只能是理论性的推测；那个时代的中华人之所以没有分音节的发音语言体系和文字体系，一个重要的因素是当时人们的记忆能力极为低下，记忆时间极为短暂，人们还不会在主观认知层面将客观事物的联系反映在思想中，更没能力传达到社会里，社会中还没有人们共有的关于客观事物联系的认知成分。

对于生存于必然王国客观世界里的中华人，除物质和精神生活极为贫乏以外，疾病的缠身是时刻危害他们的又一大社会问题，但是在疾病面前，人们束手无策，除了忍受疾病的折磨别无办法。那时的人们还不知道如何认识疾病，更不知道如何摆脱疾病的困扰，甚至连生命、人和人体是怎么回事都不知道去思考，自然也不可能创造关于疾病和健康的文化。

3. 中华人的精神启蒙

与人类智慧发展基本同步的中华人，大约也是在一万年前的旧石器时代向新石器时代过渡的时期，开启了中华人的社会实践从必然王国向自由王国前进的步伐，呈现这一重大发展的标志是中华文化的启蒙。

所谓启蒙，是指人的智慧的开启，是人类从蒙昧向智慧的发展。人类的启蒙是指人类从不会认识客观世界到主动认识客观世界的起始。所谓精神启蒙，是指人类的认知意识的开启，因为人类在长达几十万年的磨难中，并不知道如何利用人脑的功能去把握和高效利用客观世界。在中华人从蒙昧迈向智慧的步伐中，我们虽然没有足够的证据证明我们的祖先比人类的其他种族较早地进入启蒙时代，但是从中华史前文化涉及的幅面和文化的内容，我们可以自豪地认为，早在人类文明时代之前的五千年间，中华人就已经创造了丰富多彩的中华史前文化。

本书在此重笔探讨中华史前文化的启蒙和发展，人们可能会认为在不占有原始文化资料的情况下，是空谈文化。但是，如果我们仅仅在可查的资料中引用来组合去，而不去追溯和推测中华文化的来龙去脉，就很难找到中国传统文化，包括中医药文化的根，就难以真正领悟和理解中华优秀文化的深邃内涵。

在中华文化发展史上，中华人的启蒙具有伟大的意义。其一，为中华文化的创造准备了主体条件，为中华人创造有中华特色的精神文化准备了人的认知思维条件；为中华民族的形成，为中华民族文化体系的形成迈开了最艰难的第一步。其二，标志着生存于中华大地的原始人，结束了漫长的蒙昧时代，跨进了主动认识客观世界的启蒙时代。其三，标志着中华人开始了最早、最初的认识客观世界的意识活动。其四，为中华人认识、适应和利用大自然的伟大实践拉开了帷幕，为中华民族的崛起揭开了智慧的大幕。其五，高效刺激着中华人认知思维的发展，促进了中华人大脑的发育。

（二）中华史前文化

1. 祖先最初的认知

我们的祖先与人类其他种族一样，当他们刚刚摆脱蒙昧的时候，他们对客观世界的认识是极为简单、极为肤浅的，但是毕竟他们开始主动认识客观世界了。

人类刚刚脱离蒙昧的启蒙之初，对客观事物的认识表现出如下特点。其一，人类开始主动认识客观世界了，例如，太阳为什么从同一个方向出来；太阳出来为什么就能看见周围的人和事；人为什么要吃食物，为什么吃了食物人就可以有力气，不吃东西为什么饥饿难耐等。其二，万事开头难，人们要认识一种自然现象的联系，可能要经过若干代人的努力才能实现，如那边乌云过来可能将要下雨这样的因果联系，当时可能需要上万年的经验积累和思考才能完成。其三，人们经过长期的艰难困苦获得的对大自然的认识可能是极为简单的知识，如在冬天太阳出来就温暖的知识可能要经过几代人的思考。其四，具有社会性的知识都不可能属于个人，都是"集体表象"。其五，所有知识都不是抽象性的，而是客观事物形象的联系。

2. 中华史前文化的主要内容

中华史前文化是指中华文化进入文明时代以前，上溯至启蒙时代开始时的文化。为什么我们在界定史前文化的表述是从后向前推算的，这是因为文明时代的开始是定格在距今五千年前的人类创造和运用文字的时代，也因为人们已形成共识，中华民族的传统文化也是从五千年前开始算起。但是，人类文明时代的到来，中华民族传统文化的萌发和成形，绝不是偶然现象，绝不可能突然出现，在此之前一定会经过一段艰难的历程，这个历程就是从蒙昧到文明的过渡，这个过渡经历了整整五千年的岁月，这五千年相对于人类蒙昧时代的七十万年，甚至更漫长的岁月，其发展速度已相当高了。

我们虽然难以得到一万年前至五千年前人类启蒙文化发生发展的原始资料，却可以从已知的文化资料推测当时的情况，例如，关于神话传说、崇拜和巫文化的传播，虽然是在人类有了成熟的分音节的语言系统和成熟的文字系统之后，语言和文字的成熟自然在文明时代之内，但从上述三种文化的内容和形式推测，其创造和发展过程绝不可能主要在文明时代开始以后，而是在文明时代到来之前的数千年间，这个数千年应该就是人类精神文化的启蒙时期。

之所以关注中华启蒙文化，是为了从中寻找中华民族文化内涵特质的根源，寻找中医药文化区别于其他医药文化的认知思维和思想渊源。

崇拜，应当是启蒙文化最早出现的文化内容和形式。我们的祖先感觉到太阳出来大地就有阳光，人们就可以看到周围的万物和动态；太阳出来大地就暖和，处在寒冷中的人就感到舒适；太阳出来人们就可以寻找食物以充饥；太阳落山黑暗就来临……人们逐渐发现在他们生存和生活的环境里有大量的自然事物影响人们的生活，人们离不开它们，如天上下的雨、地上刮起的轻风、树上的果实等，人们想不通是什么力量引起这些现象的，他们把这些人们不理解，又看不见的力量称为"神"，认为"神"的力量非常强大，无所不能。这是人对自然力量怀有敬畏心理的体现。中华人对不同的自然力的认识形成了不同的"神"，如山神、水神、天神、灶神、福神、禄神、寿神等。中华人将对人的生存和生活有益的自然力量称为神，是建立在自然界"万物有灵"观念之上的想象性解释。中华启蒙文化的崇拜还有英雄崇拜和生殖崇拜。

神话传说，中华文化的神话传说是祖先对认识、适应和利用自然能力的历史虚构，如盘古开天、女娲补天、女娲造人、三皇五帝、大禹治水等，都是中国人耳熟能详的神话传说。启蒙时代的文化对人的创造力和创造成绩的解释，都归于想象中的英雄人物，其实，中华社会发展过程中所有的成就都是劳动着的大众所创造的。

巫文化是中华启蒙文化中最复杂、最接近人的思想和实践的文化形式，我们的祖先是巫文化的集大成者，巫文化涉及中华人当时社会实践的各个领域，上至部落人群的等级和职权，中至各类社会实践的分工与管理，下至各种社会事务的运行与操作，都是在巫术的理念和意识支配下进行的。从巫文化的表现形式看，主要有关于对客观事物、客观现象解释的诉说性文化，有表达人们对事物发展愿望的心理趋向性表述，有以实际操作性动作、举止干预客观事物发展变化过程的巫术等。在启蒙文化时期的中华大地上，到处都弥散着巫术的气氛，当时人们中的相当一部分，他们观察天，观察地，观察事物的运动和变化，观察人的活动与客观事物的关系，他们开始把客观事物的某些宏观的、简单的关系在思想中建立起联系，形成了最早地对客观事物的认知。由于当时人们的个人经历不同、地位不同，掌握客观事物资料不同，认知思考过程和方式不同，导致他们对事物认知程度不同，从而表现出的巫文化形式和说服力也不同，这就有了"小巫见大巫"的不同。

3. 中华史前文化的作用和意义

中华人在精神启蒙时代创造的启蒙文化在中华民族文化的崛起和发展中起了非常重要的作用。史前文化的作用，主要体现在人类精神文化的发展和人类文明时代的到来，可以设想，如果人类没有发生启蒙文化，人类将仍然在蒙昧中磨难。具体地说，崇拜促使人类正确认识自然和社会的力量与作用；神话传说促使人类注重历史，从历史中汲取经验和吸取教训；巫文化是人类进入文明以后的古代科技、古代制度和古代宗教的原始母性文化。上述三种启蒙文化对中华民族传统文化的形成起着重要的基因作用。

史前文化的意义是不可忽视的，我们可以用一句话概括，即史前启蒙文化迈出了人类伟大社会实践从必然王国走向自由王国的步伐。

（三）中华文化的潜质

1. 关于"民族"一词的文化内涵

民族的区别与划分的基本依据是精神文化，在人类的蒙昧时代，是不可能划分民族的，在精神文化启蒙时代，由于各群居人类的精神文化体系尚未成形，也难以寻找人类区别民族的文化依据。

一个特定的民族在形成过程中，逐渐积淀了许多固定的文化特质，这些特质有语言、文字、民俗民风、心理趋向等。语言的区别是在从精神文化启蒙到文明时代逐渐形成的独有风格；文字的创造和使用是该民族文化特质的重要标识，也是构成文化形态的重要因素；民俗民风的成形是一个民族在生存和生活的漫长岁月中逐渐积淀的；心理活动是精神文化产生的基础，但心理活动的趋向却是体现不同民族文化特质的重要方面，例如，性格、气质、品质、意志力及情绪管理等非智力心理活动在创造和利用文化过程中起着重要的作用，是体现民族文化特质的重要因素。

若干个文化相近的民族可以构成民族群，中华民族就是以汉民族为主的民族群，中华民族文化就是以汉民族文化为主体的文化体系。

2. 中华启蒙文化的潜质

文化的潜质是指先前的文化元素为后来文化提供的基础，中华民族传统文化之所以表现出与其他文化不同的特质，体现为中华民族传统文化的特色，与中华人在创造启蒙文化过程中所植入的潜质分不开，中华人在崇拜、神话传说和巫文化中为中华民族传统文化积淀了许多优秀的特质，以文化基因的形式影响着中华民族传统文化的形成和发展。

中华启蒙文化的崇拜、神话传说和巫文化三种形式体现出一个共同的、具有文化形态特质的表现，是主要通过客观事物的宏观形象联系，去把握事物的关系。形象性想象和形象性构思是中华人主要的认知思维方式，这种认知思维方式属于不脱离事物形象的思维，科学研究认为现代思维属于形象思维的范畴，而没有表现出以抽象思维为主的认知思维模式。中华人沿着不脱离事物形象的思维模式一直走到文明时代，走过中国传统文化的全过程。在此特别指出的是，中医药文化正是主要经过的以形象思维为主导的思维模式。

自然崇拜充满着中华人对大自然的敬畏，中华民族文化之所以形成以"龙图腾"为主的文化，是因为我们的祖先早在近万年前就认识到天之下、地之上的大自然是人们生存的唯一环境，认识到江河湖海、山川草原、黄土大地与人的生存和生活关系多么密切。这些认知的基本观念都成为中国传统文化自然哲学"人与天地相应"理论的认知渊源；其中英雄崇拜对盘古、黄帝、炎帝、女娲、尧、舜、大禹等传说中英雄人物创造历史的崇敬，是中国传统文化"以人为本"理念的认知渊源；中华启蒙文化也有生殖崇拜，但中华人不是赤裸裸地对生殖器官崇拜，而是向祭祀祖先的方式发展，为后来的中国传统文化崇古理念的形成提供认知渊源。

中华启蒙文化的巫文化对中国传统文化影响很大，中华启蒙文化巫文化中的巫术主要有三种形式，其一是顺势巫术，其二是传化巫术，其三是接触巫术。我们不可能描述出当时人们施展巫术的细节，我们可以从现在民俗文化的一些行为或理念寻找到史前巫术的痕迹，如民间常说的"顺风顺水顺民心"，就是顺势巫术观念在现今民间的遗迹；现实生活中的美好祝福语言和骂人的语言都是传化巫术流传于现在的表现形式；现在农村办喜事做被褥还是请同村人丁兴旺、生意兴隆的人家帮忙，意为这家人有灵气，他们做的被褥可沾上灵气，预示新人新家也人丁兴旺、和谐美满。

中国传统文化中的许多基本观念，其文化之源可追溯到史前文化的巫文化，中国传统文化中顺应大自然的自然哲学思想，就是受到史前顺势巫术理念的启发和影响逐渐形成的；中医药文化中许多药物性味和功用的解释也受到顺势巫术的影响，如理气的药要用山涧流水煎药，补益药要用井水煎药，铁落这一味中药之所以有降气、镇静的作用，是借助其质重而下行之气。

其他还有多种巫术动作和理念，都从不同方面影响到中国古代科学的发展。有人说巫文化对古代文化的影响极为深远，认为巫文化是古代科技、制度、宗教文化之母。

二、从中华启蒙文化独立出来的中医药文化

中医药文化是中华民族在抗击疾病和寻求健康的社会实践中创造和运用的物质和精神的总和。人类社会的第一次大分工为中医药文化从启蒙文化中独立出来提供了最基本的主体条件。

（一）人类社会的大分工与文化的分化

人类最初的社会劳动是混沌的，即原始部落里的人没有明确的社会分工，这是因为社会生产力极度低下，社会组织以部落为单位，部落成员很少，社会劳动以寻找食物为主，劳动内容极为简单，劳动对象没有构成分类的基本条件。

人类社会劳动的分工是社会生产力发展的必然产物，由于社会群体增大，社会人口增加，社会生产能力增强，社会劳动内容增多并趋于复杂化。复杂的劳动和劳动效率的需要，使劳动者的劳动内容趋向保持一贯性，这就是社会分工的客观基础。

最初的社会分工形式很简单，主要分有管理、生产、生活等几大类。管理者应该也有等级和内容的区别，如大部落首领既可能是几个小部落首领的领导者，也可能是一个大巫；社会分工为劳动者的群体有种植、采集、打猎等；分工为生活劳动者群体的内容有做饭、育儿等，其中一个重要的内容是为部落内人们解决疾病问题。

分工以后的劳动者，由于长期处于同一种劳动，劳动效率的追求使他们特别注意观察劳动对象，思考劳动工艺改进和劳动工具的改造。由于长期劳动内容的不同，思考的对象不同，社会就出现了不同的文化。分工负责为人们除病方面的劳动者，其实就是负责为人除病消灾的巫师，他们长期关注人群里出现的疾病问题，由于劳动对象相对集中，思考认知对象相对集中，为后来的中医药文化的萌发准备了实践和认知的基础条件。

（二）从巫术分离出来的中医药文化

全世界的文化发生发展，都经历了从启蒙时代到文明时代的过程，而启蒙时代的巫文化又是古代科技之母。在中华文化的发生发展过程中，中华启蒙文化亦为中国传统文化的形成和发展注入了许多特有的基质。中华启蒙文化的巫文化为中医药文化的形成起到了孕育作用。

1. 巫医的主要内容和形式

巫医之术有"祝由""禁术""占卜""巫药"等形式。其中"祝由"之术是施于语言诉说，行巫者以上天之神代言者的身份，诉说病之缘由，再借用一些辅助道具，施展一些驱散鬼邪的动作，试图达到祛病的目的。"禁术"是借以神的名义，通过一系列动作和语言，向人们展示

一些禁忌的行为。"占卜"术有占星、占梦等，占星是通过解释天上星辰的位置、大小及其变化，预测生活中的事物或身体的某些不适将要发生的变化；占梦是巫师对求助者梦境的解释，预示着求助者未来的吉凶。"巫药"的巫术是行巫者施用一些植物、动物、矿物、化石之类的物品，通过外用、煮水服用、烧炒服用等办法，同时施用祝语、禁术等试图祛病，实为民间常用的祛病手段。

启蒙时代的这些巫术在今天看来是极为荒唐之事，但是在没有科学和文明的时代，对于刚刚摆脱蒙昧的中华人来说，已是翻天覆地的变化和飞跃的进步。这些巫术为什么能持续数千年，为什么能在一定程度上获得祛病防病的效果，其一，是因为"万物有灵"的观念，敬畏神灵的心理是社会上的主导思想，人们心理上相信巫术的语言或动作，并主动配合巫医的举止，加之当时的疾病相对简单，因此巫术的一定治病作用就可以理解了。其二，社会的发展到了启蒙时代的后期，巫师在运用药物和针灸、推拿、按摩祛病时，尽管用巫术、巫语包装，其实质是药、针、推、按等动作起到了祛病的作用。

在巫医之术盛行的时代因为没有文字，我们不可能得到当时巫医活动的原始资料，能找到的较早记载，如《山海经》等中华文化早期的自然哲学著作之中有关祛病的记载，是对社会上口耳相传了数千年之久的文字再现。"医"字的繁写体"毉"的创造和运用最能说明医巫一体的最早状态。

2. 医从巫中来

医出于巫，有人认为，这是对中医药萌发过程的真实记录和判断，今天在追溯中医药文化之源的思考中，理清中医药文化与巫医的关系，是深刻理解中医药文化实质的需要。

医巫分离的客观基础有两个方面，其一是社会实践，因为疾病和健康的问题关乎全社会每个成员，当人们身有不适时，每个人都有仿效巫医实践的机会，而当人们没有能力施展巫术，只效仿巫医推、按、用药的动作而多次获效，人们就渐渐丢掉了巫术的语言诉说，流传于社会的只有动作和药用了；其二是巫医医术本身就由巫语和操作两部分构成，随着时间的推移，含有祛病作用的实际操作部分向多样化、复杂化发展。而真正起到祛病作用的是以操作为主，如在患者身上拍打，用木棍滚动，用火加热过的用具刺激机体某部位，用采来的某种植物煮水口服等，这些举止和操作正是发挥祛病作用的原因。因此，操作性巫术的疗效是医巫分离的重要客观基础。

医巫的分离也有主观原因，其主观因素的核心是人们主动认识客观事物、主动思考的能动性。其主动认知思考的表现，我们可以做如下反推。其一，当时的人们一定在仔细观察和比较，巫语诉说和巫术动作、操作与减轻疾苦之间的联系，长期的观察和思考会使人们将操作性巫术和疾苦的减轻之间建立起密切联系；其二，当人们有目的地主动减少巫语诉说，有意识地主要依靠操作性举止祛除疾苦时，巫与医的分离就显现出人的主观意志的能动作用，使医巫分离成为事物发展的必然趋势。

3. 医巫分离的文化意义

医巫分离具有极大的文化意义。首先，对中华文化从崇拜、神话、巫术等意识性文化向实践性文化发展起了创始和示范作用；其次，为中华人认识关于健康和疾病问题形成了独立的实践对象；其三，为中医药文化向专业性发展提供了基本条件，中医学之所以能在春秋战国时代形成完整的理论体系，没有医巫的分离，在文明时代到来之前的数千年间抗击疾病的实践是不可能创造出系统的中医学理论的；其四，为中医药文化的形成和发展准备了坚实的基础条件。

（三）中医药文化最初的存在形式

从医巫分离至文明时代的到来，中华医药文化还难以形成独立的文化体系，而是混沌的存在于中华早期文化的自然哲学之中，存在于民间文化中。其中关于人与自然的关系，人与人的社会关系等理性的思考及阐述，多存在于哲学、伦理的阐述之中，而关于治病用药和治病操作技艺等的记载多存在于民间。

中医药文化的最初形式的特点，其一是不系统，不独立，说理不充分；其二是理论和实践的不统一，创造理论的思想家不一定是专门从事诊断和治疗疾病的实践者，存在着理论与实践不协调的现象；其三是关于中医药的文化没有将人的机体作为自然体去认知和观察，这种认知的基本观念成为后来中医药文化认知理念体现出社会文化特征的基因；其四是认知思维以动态观察人体机体的整体活动为主，而不注重人体机体内部的静态结构的认知。

三、中华文化孕育的中医药文化

（一）从启蒙到文明的中华五千年

中华民族优秀文化已有五千年的历史，五千年来中华民族创造了伟大而辉煌又有别于其他民族的文化体系，这是中华民族进入人类文明时代的文化创造，从理论上说，中华人创造出的体现中华民族特色的文化才被称为中华民族传统文化，而在界定民族区别以前，中华人并不是从蒙昧时代直接进入文明时代的，这其中还有一个五千年，即从中华人的精神启蒙至文明时代的到来，我们的中华祖先经历了艰难的探索和实践才迎来了中华文明时代。

中医药文化的形成和发展同样已有五千年的历史，在文明时代以前，也经历过从蒙昧到文明的探索和实践，只不过中医药文化不是以独立的形式存在，而是孕育在中华启蒙文化之中。

在这五千年里，我们的祖先开始观察大自然，观察太阳的升起与落下，观察月亮的月缺与月圆，观察环境中的生命活动……人们在观察中思考，逐渐认识到人的生命的重要性，朦胧地意识到人的生命与周围环境的关系。我们的祖先在长期的观察和思考中渐渐地感觉到生存、生活环境与身体疾苦的关系，并千方百计地摆脱疾苦的困扰。人们在观察自然和思考人的生命、生存时，总是混杂在启蒙文化的崇拜和巫术中，并借助神灵的理念寻找事物之间的关系。

（二）文字的创造与运用

人类的文明时代就是从人类能创造和利用文字开始的，全人类各民族最早的文字都是图形文字，即绘出与客观事物相像的图形来记录事物的存在和特点。由于人类社会实践的丰富和认知思维能力的不断提高，人类对事物的特点把握逐渐趋于抽象化，反映和记录事物的文字也渐渐向简单性发展，利用一些简单的象征性符号及其组合形成文字，西方有从图形文字向楔形文字发展，又从楔形文字向拼音字母性文字发展的历史。中华文明的历史没有走西方文明的道路，中华民族在创造和利用文字的道路上沿着表意性文字的方向发展，自始不变。

以汉民族为代表的中华表意性文字的最大特点是以形表意，其特点之一是文字的形态、形状与表示的事物在形象上有相似或相近的联系，当这类文字发挥传递信息和记载事物的作用时，人们的认知思考总离不开事物的形象；其二是汉民族文字的创造和运用的早期总是与记录和反映当时祭祀活动有关，据汉文字考古专家表示，甲骨文中大部分的创造和运用都是反映当时人们的祭祀活动，后来逐渐向观察的自然现象和生产、生活活动方向发展；其三是早期的汉字以单音词为主，即汉字的字形、字意是相通的，而且一个汉字就表示一个事物；其四是汉字不仅表示静态事物，而且能表示动态事物，有的字，一个字就表示一个事物的动态过程；其五是人们在利用汉字传达、记录、理解事物时的思考活动不能脱离客观事物的形象；其六是汉字也在不断地向简化发展，这说明以汉民族为主体的中华民族认识事物的思考活动也在不断地向抽象性发展。中医药文化的孕育与汉字的创造和运用有着密切的联系。

（三）中华文化认知思维的特点

中华民族传统文化之所以表现出特有的文化形态，其中一个重要因素是中国传统文化的思维方式不同于西方文化，而这些特质的形成绝不是偶然的，这些特质早已在中华启蒙文化的发展中埋下基质。这些基质有整体性认知、动态思维、形象思维等。

中华文化的整体性思维源于中华人善于从事物的宏观联系把握事物的关系，而事物的宏观联系正是事物的整体。

中华文化的动态思维特点源于中华人没有形成关于自然事物的构造性自然观，没有形成从事物的静止状态分析事物内部结构与功能的认知趋向，而主要形成了从事物的动态联系中把握事物关系，即从事物的运动过程中，依据事物表现于外的信息，揣摩事物内部的情景。

中华文化的形象思维源于中华启蒙文化之中的想象、形象性联想和形象性构思，崇拜、神话传说和巫术的基本思维方式是以想象为主的形象思维方式，这种思维方式最大的思维特点，是思维的产物，即经思维形成的理念、思想成分都是以表象的形式存在，并以表象的形式记忆和传播。进入文明时代的中华民族传统文化之所以表现出"象"思维的特征，是因为其以事物的形象联系表示对事物的认知。

第二节　中医药文化的形成和发展

中医药文化是中华民族的创造，中国传统文化是其生存和发展的沃土。

一、中国传统文化环境

春秋战国时期是我国文化发展史上第一个文化盛期，同时也是处在世界文化发展史上的第一个盛期，中医药文化体系就形成于这个时期，并成为中国传统文化的重要组成部分。

以人为本、顺应自然、礼仪为先、中和之道等是中国传统文化基本精神的内核。概括起来，主要表现在如下几个方面。

首一，以人为本的精神。中国传统文化的辉煌主要体现在人文方面的成就。中国的贤哲从思考自身存在出发，建立以人为本的理论体系：哲学理论不是把自然界作为认识的对象，而是认为"万物皆备于我"，自然为我而存在，万物皆在我心，认为天道即人道。中国哲学认为，认识人比认识自然重要，从而建立了以人为中心的人生哲学体系；在礼仪、伦理、道德方面，更强调人与人的相互尊重，强调礼、让、谦为先，而不提倡展现个性；在医学中强调人的心理因素在防治疾病中的作用，认为人的正气存内，邪不可干；在史学中注重人的社会使命和作用；在军事理论中则强调"智"比"器"的作用大。

其二，顺应自然的精神。在人与自然的关系方面，中国传统文化不是站在自然界的对立面，而是强调人居天地之中，天人合一观是中国传统文化天人关系的基本出发点，认为人是天地万物之一，人秉天地之气而生；道德自然观认为人受天地的支配，人不可违抗天命，人只有顺应自然才能生存；提倡清静无为的人生观，主张抑制人欲，认为人的欲望是无止境的，人只有克制自己的欲望，做到清心寡欲，循规蹈矩，才能成就事业。

其三，中和之道，提倡中庸和谐。认为世界的万物都是中和的，不强不弱，阴阳平衡，人做事也要讲究中和，不能过激、过极，也不能不及。和谐是中和思想的具体体现，其含义有三：一是认为凡事单一为不圆满，和合才为佳，如音乐只有一种声音不好听，炒菜只有一种味道不好吃，治病只用一种药材效果不好，而多种声音的协调，多种味道的调和，多种药性的配合才是最好的；二是认为人与人的关系以和为贵，反对不讲人情和无缘的争斗；三是中国古人的心理趋向总是追求圆满和完美的结果。

其四，动态思维精神。中华先贤在认识客观世界的过程中，善于在自然活动状态下观察事物，在寻找事物动态联系中把握事物的本质和规律，因此，想象和联想是先贤思维活动中的实在因素。纵观中国传统文化的各种理论、学说、思想、观念，都没有通过对事物的抽象的规定，没有建立起抽象的概念体系，更没有形成可演绎的推理体系，而是通过对事物宏观动态的描述，达到对事物本质的把握，如中医的经络学说，是医生根据针灸时相关穴位得气感觉部位的动态联系，再经一系列的形象性构思而逐渐完成的。

中国传统文化较之西方文化表现出如下特点。

其一，中国传统文化在平稳过渡中定型。中国传统文化从史前文化逐渐进入文明时代，既没有经过断代性的文化变异，也没有经过不同民族的大改造，而是沿着人类文化发展的正常轨道发展着。如汉语言文字一直沿着以形表意的方向发展，并成为定型后的中国传统文化的基本工具之一；远古的神话传说逐渐发展为以描述历史为内容的文学和历史；始终承袭启蒙时代的思维模式，是中国传统文化发展的内在核心因素。

其二，文化结构表现出重人文而轻自然的倾向。第一个文化盛期中的中国传统文化的哲学、文学、历史等，非常重视人与人的关系，强调人与人之间的和谐；在论及人与自然的关系时，强调人对自然的适应。而关于自然的科学文化只限于对某些自然个别现象观察的描述。

其三，中国传统文化的思维模式主要以不脱离客观事物形象为主导，这种思维模式的基本单位不是抽象概念，而是表象、是观念。因此，中国传统文化中没有形成形式化的定义体系，也没有对客观事物进行严格的质和量的规定，更没有形成抽象的可演绎的概念体系。

其四，适应于当时生产力的发展。中国传统文化形成和发展的历史时期，是中国大一统自给自足自然经济逐渐巩固和发展的时期，这个时期的农业和手工业生产工艺的改进和劳动工具的改造，主要依靠宏观观察和宏观思维把握全过程，这种思维的产物是观念或表象。观念和表象的形象性，有利于转化为实践的目的，因为实践的目的是以表象的形式存在于实践者的大脑之中的。中国传统文化的这个特点有效地促进了中国古代生产和科技的发展。

在我国春秋战国时期定型的中国传统文化，一经形成以后，对中国文化的发展和世界文化体系的构成产生了巨大影响。

其一，为世界树立了一杆东方文化的旗帜，改变了世界文化的结构，为丰富世界文化做出了特有的贡献。其二，促进了中国古代社会的发展。文化是社会存在的意识反映，并反作用于社会存在。中国传统文化适应于当时的经济基础，又有效地服务于自给自足的自然经济体制，促进了以封建专制为核心的政治统治体系的形成；以人伦礼教为中心的思想观念指导着广大民众的社会行为；以表象加工为主导的思维模式引导着中国古代科技的发展和创造。其三，为中国传统文化创立了母体模式。在中国传统文化定型后的一千多年间，中国传统文化所形成的思维模式一直是中华民族认识、适应和利用客观世界的主导思维模式，并以此为桥梁创造了辉煌的中国传统文化；定型文化所蕴含的思想成分，为中国古代文化思想体系的形成，培育了特有的基质；定型文化所释放的基本精神为中华民族伟大精神的弘扬和光大，准备了基本内涵。其四，为中国古代科技的领先提供了文化基础。中国古代科技创造和发明之所以在中世纪走在世界的最前列，创造出辉煌灿烂的古代科技，一个重要原因是定型的中国传统文化为中世纪时期的中国古代科学家和古代技术工匠提供了思维模式、思想方法、进取精神和文化环境。

二、在中国传统文化环境中形成的中医学

广大中医药人在中国传统文化的环境中，以环境文化为知识基础，展开了对疾病和健康问题的深入思考和系统实践，从而创造了自成体系的中医学。中国古代医学是中国传统文化的重要部分，中医学形成的标志性专业著作是《黄帝内经》，论及人体的生理、病理、诊断、治疗和养生，生动运用中国哲学的基本思想和思维方式解决了当时医学的基本问题，使中医学成为最具活力的中国传统文化。

（一）中医学的形成

1. 中医学形成的年代

关于中医学形成的年代，历代医家和现代医史研究者一致认为形成于我国春秋战国时期，即距今两千五百多年前的我国第一个文化盛期。在此以前，关于中医学的知识还没有形成专业理论体系，先民们同疾病做斗争的知识以经验的形式存在于社会文化的混沌体中。

2. 中医学形成的条件

作为一门学科，特别是一门应用性学科的形成，至少需要具备如下几个条件：第一，丰富而坚实的实践基础；第二，适宜的文化环境；第三，一定的理论模式。在春秋战国期间，这三个基本条件均已具备。

中医学的形成是中国传统文化发展的必然产物。其一，春秋战国时期，我国社会已经实现了社会大分工，为人诊治疾病的活动已是社会上不可缺少的固定职业，并形成一个庞大的群体。他们一方面接受前人传下来的诊治疾病的技术，另一方面观察和研究新的医学问题，并思考解决的办法，使当时的医疗水平上升到从未有过的高度。大量的医疗实践使当时的医生积累了丰富的经验，为中医学理论体系的建立，打下了坚实的基础。其二，在我国古代第一个文化盛期，中华文化诸子蜂起，百花齐放，竞相阐发所关注问题的观点，并在哲学、文学、天文、历算等许多方面出现了重大理论突破，活跃的文化氛围为中医理论体系的酝酿提供了良好的文化环境。在这种文化氛围的刺激下，中医药人一方面借助环境文化思考人体和疾病"是什么"和"怎么样"，另一方面借助环境文化的思维模式，努力解决医学领域里的理论问题。其三，

哲学等学科的理论为中医理论的形成提供了理论模式和理论成分。例如，当时的道家学说中关于养生的理论，不仅为中医提供了说理模式，而且直接提供了理论成分，被中医理论吸收；《周易》中的阴阳学说被直接吸收过来，说明医学理论中某些具有对立关系事物的道理；《洪范》中的五行学说被引来说明事物之间相互依存、相互制约的关系。

3. 中医学形成的标志

中医学理论体系形成的标志是中医学元典巨著《黄帝内经》的问世，该书最早见于《汉书·艺文志》，分为《素问》和《灵枢》两大部分，各九卷，共十八卷。我们今天见到的《素问》最早是唐朝王冰所注，《灵枢》原名为《针经》，是宋哲宗元祐八年高丽人献书时发现的。《黄帝内经》简称《内经》，成书于战国至两汉之间，与同时代的《周易》《论语》相比，《内经》的字数比较多，但文长而不繁，语言流畅，通俗易懂；所论深入浅出，论点明确，说理充分；其文非一人一时所著，而是成书时期数百年间无数医学家、养生家和哲学家们共同的创造。该书之所以冠名"黄帝"，是祖先的象征，可取信于人，愿传之久远；"经"者，常也，法也，常道、规范之意，"内"乃相对于当时已有《外经》流传，合意为祖先托黄帝阐发的关于人体的健康、防病和治病的规范。《内经》的学术成就和历史作用主要表现在如下几个方面：其一，它标志着中医学从中国古代混沌的文化体中分离出来，不再以经验和知识的形式散存于民间。其二，以理论的形式指导着中医药人的实践。自《内经》问世，社会的发病规律不断发生变化，不论是东汉时期的伤寒（中医病名），还是明末清初的温病，历代中医药人都充分发掘《内经》这个宝库，在其理论的指导下，结合当时的临床实际，经反复实践，终于都不同程度地战胜了疾病，推动了中医学的发展。其三，它是中医各家学说竞相发挥的理论渊薮。历代中医药人带着不同的问题，从不同角度研究、整理和阐发《内经》，由此形成了众多流派，极大地丰富了中医学术思想。

（二）中医学的体系

中医学不是经验的组合，而是有着完整学科结构的科学体系：中医学有系统的理论和与之相应的实践体系。理论和实践在科学体系中的作用和相互关系主要表现在如下几个方面：其一，中医理论回答了该学科的基本问题，即人体、疾病和健康"是什么"和"怎么样"的问题；其二，中医临床实践体系具备可操作性的规范系统，切实可以诊治疾病和防病健身；其三，中医理论对实践具有绝对的指导作用，是中医药实践活动须臾不可离开的指导理论；其四，中医药实践活动为理论的发展提供着丰富的临床经验，并检验着理论正确与否。

（三）中医学的发展概况

自春秋战国时期中医学形成体系以后，两汉时期《伤寒论》问世，标志着中医临床理论趋于成熟；六经辨证法的广泛应用，标志着中医临床体系的形成，使中医学得到突破性的发展。此后，经隋朝至盛唐，由于整个社会文化的繁荣，中医学对病因、病机和证候的认识及描述更加深刻和全面。宋金元时期是中医药学术思想最活跃，也是最有成绩的时期，以金元四大学派为代表的众家中医药学术思想争鸣，繁荣了中医药文化，丰富了中医药学术思想。明末清初，中医学创立了温病学理论，西方医学开始传入，中医药学逐渐失去部分医疗阵地，中医理论不能全方位得到突破。中华人民共和国成立后的半个多世纪以来，中医事业一直处在不断的发展之中。

中医学发展的动力来源于社会的医学难题，中医学只能在解决医学难题的实践中，才能发现问题的本质，寻找解决新难题的根本途径，最后实现理论的突破。两汉以前，中医学虽已形成系统的理论，但对复杂的疾病却没有找到诊治的规律。两汉时期的时行疾病与内伤杂病困扰着人们，直接威胁着人们的健康，以张仲景为代表的一代中医，深研《内经》《难经》，反复实践，终于掌握了外感热病和内伤杂病的发病特点及治疗规律。唐、宋、金、元时期，中医各家纷纷依据中医经典理论，从不同角度出发，展开对疾病的发生、诊断、治疗等各方面的探讨，又一次出现中医百家争鸣的良好文化氛围，先后出现了补土派、温补派、滋阴派和攻下派等著名中医学术派别，极大地丰富了中医理论的学术思想，完善了中医临床体系。明末清初时期，瘟疫四起，新的医学难题摆在中医药人面前，传统的医术模式已不获甚效，必须探索解决它的新办法，以吴又可、叶天士等为代表的广大中医药人又一次解决了社会医学新难题，创造了温病学理论，发展了中医学。

三、中医药文化的中国传统文化特征

中医药文化是中国传统文化的重要组成部分，以中医学为核心的中医药文化充分体现着中国传统文化的特征。

（一）传统文化的基本特征

传统文化是相对于现代文化而言的，它具有文化的世代性、民族性、积淀性和特色性特点。

1. 世代性

世代相传是传统文化最基本的特点，其主要特点是代代相传不间断、有相对稳定的社会基础和文化的基本结构不变。

世代相传的文化自形成一定的规模之后，通常在固定的社会群体中从上一代继承下来，再传给后代。例如，中国传统文化自从春秋战国时期形成基本体系以后，一直在中国大地上，在以汉民族为主的社会群体中一代接一代地承袭，中间从未间断过，直到目前我们所接触的中国传统文化，都是我们祖辈传下来的。中国传统文化是世界上极少没有中断过的传统文化之一。

任何文化都是人们在一定的社会实践中创造和传承的，相对稳定的生产方式是文化世代相传的基本条件，因为文化本是社会存在的反映，如果社会生产方式处于激烈动荡之中，那么，作为上层建筑的文化模式也难以世代相传。中国传统文化之所以源远流长是因为在中国历史上，自给自足的自然经济形式是我国两千多年社会发展的主导经济方式，而不是像西方许多国家那样，社会经济方式经常处在激烈的动荡之中。漫长的封建社会环境和相对稳定的自然经济形式为中华文化的世代相传提供了最基本的社会条件。

文化是有结构的，文化结构是不同文化体系相互区别的主要依据。它是由创造文化的思维方式、文化内容的风格和文化表现形式等几个方面所组成。传统文化的世代性、结构的稳定性，其一表现出思维方式的一贯性，即传统文化在世代相传的过程中，不会因为时代的变迁而改变基本的思维方式。例如，在中国传统文化中，发明和改造劳动工具，没有一项是通过抽象的逻辑推理与受控实验的有机结合实现的，而是经过不脱离客观事物的思维创造，在这个过程中，以形象思维为主导的思维模式始终不变，这是中国传统文化结构的核心，也是区别于其他文化的主要标志。除中国传统文化以外，世界上也有其他民族文化体现出文化结构的一贯性。其二表现在文化内容的风格不变，例如中国传统文化中的绘画艺术，人物画以神表意、风景画以景表意的风格始终不变；而西方绘画艺术的人物画以形体表达主题。再如西方自然文化的构造性自然观，是他们认识大自然的基本风格，而在中国传统文化中始终就没有形成构造性自然观，西方主要通过解剖认识人体，而中国则主要通过司外揣内的观察和想象来认识人体。其三是文化载体的基本形式不变，例如，表意性文字始终是中国传统文化的载体之一。

2. 民族性

民族性是传统文化的又一特征，传统文化一般都与特定的民族有关，这里所说的民族，不是指某一个具体的民族，而是指以种族区别为特点的民族群，如我们中华民族的传统文化，虽以汉民族为主体，但也包括其他一些民族的文化，如回族、蒙古族、朝鲜族、苗族、壮族、傣族等，这些民族的传统文化是中华民族传统文化的一部分。传统文化的民族性主要包含如下两层含义：一般是指由一个民族或一些生活习惯相近的民族群所创造的文化；都体现着特定民族的心理性格和心理趋向，都鲜明地反映着该民族群的精神寄托。

文化的民族性是传统文化的基础，如果一种传统文化不能体现特定民族的文化特性，是不可能体现出文化的传统性的，全世界的民族都可能形成自己的文化，这是各民族之间相互区别的重要标志之一，因此文化的民族性特点是构成传统文化的重要因素。其一，文化的民族性充分体现着文化的传统性。文化的民族性是指各民族在自己的生活和生产实践中所创造的文化，这些文化无论内容或形式都鲜明地体现着该民族的习俗、信仰特点，反映着他们在认识大自然和社会过程中所体现的思维特点，这些文化的基本成分在民族的繁衍中代代地传下去。其二，民族文化的心理趋向和心理性格是维系文化传统的基础。民族文化都鲜明地表现出本民族的心理特点，如中华民族勤劳善良的心理性格，古希腊民族的勇于探索、勤于经商、强于扩张的心理趋向等都充分体现在各自的文化中，并作为一种精神贯穿在民族文化之中。其三，民族文化又集中反映着本民族民众的精神寄托。宗教信仰和伦理道德是民族文化的重要成分，也是构成文化传统的核心内容之一。例如，中东地区许多民族的伊斯兰教是中东当地传统文化的中心内容和特色所在；又如，中国传统文化的儒家、道家、墨家等文化精神，集中地反映了中华民族的精神寄托，也是形成中国传统文化的核心内容。

3. 积淀性

积淀性是传统文化的第三个特征，传统文化的传统性特征存在于各种文化形式所蕴含的思维方式、方法和风格等基质之中，也是传统文化的基本成分，这些基本成分在文化的发展过程中被渐渐地积淀下来。

所谓积淀是部分成分的沉淀，辟如一只杯子中盛有某种溶液，溶液可以经常更新，但杯中的溶质却在慢慢地沉淀。传统文化中关于对客观事物认识的内容可以随着认识的深入而不断更新，但是其中关于探索自然和社会的思维方式以及所表现出的某些精神品质却可以代代相传，并在认识、适应和利用客观世界的过程中发挥着积极的作用，或表现出一定的风格。传统文化的积淀主要表现在文化精神、文化成分、思维方式的积淀。

文化精神不是精神文化，前者是指文化深层的成分，是存在于文化之中的灵魂和精髓；而后者是指由人类思维所创造的文化体系。文化精神的主要内容有思想、意识、道德、品质等，如中国传统文化的人本主义、仁爱精神、天人相应意识等都是蕴含在我国古代各派文化中的精神实质。在中国文化精神的积淀中，道家文化突出表现了超越意识和批判精神；儒家文化则突出表现了和合精神和人文精神，其中"仁""义""礼"等道德观念，为中华民族优良道德品质奠定了基质；墨家文化的简爱、自强精神在中华文化中占有重要地位。而中国传统文化的人文精神、和谐精神以及突出人本位的伦理精神，则是各派传统文化中共同的成分。文化精神是人类在对自然、社会事物的认识和实践中升华、凝聚而成的。例如，中国传统文化的和谐、圆满文化精神，与中华民族长期处于大一统的自给自足的自然经济有直接关系，是在田园式的家庭生活、生产中逐渐升华和凝聚而形成的。文化精神的沉淀，是一种扬弃的过程。任何文化精神成分在萌发状态总是不成形、不完美的，经过代代相传后，人们在社会实践中逐渐舍弃不合理的成分，充实新的体会和认识，从而使文化精神在人们的社会实践中不断积淀出优秀的文化成分，并表现出文化发展的连贯性。

与文化精神不同，文化成分是精神文化的细小元素。人们认识客观世界的过程中，不可能在一定的时间内创造出非常成熟的文化体系，传统文化也是如此。人们在认识自然事物和社会事物的过程中，总是由简单到复杂，由个别到一般的，如中国传统文化关于人与天地相应思想的形成，在早期的巫文化时期，我们的祖先只能被动地认识到人生存于天地之中，有一种神的力量在支配着大自然的运动，人只能服从天地；到中国传统文化成形期，关于人与天地相应的观念，已在巫文化的基础上形成人适应大自然而生存的哲学思想。

思维方式是文化结构中的核心因素，同时也是传统文化结构中核心的基质，在传统文化积淀的过程中，思维方式的沉淀是重要的组成部分。中国传统文化在思维方式的积淀中，主要表现为不脱离客观事物形象思维方式的积淀，有研究认为，中国是形象思维的故乡，《周易》是形象思维的产物，中华民族较早地从神话思维发展到古代文明思维，至中国传统文化体系形成时，想象和形象性构思已是其中的实在因素。中国文化的第一个盛期之后，各种文化形式如哲学、医学等，都经过了以形象思维为主导的思维道路；我国古代各时期的科技发明、创造，都没有经过形式逻辑和科学实验的思维之路，而是实践者对劳动工艺经验表象的加工形成新的思维火花创造的。中华民族在长期的实践中逐渐完善了形象思维模式，并通过以形象思维为主导的思维桥梁创造了整个中国传统文化。

4. 特色性

特色性是传统文化的第四个特征，也是最重要的特征。世界文化因各种传统文化而丰富多彩，各种传统文化也因各自的特色在世界文化大花园中争奇斗艳，因此，特色性是传统文化的突出特点之一。

在世界文化中，传统文化的种类多不可计，但每一种传统文化又都有自己的特色，没有特色的文化，不可能成为传统文化。但是并不是所有的传统文化都具有代表性，中国传统文化是世界文化花园中最绚丽的鲜花，也是非常具有活力的传统文化之一。它不仅支撑了几千年的中华文明，而且为世界文明的进步注入了巨大的活力。中国传统文化是世界上非常具有特色的传统文化之一，是世界东方文化的代表。除中国传统文化外，东方文化中的印度文化、日本文化等也有自己的特色。西方也有属于它们的传统文化，古希腊文化和古罗马文化应属于西方传统文化的范畴。各种传统文化都以自己的特色而跻身于世界文化的大体系中。传统文化的特色主要表现在思维模式的特殊、文化内容的特殊和文化风格的特殊。

传统文化的特色还体现在创造文化的思维模式上。世界文化之所以各式各样，一个重要因素是不同民族在不同客观环境中所选择的思维方式方法不同，其思维的产物——文化，可以表现出不同的特色。中国传统文化最突出的特色是特殊思维，爱因斯坦曾有一个不解之谜，他说西方科学依靠形式逻辑和科学实验创造了整个西方近代科学，中国的先哲没有走这两步，奇怪的是，中国的古代科技发明都创造出来了。中国传统文化所体现的不脱离客观事物形象的思维是其特色的根本，而亚里士多德的形式逻辑是古希腊传统文化中形成的思维方式。思维模式的特殊是中国传统文化特色的集中体现。

文化内容是指文化本身所体现的思想、观点、理论等，各民族在特定的自然、经济和社会环境中，运用不同的思维方式，创造了各具特色的思想理论和科技成果。例如中国传统文化的中医学和西方文化的西医学，都关注和阐释人体和疾病，都要认识人与自然的关系，但是中国传统文化的人体观、疾病观与西方医学的人体观和疾病观迥然不同，中国传统文化把人体看作一个动态有机体，善于从机体在活动状态下表现于外的信息，寻找内部的功能联系，从而建立有机动态人体观和疾病观；而西方医学把人体看作自然物，努力从内部结构把握人体，从而建立了构造性人体观和以机体实质改变为依据的疾病观。因此，文化内容的特色性是传统文化的又一重要标志。

文化的风格是文化内容和形式所体现的一贯性文风和格式。传统文化形成的年代、环境以及文化主体认识事物的角度、心理趋向等各种因素的不同，使传统文化表现出多彩的风格，从而形成相互区别的特色。例如，中国传统文化的文学风格，完全不同于同时代的西方文学，也不同于现代文学，中国的唐诗、宋词可以写景寓情，而西方文化的诗歌却以叙事议理为风格；中国古代的神话传说多表达人们如何顺应自然和从大自然得到恩惠的愿望，而西方古代神话多表达人们了解自然、征服自然的愿望；中国画与西方的油画虽都在画人、画景、画物，但艺术风格却完全不同。

（二）中医药文化的传统性

中医药文化的传统性是最突出的特性，在现代科学文化环境中，中医药文化以其独特的形式存在着，并发挥着特有的作用。

中医药文化突出表现了中国传统文化的民族性。其一，中医药文化是以汉民族为主体的中华民族的思维结晶。汉民族是世界上几个古老优秀民族之一，他们不仅勤于实践，亦勤于思考，中医药文化正是中华民族在长期的同疾病做斗争和寻求健康长寿的实践中，经思维创造的民族文化。其二，中医药文化是以汉民族语言和文字为载体的文化。中医药文化中的理论、学术思想等，均以汉语言文字的形式保存下来，并传给后代；中医药文化的许多内容通过民间借助古代汉语口耳相传的途径存在于社会文化的环境中。其三，中医药文化鲜明地反映着汉民族的心理特征。中医药文化不论是认识和解决医学问题的思维方式，还是对于疾病的态度，对于健康长寿的愿望等方面，都充分显示了汉民族积极向上，向往美好的心理趋向。其四，中医药文化在寻求健康之路的实践中密切结合日常生活和生产劳动，充分体现了汉民族的生活习惯。

中医药文化在中国传统文化的环境中世代相传，是典型的世代传承的文化。其一，代代相传，从不间断。中医药学形成体系以前，先民们同疾病做斗争的经验，以及寻求健康长寿的思考，以口耳的形式代代相传；中医药学形成体系后，中医药医疗活动形成了专门的职业，中医药文化一直是中华先民治病养身的武器。其二，家族传承。中医药文化的世袭性在中国古代文化中表现得尤为突出，古代许多挂牌中医药人打出了"中医世家"，数代"祖传中医"的牌匾。其三，师徒传承。跟师学技是中国古代文化传承的一个重要形式，中医药文化在古代亦主要依靠这种形式传承，中医药发展史上许多学术流派的形成和继承，亦主要依靠师承关系完成。

中医药文化在现代科学文化之林中竖起的一面传统文化的大旗，与现代科学文化形成鲜明的对照，表现出传统科学的特色性。其一，形式多样。中医药文化存在于中医药学的理论之中，存在于中医临床的诊治技术之中，存在于中医临床活动过程的医患文化交流之中，还存在于人们的日常生活之中。其二，范围广泛。中医药文化是中华民族全民的文化，古代时期上至皇帝、皇家贵族，下至平民百姓，无不关注中医药，无不希望了解中医药；特别是古代文化人、宗教人士，都不同程度地了解中医药学的理论和技术，可以说，中医药文化是中国古代文化环境中流传最广的文化形式。其三，思维方式特殊。中医药学之所以表现出特殊的文化形式，主要是古代中医药人在认识和解决医学问题的思维中，经过了与现代科学文化完全不同的思维道路。

第三节　最具活力的中国传统文化

一、中医药文化在中国传统文化中的地位

中医药学是唯一存活下来，并在科学发达的今天仍然有效地服务于社会的中国传统文化，也是唯一拥有系统理论和实践体系有机结合的中国传统文化，是最优秀、最有活力和最具代表性的中国传统文化，因此，中医药文化在中国传统文化中占有非常重要的地位。

（一）最优秀的中国传统文化

中国古代创造了许多科技发明，为世界文明做出了不可磨灭的贡献。中医药文化不仅创造了关于人体和疾病"是什么"和"怎么样"的系统理论，而且形成了关于诊断和治疗疾病的实践体系，充分显示了最优秀的中国传统文化的地位。

其一，中医药文化把人体作为独立的认识对象，对人体及其疾病做实际观察，完成了一门自然文化所必须具备的关于认知对象"是什么"和"怎么样"的理论，即以藏象学说、病因病机学说和辨证论治理论为基本内容的中医基础理论。

其二，中医药文化在形成和发展的过程中，不断吸收中国传统文化中的优秀成分，使中医药文化表现出极大的活力。例如，中医药学在升华理论的过程中，成功地利用中国古代哲学思想，把阴阳、五行学说以及气一元化理论引进中医药学本质和联系问题的思考中，一方面，中医药活动为中国古代哲学提供了广泛的实践基础；另一方面，使古时中医药人最大限度地准确把握了认识对象。

其三，中医药文化始终把自然和人体的生理、病理变化作为认识事物的直接依据，作为诊断和治疗疾病以及探索养生保健方法的依据；中医诊治讲究因时而异，因人而异，因地而异，认为患者机体的实际情况，疾病的变化是辨证论治的根据；中医药学反对在诊治中拘泥于一法一方的僵化思维，认为临床思维不从实际出发一定会贻误病机，必有害于医道。

其四，中国历代医药学家都具有深厚的中国传统文化造诣。《内经》时代的名医没有留下多少姓名，自扁鹊到张仲景，从唐代孙思邈到金元四大家，从清代吴鞠通等温病大家到张锡纯等，他们都是中医药文化著名的创造者，同时又都拥有深厚的中国传统文化功底，是中国不同历史时期的文化名人。

其五，中医药人在认识和解决医学问题的思维中，选择了最恰当的思维方式。在中医药文化形成和发展的时代，由于社会生产力水平低下和社会知识总量有限，人们还不可能主要依靠抽象的逻辑思维把握客观世界，中医药从业者选择了以不脱离客观事物形象为主导的思想方式，通过司外揣内、取象比类的思维方法实现对事物的理性把握。形象思维是人类思维发展史上早期和中期文明思维的主导思维模式，是人类认识客观世界的常用思维方式之一。

（二）最具活力的中国传统文化

中医药文化不是一个自我封闭的文化，它以临床疗效作为检验理论和诊治的根本依据，不断吸收环境文化的营养，使中医药学在解决医学难题的过程中不断得到发展，表现出极大的活力。

其一，中医药文化坚持实践是检验理论的标准。中医药学的基本理论和临床的理、法、方、药理论，都是对实践经验升华而形成的，并在医疗实践中受到检验。中医药学是一门应用性科学，实践效果是中医药学的灵魂，古今中医药人始终坚持临床疗效是检验一切理论的标准。在认识和解决医学问题的实践中，古今中医药人始终以中医理论作指导，在诊治疾病和健康咨询服务中，仍然以中医理论为指导。但是施用的理论恰当与否，临床诊断、治疗正确与否，都将在实践的效果中受到检验，理想的疗效需要总结经验，不理想的疗效必须反思，总结教训。

其二，中医药文化不断从环境文化中吸收营养成分。任何一门学科都不可能脱离一定的文化环境而独自发展，中医药学在古代始终处在中国传统文化环境之中，并不断地从中吸收营养成分，从而使自身不断地得到发展。哲学思想是中医药学吸收最多、作用最大的营养成分，其中关于与自然的关系、社会心理、思维方法等思想的形成都离不开中国古代哲学，如中医阴阳、五行学说，人与天地相应理论的萌发、形成和发展，都是吸收中国哲学思想成分的结果；又如中国古代儒家、道家、佛教三家理论中的许多优秀思想也是中医药学吸收的对象，中医药学关于治未病、养生、强身和修身养性等学术思想的形成和发展，与上述思想有着密切的联系；再如，朱丹溪的"阳常有余，阴常不足"理论的形成，充分吸收了宋代大理论家朱熹的理学思想。古代天文观测和历法研究成果是中医运气学说形成的客观依据。古代语言、文字、文学研究为中医药学的发展，为中医药学术思想的传播，为中医药诊疗技术的流传提供了最适宜的文化载体。

其三，与其他文化相比，中医药文化存活时间最长。在中国古代长达数千年的历史长河中，中医药学一直为保障中华民族的繁衍昌盛，为增强中华民族的身体素质做出了不可磨灭的贡献。自明末清初以来，西方科学文化带着西方医学涌向中国，在如此强大的文化冲击下，唯有中医药学没有像其他传统自然文化那样被淘汰、被淹没，顽强地在自己的阵地上发挥着特有的作用。二十世纪中叶以来，尽管中医药学遇到来自多方面的不理解、冷落和排斥，但是，中医药学的疗效，在许多方面解决临床疑难问题的特有能力，是其生命活力的体现。中医药学没有被西方文化所冲垮，也没有被现代医学所代替，它还将在解决未来医学难题的实践中显现自己特有的魅力。

（三）最具代表性的中国传统文化

中国传统文化源远流长，历史悠久，特色鲜明，中医药文化集中体现了中国传统文化的特色，是中国传统文化的典型代表。

其一，中医药文化将中国古代社会文化和自然文化有机结合起来，运用于医学问题的认识和解决，使中医药文化成为中国传统文化中唯一具有自然和社会双重属性的两栖文化。中医药学的对象是人，而人具有社会和自然的双重属性，自然环境的不良因素可以通过人的自然属性作用于机体，使人的机体生病；不良的社会因素，如强烈持久的郁闷情绪刺激可以成为许多疾病的病因，因此，疾病和健康也具有自然和社会两种属性。中医药人在认识和解决医学问题的过程中，一方面要注重人的自然属性，按自然规律诊治疾病和保护健康，并总结经验升华理论；另一方面，又要注重人的社会属性，按心理活动的规律诊治疾病和维持健康，并总结经验，升华理论。可见，中医药学把自然和社会的两种文化有机结合于医学活动的实践中，充分显示了中医药学双重文化属性的特点，也充分体现了中医药文化所具备的中国传统文化代表性。

其二，中医药文化全面体现了传统文化的特点。中国传统文化在内容上突出人本主义，在理念上讲究合和、圆满和中和，在表达形式上体现思辨性。中医药文化充分体现着中国传统文化的上述特点，中医理论的生命观、疾病观和治病理念以及养生理论中，特别强调人的因素，认为人秉天地之气生，人可以适应大自然的规律，人体自身也表现出极强的规律性，《内经》说："正气存内，邪不可干。"即使发病了，人体自身固有的卫外功能可以驱病邪外出，而恢复健康；治疗的本质是辅助机体驱邪，治疗过程要充分调动机体的自我调节、恢复能力，中医养生理论更注意调动人体自身的积极性，强调以"治未病"为主的预防原则。中医理论在阐述医理时也体现追求合和的文化风格。例如，藏象学说非常强调五脏之间相互滋生和相互制约的关系，在治疗选药配伍时强调药物功能的相互配合，体现了中医理论追求合和、圆满的风格。中和思想在中医理论中处处可体现出来，如中医学认为人体本身就是阴阳动态平衡的体现，阴和阳两个方面都不可偏盛、偏衰。认为"阴平阳秘，精神乃治"，治病本是调理失衡的阴阳，而且主张"中病即止"，不能克伐太过。中医理论的思辨性，是中医理论没有体现抽象逻辑形式的重要依据，其根本原因是中医药思维方式没有经过抽象的逻辑思维的判断和推理。

其三，中医药文化充分继承了传统文化的思维模式。爱因斯坦在谈到中国古代思维方式时有一个不解之谜，他说西方科学依靠形式逻辑和科学实验创造了西方近代科学，中国古代的先哲们没有走这两步路，他不理解中国的古代发明和创造经过的是什么思维途径。的确，在中国传统文化形成和发展的过程中，确实没有形成以抽象逻辑思维为主导的社会思维模式，而是沿着人类思维发展的轨迹，充分发挥了形象思维的作用，形成了以形象思维为主导的社会思维模式。中医药学继承了传统文化思维模式的衣钵，在认识和解决医学问题的思维中，通过以形象思维为主导的思维方式，实现了对医学本质、联系和规律的把握。中医理论的基本单位却不是抽象概念，也没有形成它的定义体系，更没有可演绎的推理关系，但是，以想象和联想为表现形式的形象思维，却使古代中医药人创造了中医理论，如经络体系的形成，中药、方剂理论的获得，中医药人在临床上诊治活动的思考等，所有中医医学活动的过程都生动体现了以形象思维为主导的思维过程。

其四，中医药文化处处散发着中国传统文化的气息。中医药文化和中医医疗活动的各种文献、文件中，其文体、表述、语言、文字、书法等方面，处处都散发着中国传统文化的气息。传统中医药文献主要有经典理论著作、歌赋、医案、医话、医学杂记、医学人物传记等。中医药学的理论著作如《内经》与《周易》《论语》等古典文化著作体裁一致，都体现着论文集的特点；诗词是古代文学著作的重要内容，中医药学有各种关于药性、功用、主治、汤头、脉理的歌诀，民间还流传关于中药的谜语、对联等。中医药的歌诀、谜语、对联都是借助中国古代传统文学的形式达到传播中医药文化的效果；中医药人的医案、医话、医学杂文和医学人物传记，都以古汉语的格式书写，不少医学文献直接作为素材收入经、史、子、集中。中国传统文化文体表述的一个突出特点是，不同于西方理论著作那样，以抽象的逻辑推理形式表述，而是以对客观事物的形象联系的描述，阐述其深刻的道理，其常用的阐述方式，是将深刻而抽象的医学道理，寓于对个性事物的形象描述之中。中医药文化的文献语法结构与传统文化文体的语法结构完全一致，其文体结构特点是语句干练，词语生动，言语流畅。汉字书法是体现中国传统文化特色的一个重要窗口，古代文人都希望通过书法展现作品，展现文采，中医药处方是古代中医药人展现医技和文采的重要窗口，凡认真行医者，都刻苦习练书法，努力借助处方用汉字的优美书法展现给同行，展现给社会。

二、中医药文化在中国传统文化发展中的作用

由于中医药文化在中国传统文化中占有重要的地位，决定了它在中国传统文化发展中必然发挥着特有的作用。

（一）为中国传统文化提供了最广阔的实践空间

中国传统文化有两大特点，一是社会人文思想理论比较成熟，形成了具有中国特色的以人文哲学为核心的理论体系；二是古代科学技术比较发达，一直走在世界前列。

但是，中国传统文化也同时存在两个缺陷。其一是没有形成与社会人文思想体系相对应的实践体系；其二是与发达的古代科学技术不协调，没形成关于物质世界的构造性自然观，以及在这个自然观指导下的自然科学理论体系。中医药学却是例外，它不仅拥有完整的实践体系，而且有与之适应的理论体系。中医药学对中国传统文化的最大贡献是广阔的医药学社会活动为中国传统文化的哲学、伦理、宗教、文学等社会人文理论提供了最广泛的实践基础。

中医药医疗活动是中国古代哲学发展的客观基础。如果说，阴阳学说在《周易》中只是空洞的代名词，那么中医学阴阳学说则赋予它客观的实际含义，如中医学通过阴阳学说阐述具有对立关系事物的规律，可以帮助医家理清人体结构在内外、上下、表里的关系，帮助医家理解病理机制中虚实寒热的对立、依存和在一定条件下相互转化的本质；五行学说在中医学中的运用，并不仅仅说明中医学坚持朴素唯物主义的立场，而是深刻反映了事物之间相互滋生、相互制约的事物联系的规律，更说明中医药人的实践为哲学发展提供了广阔的社会空间；中医临床辨证论治的基本原则，是中国古代哲学辩证法思想在中医学中的体现。总之，中医药学中大量的哲学思想不仅反映了中医药学对中国古代哲学的依赖，同时也说明了中医药学的医药活动为古代哲学提供了客观空间和发展哲学思想的客观途径，为理解中国古代哲学提供了坚实的客观基础。

中医药从业者是传播伦理、道德观念的实践者。中国传统文化的伦理、道德思想极为丰富，是中国传统文化的重要内容，也是中华民族优良品质的文化体现。中医药人在从事医学活动的过程中，涉及许多伦理、道德问题，例如，传统伦理观念不允许医生们大量、公开地解剖人体，古代中医药人在维护人体完整的条件下，主要通过人体在活动状态下表现于外的信息，揣摩体内的生理、病理活动；又如济世救人的医疗道德思想在历代中医药人的医疗活动中得到充分体现。纵观中医药文化史料，每一个古今名中医、名中药师不仅技艺精湛，而且医德、医风高尚，他们是中华民族优良道德观念的实践者，在医药之道的行业内为发扬中华优良伦理道德树立了典范。

传统宗教观念体现在中医药文化中。中国传统文化的宗教流派主要有儒家、道家，佛教系国外传入，其宗教思想虽各有特长，但它们都与中医药文化有着特别的联系，主要体现在疾病

和健康观念方面，他们都主张以乐观的态度对待人生，以积极的态度遵守自然规律和以认真的态度治疗疾病。中医药文化广泛吸收了各派宗教思想中关于养生防病的理念，并把这些理念与中医药文化有机结合起来，使空洞的宗教思想在医学与健康问题的实践中发挥了积极的作用。

中医药人在中医药实践中应用了传统思维方式。思维是一座桥梁，是人们从实践到认识的必由之路；思维又是一座加工厂，人类一切认识、适应和利用客观世界的意志，以及目的和方法是这座加工厂的产物。我们的祖先运用中国传统思维模式创造了整个中华文明，创造了具有中华民族特色的优秀传统文化。古代中医药人完全继承了传统的思维模式，使它在中医药医学活动中发挥了特有的作用。中医药医学活动又为传统思维模式的发展和完善提供了客观基础。中医药人对人体结构及其功能活动的把握，是依据机体在活动状态下表现于外的信息，经形象思维揣摩体内的动态情景，如藏象学说、经络学说、病因病机学说等都是这种思维模式的产物；诊断疾病主要依靠这种思维方式把握病机，如感冒是风邪与正气相逢于肌表；治疗疾病的机制是针对动态的病机，因势利导，经形象性构思形成的动态治病方案，如针对大渴、大热、大汗出，脉象洪大的阳明经证，以白虎汤中的知母入里清热养阴，生石膏既清热又能引热外达等。纵观古代有名的中医药方，每一贴药方都可以使医者在大脑中构思出一副调理病机的生动画面。总之，中国传统思维模式在中医药医学实践中充分发挥了桥梁作用。

（二）极大地丰富了中国传统文化的宝库

中医药文化作为中国传统文化的重要组成部分，其大量的著作、文献丰富了传统文化的宝库；丰富而多彩的中医药社会活动为古代文学、历史提供了大量而生动的素材；历代中医药人发明的医疗工具，为中国古代科技增添了光彩。

中医药文化浩如烟海的各类著作、文献、医案等，极大地丰富了中华文库。从内容看，中医药著作可分为经典理论、医学杂文、医案、中医药人物传记等，仅中医经典著作流传下来的就几十种，各种经典问世以后，后人对经典的注解、注释则更为丰富；中医药的医学杂文有医语、医话、医案、札记等，为后人留下了许多医学经验、医学理论，丰富了传统文化的文库，丰富了社会文化生活，丰富了人们的思想；中医历代人物传记是中医药文化宝库里又一类珍宝。从藏书情况看，中医药类图书是各级藏书机构必不可少的内容；即使非中医药从业者的个人藏书也少不了中医药经典和方、药之类的书籍。

中医药文化是中国古代经、史、子、集的重要资料。医学、医疗制度和中医药学名家的资料一直是古代文化人关注的重点，无论是探索理论，还是写史著文，都必不可少地收集中医药活动资料，有的还直接讨论医理，或评论医术，或描述病情，或记载医案，记载中药药材。例如，《黄帝内经》的书目被东汉班固所编的《汉书·艺文志》收集；文集类收集有关草药的功用和主治、医书序言、医事诏书，以及食疗、养生方面的中医药文稿；各类史书都少不了中医药学和中医药事的内容，如《史记》《后汉书》《三国志》等，都载有医事活动、医学人物，就连稗官野史、地方志之类的史料，也少不了中医药文化和中医药活动的内容；经书论医药更为常见，《周易》论医之深可达医理、病因、养生；《诗经》发医、药家微言，抒心灵妙语，颂药言怀；其他如《周礼》《孟子》《春秋》等，都论及医理、记载医事。不仅如此，中医学理论对诸子的思想也有较深的影响，仅春秋战国时期的孔子、孟子、老子等，都对中医药文化有很深的造诣，他们不但研究医理、药理，并将对医理、药理的理解引用到哲理的论述中，有的甚至为人看病和开具治病的药方。

中医药文化是古代文学艺术的素材源泉。中国古代的文学艺术形式主要有诗歌、小说、戏曲和绘画等。中医、中药和养生活动是社会生活的重要内容，必然与反映生活的文学艺术发生一定的联系。古典小说多在情节中记述医事、描写病情和展现诊治经过，如笔记型小说《梦溪笔谈》中记述了许多宋代及其以前的中医史料；通俗小说《东游记》涉及生理、养生、胎教及病后调养；文学巨著《红楼梦》《西游记》为了情节的需要，多处描写诊病、治病的故事。中医医事活动也是绘画艺术的重要素材，如敦煌莫高窟的壁画中有医人诊病的画面，有抢救病儿的情景。诗词在反映生活，抒发情感时，也与中医药发生密切联系，例如，诗人屈原的诗常涉及中药药物，也阐述他的养生思想。他推崇道学，认为人应珍惜"精气"，心怀恬淡虚无，顺应自然，在《运游》中有诗道"保精神之清澄兮，精气入而粗而秽除"。其他如曹操、陆游的诗，以及关汉卿的戏曲等都论医道抒养生。文学艺术之所以把医药学及医疗活动、医药人物故事作为艺术创作的素材，是因为医药学、医疗活动是人们最关心的社会事务之一，而且中医药学可阐之理广泛，医事可述之事普遍，容易引起人们的注意，容易激起人们的共鸣。一般来说，文学艺术创作中，引用中医药学、中医医事的素材，有利于作品深化主题，有利于作品增加趣味性，有利于突出情节或刻画人物。

中医药文化是民俗文化必不可少的素材。中国传统文化的民俗义化主要涉及饮食、起居、养生、婚姻、生育等社会生活的诸方面，这些事物也是医药学讨论的重要内容，因此中医药学、中医医事活动和中医药人物必然成为民俗文化不可或缺的素材。饮食文化把饮食保健和食疗作为中心内容，而要使饮食文化达到最佳的文化效果，作者必须通晓中医理论，熟悉食疗方法，如《全上古三代秦汉三国六朝文》中，提到饮食论医的文赋就有4篇：《说汤》《食》《食箴》和《食忌》，每一篇中都详细论述饮食与健康、疾病的关系，介绍许多食疗的方法。酒文化是我国古代民俗文化的重要内容，许多文人都在自己的作品中论述饮酒与健康、疾病、治病的关系，还有许多文人描写饮酒以后的心理感受。此外关于起居、住所、服饰和容貌的文化作品中，亦有处处涉及中医药的现象。认为人们在调节起居、寻找住所、选料裁衣和修饰化妆时，都必须以适宜人的生活、有利人的健康为原则。

为传统科学技术添光彩。中医药学不仅在理论和临床方面为繁荣传统文化做出了突出的贡献，古代中医药人在长期同疾病做斗争的过程中，也创造了许多科技发明、发现和创造。例如，被誉为中国古代第五大发明的人体经络学说，数千年来，它一方面为中医临床诊治提供了理论依据，另一方面由经络而引起的研究绵延数千年，至今仍是中外生命科学研究中一个不解之谜；宋代王惟一铸造的针灸铜人名扬世界，是中国医药文化的珍宝；针灸针的发明、改进和应用为世界科技中增添了光辉的一页，特别是针麻技术的发明与应用，是针灸技术的亮点；其他如炼丹技术开创了我国古代化学的先河，中医正骨小夹板固定技术、金针拨障技术等，都是古代中医药的科技发明和创造，这些发明、创造不仅有效地配合了中医临床，创造了无数诊治奇迹，同时为中国传统科技发明增添了光彩。

（三）为研究中国传统文化提供了最生动和现实的资料

中国传统文化是中华民族对数千年社会实践的理性反映，为繁荣世界文化做出了突出的贡献。中国要走向未来、走向世界，必须弘扬民族文化、弘扬中华优秀传统文化，而做到这些必须首先研究传统文化，中医药学和中医医学活动是最具代表性的中国传统文化和传统文化活动，可以为研究中国传统文化提供最直接、最现实、最生动的第一手资料。

其一，中医经典著作及历代学术思想资料和临床文献浩如烟海，可为研究中国传统文化提供丰富的古代文献资料；其二，历代中医文献的字里行间记述了古代中医药人认识和解决医学问题的思考过程，为现代人研究传统文化思维本质、特点和规律提供了可靠的资料；其三，在现代科技活动中，还有一个中医药群体仍然在运用中国传统文化的知识认识和解决医学问题，并且创造着客观效益，这是"活"的中国传统文化的社会实践，为中国传统文化研究提供最直接、最现实的第一手资料；其四，中医药学的存活和中医医疗实践为文化学研究提出一个新课题，即具体学科与环境文化的关系问题：传统文化在现代科学文化环境中能否生存、中国传统文化与现代科学文化环境的关系问题等。这些都可以为现代文化学研究提供最现实的资料。

第六章 中西医药文化的殊途异道

在我们国家为什么有中西两种医学长期并合法地存在，在我国社会健康文化生活中为什么有中西两种医药文化并存的现象，同一个健康和疾病问题为什么有中西两种医学解释、有两种技术体系等，这是人们在寻求健康中都在思索的问题，因为人们在遇到健康和疾病问题时，需要选择利用哪种医药文化指导自己的行动。因此，有必要从人类文化发生和发展，从中西文化的不同的视角，帮助人们寻找中西医药文化同题异解的文化渊源。

关于中西文化的形成，爱因斯坦曾在给他的朋友斯威策的信中不解地说，西方科学的发展是以两个伟大的成就为基础的，那就是希腊哲学家发明形式逻辑体系（在欧几里得几何学中），以及通过系统的实验发现有可能找出因果关系（在文艺复兴时期）。其实，中国的贤哲没有走上这两步，那是用不着惊奇的。令人惊奇的倒是这些发现"在中国"全部做出来了。西方文化的本质和发展规律已被哲学认识论所揭示，中国传统文化是怎样形成和发展的，本章将通过比较两种文化的起源和发展过程，寻找它们的分界岭，探索两种文化殊途发展的规律，揭示中国传统文化的本质、特点和规律，为开启中医药文化的奥秘铸造一把钥匙。

第一节 人类文化的起源与中西文化的源头

为了寻找中西文化不同发展的原因，有必要利用人类学、考古学，寻找人类文化的起始状态。

一、人类的原始文化

（一）人类起源与文化

人类的诞生是地球上的一件大事，人类的一切从此开始。

1. 人类的起源

人类的诞生对地球上生物的进化、发展是一个偶然的现象。在人类出现在地球上以前，经过哺乳动物、爬行动物等的进化，无法考证是哪一种类人猿，获得了什么遗传基因，在什么样的条件下，跳出了高级动物的圈子，向着智人的方向进化。对于人类来说，这是一种伟大的生物进化，如果地球上的生物进化没有发生从猿到人的进化，人类的一切都不可能发生。

人类的诞生对于地球确实是一件非常事件，在此之前的若干亿年，地球遵循着宇宙的规律运动着，可是人类自从获得了主动认识客观世界的能力的近万年来，特别是近三百多年来，人类的努力使地球发生了某些本不情愿发生的微细变化，因为地球并不"欢迎"这些变化，地球并不需要人类的存在。但是人类需要这个地球，人类离不开地球，人类也不希望地球发生不利于人类自身生存的变化，因为地球的某些微细变化直接关系到人类的健康。人类在寻求健康的行动中，认识地球，认识大自然，认识生存的环境等，认识一切与人的机体生命活动相关的客观事物。

中医药文化研究不需要追究人类起源的时间，却需要思考人类曾经经历过怎样的苦难，这些苦难对人类机体的进化可能产生怎样的影响，这些影响对认识人类今天和未来的健康问题有什么参考意义等。如果说人类在近万年以前才开始主动认识客观世界，那么可以推断，从一万年向前推至人类诞生的几十万年间，人类完全没有主动支配自然事物的能力，完全被动地生存于天地之间，在那几十万年间，人们食饮无度，饥饱无常，水谷不熟不洁；人们寒暑无避，冷暖不得；人们又终日生存于恐惧的心理环境中等。恶劣的生存、生活环境严重影响着人们机体的正常生理活动，疾病和早衰给人们机体的遗传留下了痕迹，而且这些不良的人体遗传痕迹不断积累，还是到了人类发现了火的利用，掌握了种植技术，人的机体在不断改善生活条件的前提下，逐渐获得了机体自我抗击疾病能力，并且遗传给后代。人们今天的机体上存在的发病基因和抗病力的基因，都与人类进化过程的获得性遗传有关。

关于人类诞生的标志是什么，即人类脱离动物界核心的标志是什么，多年来有多种说法，有一种观点，认为以能创造和利用劳动工具为标志，但是许多灵长类动物，如黑猩猩会选择石块砸破核桃壳，选择石块就是创造和利用劳动工具，因此，利用劳动工具不应成为人类诞生的核心标志。另一种观点认为，思维是人类诞生的核心标志，这种观点也难以成立，思维是用脑反映事物，人们常常见到许多动物能识别人的表情，根据人的表情决定它对人的态度，还有的动物会运算十以内的加减算术题等，因此，拥有思维能力也不能成为人类诞生的核心标志。还有一种观点认为，能给客观世界打下人类智慧的烙印，是人类诞生的核心标志，其实不只是人的劳动可以给自然界留下智慧的烙印。人类诞生的核心标志是人类可以创造和利用文化，这才是人类区别于动物、脱离动物的核心标志。除人类以外的其他生灵是不可能创造出具有社会意义的文化的。

中医药文化研究讨论人类诞生的意义，在于如下几点：有利于寻找医药文化发生的源头，在人类文化的起源中寻找医药文化萌发的迹象；从推测人类诞生后的生存、生活状态，寻找人类疾病发生和变化的初始状态；从文化与地域、种族的关系寻找中医药文化民族特质的最初萌芽。

2. 文化的起源

在人类诞生以前，这个地球上本没有文化。人类诞生以前的几十亿年的地球从来没有文化。因为文化只属于人类，地球上只有人类可以创造文化，人类的存在、生存、生产和生活是文化起源的根本。我们可以从如下几个方面阐述人类的社会活动与文化起源的关系。

文化与人的社会活动有直接关系。文化是人对自身社会活动的反映，没有人类为生存、生活和生产而发生的活动，人类的大脑也不会受客观事物的刺激而活跃起来，说明文化本是人类社会活动的产物。

文化的起源与人脑的思维密不可分。思维是桥梁，思维可以将人类的社会活动转化为文化。类人猿及其他动物虽然有简单的思维，但是它们的思维成果或产物不可能转为社会性知识，如人可以将某种草能祛头痛的认知，借助表情或肢体动作传达给别人，别人再传给另外的人，久而久之便成为社会性的知识，其他动物则不可能。

人类的诞生创造了文化的载体。文化的存在和流动必须有文化的载体，文化的载体是承载文化的有形物体、图案、标记，或从人体发出的信号等。有形的物体上留下了人类智慧的痕迹；图案是人们对客观事物形象的象形描绘；标记是人们为了记载或传递某种信息而做的；从人体发出的各种信号，如表情、肢体动作、声音等，不同的表情，不同的肢体动作，不同的发音音调、长短、高低等，都承载着不同的含义，传达不同的信息……所有关于文化的载体都是人的智慧创造和体现。

人们的创造和对客观世界的认知可以传达到社会。文化的典型特征是社会性，社会性的含义是人的活动，人们以个体为单位从事生存、生活活动，个体在活动中创造的劳动成果，以及对客观事物的认知，也在社会活动中传递出来，或展现出来，被他人所用或对他人的社会活动产生影响。

3. 人类有了文化

人类开始有了文化，这是人类的一件大事，也是地球上的一件大事。其一，自从有了文化，人类开始创造和利用文化，强化了优良的进化基因，为人类走向精神文化启蒙准备了基本条件；其二，人类有了文化，就开始了适应和利用自然界的征程，开始了创造生产力的劳动，尽管那时的劳动还非常简单，收获非常少，但是已开始了属于人类在地球上创造的生产力；其三，最初创造的文化与现在的文化完全不同，无论在内容和形式等方面都非常简单；其四，早期人类只能创造和利用物质文化，例如，考古研究发现，远古人用过的石块上有敲打的痕迹等；其五，人类的诞生使人体也开始有了属于人类的疾病，有病的人与有病的动物不同，态度不同，动物有病在身，无可奈何，人们虽然还不知道主动认识疾病，已开始想办法摆脱疾病，考古发现的远古人用过的砭石，则是当时人们为了摆脱疾苦创造的物质文化；其六，人类最初创造文化的效率非常低下，文化的发展速度非常缓慢。

4. 有精神活动，无精神文化

人类从脱离动物开始就有了属于人类的精神活动，但是现在的人们无法找到当时人们精神活动的第一手资料，因为精神活动是心理活动的外在表现，人的机体如果已不存在了，生命也不存在，其精神活动自然无踪无迹。因此，当时人们的精神活动不可能以文化的形式存在于人们的社会活动之中。我们的医药文化研究需要大约知道人类最早的精神活动的基本情况，因为人的精神活动与健康及疾病有着密切的联系，欲探究人的不良情绪的激发机制，以及不良情绪对人机体正常活动的影响，本研究试做推测如下。当时人们的精神活动主要有恐惧、愤怒、痛苦、狂躁等，偶尔也有快乐，这些精神活动表现出与现代人完全不同的特点。心理活动表现直接，真实而不虚假，不会伪装；粗野而不细腻，弱者败强者胜；情绪状态转移快而不易久滞于身等。这些粗野的精神活动可能从两个方面关系到人的健康，强烈而持久的不良情绪可能影响人体的正常生理活动，现代人的不良情绪对人体的负面影响与人类早期的精神活动有关。

（二）原始思维及思维的发展

讨论文化必然涉及人的思维，因为思维是桥梁，人的思维活动是将人的社会实践转化为文化的必由之路。

1. 人类思维的原始状态

思维是人的基本功能之一，人类从脱离动物界时就开始了属于人类的思维活动，其最初的状态表现出如下特点：其一，是思维活动相当简单，思维过程相当短暂，思维认知程度相当浮浅；其二，是当时人们的记忆时间相当短暂，记忆时间短暂则很难将客观事物的联系在思维中把握到；其三，是没有载体承载思维的结果，没有文字，没有分音节的发音语言；其四，是人类的思维难以体现出思维的个性特点，而是以思维的群体性为表现形式。

2. 原始思维开始的时间

人类思维的发生应当与人类的诞生同步，如果说人类的历史已经有70万年之久，那么人类的思维也有70万年的历史了。其根据有如下几个方面：第一，思维是人类创造劳动工具的必要条件，制造劳动工具是人脱离动物、迈入人类的重要标志之一，而人欲制造劳动工具，必须思考劳动对象的特点和用于制造劳动工具材料的特性；第二，思维是人类创造文化的桥梁，人类诞生的根本标志是创造和使用文化，而创造和使用文化的过程，就是思维对客观世界反映的过程，只有思维活动才能创造出文化，如寻找生存的山洞，打制有棱角的石头等，都需要思维把客观事物在思想中联系起来；第三，思维是人具备社会属性的前提，人脱离动物，进入人类社会的重要特征之一是人的社会性，人可以通过语言的交流表达对事物的认识和态度，思维活动是人实现社会交流必要前提，没有思维活动就不可能进行社会交往。我们不可能用实证的方法考证人类思维发生的具体时间，理论推理是我们研究思维起源的主要方法。

3.原始思维产生的条件

人类思维的产生是地球上生物进化的一个非常重大的事件，是人类诞生的关键性环节，那么在生物进化的数千万年间，是什么原因突然使一部分类人猿越出了动物进化的程序，发生了思维现象，从而改变了这类猿种的进化历程，朝着智人的方向发展？其一，大自然的刺激是激活大脑的直接因素。恶劣的自然环境如风、雨、雷、电、严寒、酷暑等直接威胁着类人猿，当它们的本能性动作难以抵御恶劣的自然刺激时，生存的欲望刺激着大脑的激化活动，由本能反映到主动思考，主动想办法；异类动物的伤害、侵袭等刺激着类人猿想办法更有效地躲避伤害或抗击侵袭。其二，良好的自然环境激发类人猿主动利用大脑，思考寻找适宜的生活环境，如寻找好的栖身地，想办法获得更多的食物等。其三，生存的基本需求刺激着大脑的开化。要生存就得找食物，而什么物品可食，什么物品不可食；什么食物好吃，什么食物不好吃；用什么方法得到食物，用什么方法获得更多的食物等，都需要用大脑。其四，社会交往。原始人群内人与人有许多信息要交流：劳动过程需要协调、分工、合作，获得的食物需要合理分配等，这些都需要人与人之间的信息交流。其五，人类具备记忆、语言、情感等心理因素。记忆是思维的必备条件，没有对事物的识记和回忆，就不可能在思考中把事物联系起来，不可能进行思考；语言是人们之间交往的信息载体之一，它使关于客观世界的知识和关于社会活动的信息得以社会化，为人们的思维提供材料；情绪、情感是人们对客观事物的主体体验，没有这种体验，原始人就不可能激发思考的热情，思维也无从产生。

4.人的思维与动物思维的区别

思维不是人区别于动物的唯一标志，许多高级动物也有简单的思维，也有一定的情感反应和一定的记忆功能，因为它们也有大脑。人的思维与动物思维的区别可从以下几个方面体现出来：其一，人类的思维具有明确的目的性，是为了生存，为了发展，为了争取更好的生存条件而进行思维活动；而动物简单的思维多出自本能反应，无目的性，个别动物简单的运算能力也是人工长期训练后获得的。其二，人的思维具有极大的自觉性和自控性，思维活动出于自愿的、可控的，即思考到什么程度为止，思考什么内容等都是人自己能把握的；而动物的思维是无序的，不自觉的。其三，人的思维有语言的参与，语言，包括无声的表情、肢体的动作等都是信息的载体，思维可以根据语言所载的信息直接进行思维加工；而动物的思维没有语言的介入。其四，人类的思维是社会性行为，在思维起源的时代，表现为一种简单的集体表象；而动物思维不具备社会属性。其五，人类的思维具有传承性，可以通过口耳相传，横向传达给他人，纵向传给后代，这是人类知识积累的基本条件；而动物的思维不具备这个特征。其六，人类的思维发展快，思维方式不断演变，方法多种多样，内容不断丰富，其思维发展的速度与人类知识的积累程度成正比；而动物的思维发展与人类相比近乎原地不动。

5. 思维发展的含义

发展有两层含义，其一是哲学意义的发展，是指事物质的变化、质的飞跃；另一层含义，泛指事物的变化。人类思维发展的过程中有量变，有表现形式的变化，也有质变的飞跃。

思维的发展主要体现在深度、表现形式及思维产物的质和量诸方面。所谓思维的深度，是指思维反映客观存在本质、规律和联系的正确程度。在原始时代的早期，人类的思维非常简单而浅显，只能对事物表面现象简单联系把握；在文明时代到来的前夕，社会处在神秘的神话时代，人类已开始主动认识客观世界，思维活动开始向事物的本质发展，表现出思维的深度；近代以来，科学和技术飞速发展，与人类思维的深入发展有着密切的关系。思维的表现形式是指思维活动本身所体现的某些特征，其思维表现形式的变化，记录着人类思维发展的轨道。思维产物的质和量是指思维活动所创造的精神文化的科学水平和人类知识总量。

6. 思维发展的动力

人类思维发展的根本动力来源于人的社会实践，来源于社会生产力发展的需要。具体表现在如下几个方面：其一，发展生产力的需要是思维发展的主要动力。人们欲获得更多的物质和文化生活资料，就必须发展生产，而发展生产的前提是正确把握客观事物的本质、规律和联系，实现这个目的的唯一途径是借助思维的桥梁，只有充分发挥人脑的功能，激发思维的活力，才能最大限度地正确认识客观事物，最大可能地做出符合客观规律的决策。其二，社会实践的需要是思维发展的重要动力。人们的社会实践千行百业，每行每业都有需要解决的问题，例如，一个患者的疑难杂症可以激活一个医生的思维，一个时期的医学难题可以激活一代医学家的思维，使一个专业群体的思维能力提高到新的水平。其三，求知的心理欲望是发展思维不可缺少的动力。在人类历史的发展中，确有无数的思想家、理论家在没有任何客观需求的情况下，凭着对真理、对知识渴求的愿望，长期处于思维状态，或独立思考，或与人辩论，从而推动了社会思维的发展。例如，以古希腊时期亚里士多德为代表的大批思想家的理性思索，在西方文化的发展史中起了非常重要的作用。

7. 思维发展的基本规律

就思维的表现形式而言，人类思维的发展呈现为由简单到复杂、由形式单一到形式多样的发展趋势；就思维的发展与人类社会发展的关系而言，人类思维的发展表现如下几个基本规律。其一，人类思维的发展同步于人类社会的发展，即人类实践的范围愈广，社会实践的层次愈深，思维发展的广度愈阔、深度愈深，每当人类社会生产发生质性飞跃的时候，也是人类思维发生深刻变化的时期。其二，思维发展的水平基本适应于人类社会生产力发展的水平。人类的任何思维都是在社会生产力基础上发生的，思维时刻在反映实践着的客观事物，因此，思维必须适应生产力的发展水平。其三，在少数特殊情况下，局部的、部分的群体或个体思维，可能暂时超前于社会生产力发展的水平，出现暂时的生产力发展不适应思维水平发展的局面。

（三）人类原始文化

原始文化，是人类最早创造的文化，推测原始文化的情况是为了寻找中西文化分道的迹象。

1. 原始文化的产生

所谓原始文化，是指人类在原始时代创造的文化，这是人类从无到有的文化，是人类第一个文化阶段，也是人类文化发展史上历时时间最长的文化阶段。

如果从文化发展的节点看，从现在倒推人类文化发展的节点，倒数第一个文化发展的节点，应该是从二十一世纪以来，这是人类文化极速发展的阶段，这个阶段只有二十多年的时间；倒数第二个文化发展节点是西方文艺复兴，这是人类科学文化飞速发展的阶段，这个阶段从文艺复兴到二十一世纪到来，历时六百多年；倒数第三个文化节点是世界第一个文化盛期，到西方文艺复兴历时两千年左右，这是一个值得深入研究的世界文化发展阶段；倒数第四个文化节点是人类文明时代的开始，到人类第一个文化盛期大约经历了三千年，这是一个人类文化大发展的阶段；倒数第五个文化节点，是距今一万年前新旧石器时代交替之际，人类开始精神文化启蒙，这个阶段大约经历了五千年，这是一个人类文化翻天覆地变化的阶段；倒数最后一个文化节点是人类的诞生，开始了人类创造文化的历史纪元，这是人类文化发展的第一个文化节点，从人类诞生至第二个文化节点历时大约七十万年，这个阶段产生了原始文化。

2. 发展速度最慢的文化

在大约七十万年里，人类艰难地挣脱动物的种种束缚，创造着具有人类特征的文化。他们学着寻找、制造和使用劳动工具，他们辨认各种食物，以群居的形式过着具有社会特征属于人的生活，由于观察力和记忆力的极度低下，他们认识事物的能力亦非常低下。例如，对于天空乌云密布和将要下雨这两个客观事物因果联系的认知，可能要经过上万年的过程才能成为具有社会意义的文化；再如火的利用，人类脱离动物后的前几十万年，可能仍然以食野果、生肉为主，从在森林火灾后的灰土里捡回烧熟的野生动物吃，到悟出火的用途，再到努力保存火种，再到人工取火，这样一个利用火的文化过程，可能在原始文化的后期阶段，原始人类经历了数万年的实践和思考。

3. 不分地域，不分民族的文化

在远古的原始时代，由于人类聚群而求生存，他们难以固定居住的地域，群居的人们又难以长期相聚，自然也难以凝聚和沉淀认识、适应和利用大自然的文化，尤其难以创造出反映群

居人们生存、生活特点的文化。人类创造具有地域、民族特点的文化必须具备如下条件。其一是群居的人们长期稳固；其二是群居的部落群体相对较大；其三是劳动收获较丰，有较强的能力克服生存、生活中的困难等。远古的原始时代，对于游走不定、群体不稳、生存力极为低下的原始人类来说，还没有能力创造出反映地域和民族特色的文化内容和文化形式。

我们在此分析原始文化不能划分民族的原因，对于寻找文化的地域和民族分歧的原因，具有十分重要的参考意义。

4. 被动认知的文化

原始时代的人类虽然脱离了动物，步入了人类进化和发展的纪元，但仍然处于被动认识和适应客观环境的阶段，还不知道主动认识客观世界，因此，这时的人类是处在蒙昧的认知阶段。人类在这个长达七十万年的蒙昧期是被动地认识客观世界，其文化属于被动认知文化。

原始文化的被动性特质主要表现是：不知道寻找事物背后的原因；不寻求客观事物的相互联系；不知道寻找使自身产生疾病和痛苦的原因，被动忍受着疾苦的折磨，不主动多方寻找摆脱疾苦的办法等。

5. 集体表象的文化

人类的原始文化不仅发展速度非常缓慢，其最大特点是表象性，即人们关于对客观事物活动的形象不是以个体的形象记忆为存在形式，而是以集体的认知表象为文化的存在形式，因为当时的人们还不可能把握到事物的某些抽象属性和抽象本质，没有关于事物量的认知和表示。

二、人类精神文化启蒙与中西文化分化的萌芽

文化的存在形式主要有物质文化和精神文化两种，我们今天能看到的只有原始物质文化，是在考古研究中发现的原始人劳动的痕迹、原始人创造的劳动工具等。人类的进步和快速发展靠的是精神文化，因为精神文化是引导人类创造高效生产力的必要条件。那么，人类的精神文化是怎样发生的呢？

（一）人类从蒙昧到启蒙

在长达数十万年的原始时代，由于社会生产力极度低下及人类感知、记忆和思维能力的限制，人类的精神文化一直处在蒙昧的阶段，而且发展的速度相当缓慢，大约在距今一万年的新石器时代到来时，人类才开始进入精神文化的启蒙阶段。

所谓启蒙，是相对于蒙昧而言，迈入新石器时代的人类，试图摆脱精神的蒙昧，开始认识自身生存的客观世界，从而创造了进入文明时代前的启蒙性精神文化。

1. 原始时代的蒙昧

蒙昧是指人思想意识的无知，不知道也不主动认识自身生存的客观世界，不了解，也不掌

握客观世界的本质和规律。原始时代的蒙昧主要表现有以下三方面。其一，不知道主动认识客观世界。原始人生存的自然环境非常恶劣，生活的社会环境极为简单，人们只知道为生存而寻找食物和躲避自然伤害，从不会主动认识自然的规律。其二，不知道积累知识。人们在社会实践中获得星星点点的知识，但不知道通过一定的形式积累起来，群体内的知识交流只能通过动作比画、表情变化或喊叫声等形式实现，而且只能在群体表象的短时记忆中保留。其三，不能利用文字。当时没有文字，更没有能力将已获得的知识连贯起来，对知识的利用处在即知即用即消失的状态之中。

2. 精神文化的启蒙

大约在距今一万年的新石器时代，人类的精神文化进入启蒙阶段，开始主动地思考大自然的某些规律和联系，尽管当时的思考是朦胧的、模糊的，但毕竟是人类主动面对大自然、面对社会、面对人体自身的开始，并且开始积累知识和主动运用知识，这就是精神文化的启蒙。人类原始时代的精神文化启蒙与西方社会在17世纪兴起的思想启蒙运动不同，前者是从蒙昧、无知到欲知的起始，后者是文明时代的思想解放运动。人类精神文化启蒙的标志主要体现在如下几个方面。

其一，开始思考人类自身的起源。人是从哪来的，是什么力量使人类成为有男、有女，能生育、能行走、能劳动的有灵魂的人等，太多的今天的人们认为不是问题的问题，却是先民们艰难探索思考的问题。在远古的人类世界，有着许多关于人类起源的传说，如中国古代有关于女娲用泥土造人的传说：女娲先用黄泥土捏成一个个小人，后来她又把草绳浸在泥浆里，拿出草绳后，泥浆滴在地上，也都变成了人，从此大地有了人类。在西方古代文化发祥地的古埃及，传说世界上第一个人是由哈努姆的神在陶器作坊里塑造而成的。基督教的《圣经》上说，上帝用五天时间创造了天地万物，第六天，上帝按照自己的形象用泥土捏成一个男人，叫亚当，又从亚当身上取出一根筋骨造了一个女人，叫夏娃，这两人就是人类的祖先。其他还有"自然产生"说、"月亮掉下"说等，这说明原始先民的思维已经开始寻求事物的由来，开始主动思考客观世界的"是什么"和"为什么"了。

其二，开始探索大自然的由来和活动规律。在大量中外原始壁画和古书记载的神话传说里有许多关于自然崇拜的内容，说明早在一万年前的新石器时代，人类就开始思考自身与生存环境的关系，开始认识到在自身以外，还有山、风、雨、雷、火等事物存在，并产生了支配自然，努力使自然顺从人的意志的愿望。

其三，开始不自觉地遵循自然规律。以磨制石器为主制造劳动工具，是新石器时代的标志，说明人类已掌握了一些石料的特性，能根据石料的质地选择石材制造工具；当先民发明箭的时候，已开始驯养狗、绵羊等动物了，说明当时的人们已经掌握了这些牲畜的习性；农业栽培技术的习练与掌握，说明新石器时代的原始人，不仅认识到哪些植物可以食用，而且掌握了可栽培植物的生长周期和生长习性，认识到季节、气候变化的规律。从上述情况可以看出，先民们对自然规律的认识是被动地、习惯性地遵守自然规律，而不是自觉地利用自然规律。

（二）精神文化启蒙的意义

从蒙昧进入精神文化的启蒙，是人类精神生活的一大飞跃，也是人类进化的重要里程碑，它使人类加速了文化发展的进程，其意义主要体现在如下几个方面。

其一，使人类启动了从必然王国走向自由王国的步伐。在旧石器时代末以前的蒙昧时期，人类几乎不知道主动认识大自然，始终在本能状态下抗击着大自然的伤害，消极地寻找着食物，在困苦中延续着人类的生存。而精神文化的启蒙，使人类开始主动认识大自然，主动适应大自然，试图按人的意志创造财富，从而使人的意志在同大自然的斗争和社会发展中发挥着越来越明显的作用。

其二，加快了人类文化的进步和社会的发展。精神文化的启蒙使人类加快了积累知识的速度，知识的增加必然促进生产力的发展，促进物质文化和精神文化的发展，从而推动人类社会的快速发展，只经历了大约五千年的时间，便使人类真正进入了文明时代。

其三，促进了人脑的发育，增强了人类的基本能力。在长达数十万年的蒙昧时期，人脑的思维功能始终处在极其缓慢的进化阶段。而精神文化的启蒙首先刺激着人脑的发育，有考古研究表明新石器时代的人脑重量明显重于旧石器时代的原始人，并且前额明显突出，说明人脑的生理发生着进化性变化，同时为人类心理活动的活跃提供生理基础，心理活动的复杂化也反过来刺激人脑的发育。

（三）精神文化启蒙的条件

人类精神文化在旧石器时代末和新石器时代初启蒙，是许多相关因素共同作用的结果。其中生产力的发展、挣脱困苦的欲望、记忆时间延长、思维能力的增强是不可缺少的条件。

1. 生产力发展的作用

以磨制石器为代表的劳动工具的普遍改造和劳动工艺的不断改进，使社会生产力水平不断发展，劳动收获的逐渐增多、社会经济条件的改善必然带来一系列的变化：人们身体的质量逐渐提高；社会人口也逐渐增加；先民社会生活的内容在不断丰富，社会实践范围在不断扩大等。社会生产力的发展，带来了原始人生存和社会生活的一系列变化。

2. 挣脱苦难的欲望

精神文化的启蒙需要精神的启蒙，而精神的启蒙又需要心理活力的支持。社会生产力的发展必然带来社会生活水平的提高，尝到生活甜头的人们刺激着心理活动趋向的变化，由原来的维持已有的生存、生活条件，到希望改善生存、生活条件。心理欲望驱动着启蒙中的人们的精神追求，尽管当时人们的精神追求与现在相比微不足道，但毕竟在发生着激烈的变化。

3. 思维能力的增强

人们的心理欲望多了，强烈了，自然环境和社会环境给人们提出的问题更多了，为解决问题而进行的思维更活跃了；社会交往更多了，内容更复杂了，生活的需要激发了人们思维的活力；人们希望获得更多的生活资料，希望大自然多一些利于人们生存、生活的适宜天气，希望人身体不要有疾苦，希望早日摆脱疾苦……所有这些心理欲望和生活需求，都刺激着人们思维的活力，刺激着人们寻找事物之间的联系。

4. 识记和回忆的作用

人类自诞生起就有了识记和回忆的能力，但是早期的记忆却极为简单且时间极为短暂，可能瞬间即逝。随着社会生产力的发展和人脑的不断发育，人们识记事物的时间逐渐延长，识记和回忆的能力不断提高，从而为积累知识和发展文化提供了主体的基础。

（四）启蒙文化的主要内容

当人类从野蛮和蒙昧渐渐走向启蒙的时候，人们对神秘的客观世界充满了幻想，欲望之心理埋藏着人们征服自然的动力，原始人们以崇拜之情表达对自然和社会力量的敬畏；借助想象和联想的翅膀，通过神话传说表达人们对世界和人类认知的解释；当人们把神话传说联系到实际生产和生活中，试图控制事物的发展，实现主宰周围事物的时候，巫术和巫文化便出现在人类文明到来的前夜。

1. 崇拜

在人类还不能理性地把握客观世界的时候，人们对大自然的力量充满了敬畏，对能给他们带来阳光、食物的太阳，以及身边的山川、江河等充满感激之情，对给他们带来灾难的洪水、雷电等深感恐惧，敬畏和恐惧心理复合酿成崇拜的思维，希望美好常驻人间。人们认为神具有无穷的力量，因此，一个个神的形象逐渐在原始人的观念中形成，成为当时人们顶礼膜拜的对象，仅古代中国民俗文化中就有五十多种被崇拜的神，例如，吉祥神中有福、禄、寿神，居家神中有灶神，自然神中有火神、雷神，动物神中有龙神等。归纳起来，主要有三类被崇拜的对象，即自然崇拜、英雄崇拜和生殖崇拜。

自然崇拜又有自然物崇拜和动物崇拜，前者主要有太阳、月亮、山、水、风、雨、雷、电等，人们祈祷一年四季风调雨顺；后者主要有龙、凤、虎、麒麟、狮、蛇等，人们祈祷凶兽不要伤害人群。吉祥神保佑人间平安，龙凤神保佑美满生活永驻人间。西方文化较多地展现出对自然物的崇拜，例如，太阳神是西方神灵崇拜的主要对象，有位文学家对太阳的歌颂反映了西方民族对太阳崇拜的程度，认为太阳是唯一的崇拜，是全能的使者，是自然的神明，是众星的中心，是气候之王，是生活中一切的帝王。

英雄崇拜是中西神灵崇拜的重要内容，中国神话传说中有伏羲、神农、女娲、巫彭、巫咸、仓颉等，他们都是教先民从事生产、生活等生存技能的英雄；西方神灵崇拜的英雄人物最多，如拯救人类、传送火种的普罗米修斯、创建雅典城邦的英雄忒修斯、完美英雄赫勒克拉斯等，他们都英勇无敌，并能战胜可怕的自然力。先民产生崇拜的思想基础是他们对诸如钻木为什么能取火、太阳为什么有温暖、雨水为什么能润田而致丰收等自然规律神秘的想象性解释，希望给人类带来好处的神灵永远不断地降临人间。

　　生殖崇拜在中西文化中有不同的表现形式，西方文化表现为对生殖器官的崇拜，分别将男、女生殖器的象征物蛇和莲花奉以崇拜，例如，树立自由女神的最早意义是生殖崇拜。而中国文化的生殖崇拜多演化为对始祖的崇拜，其图腾的形象多与传说中的始祖降世有关，中华民族中许多少数民族的图腾形象都有一个关于始祖的传说；对炎、黄二帝的祭祀以及对祖先和已故前辈的祭祀是汉民族生殖崇拜的体现。

　　中西文化崇拜的形式有着明显的区别，在自然崇拜方面，西方先民强调神灵降福的艰难，英雄同恶魔英勇搏斗，才使自然之神显灵，体现出西方人面对大自然的奋斗精神；中国先民的崇拜形式是祈祷自然之神降福，告诫人们不要触犯天神，否则将有天灾人祸。在英雄崇拜中，西方先民崇拜的英雄都是有血、有肉、有感情的人物形象，他们受了无数苦难才为世界争来了幸福；中国先民崇拜的神都是先知先觉，无所不能，崇拜的目的是祈求神的保佑。在生殖崇拜中，西方人向往着未来，歌颂生殖的伟大；而中国先民崇拜祖先，承袭古训，体现出尊古崇祖的思想倾向。

2. 神话传说

　　神话传说是先民在没有文字的条件下对历史的虚构反映，它通过人们的口耳交接，一代传向一代。历史学家研究神话的目的是追溯历史；文学家研究神话为了丰富艺术；文化学研究认为，既然神话是先民经大脑思考表述出来思想，我们为什么不可以从神话传说的表述中，寻找文明时代以前数千年间人类思维方式、方法的特点呢？

　　西方的神话传说以希腊神话为代表，最有名的是希西阿德的《神谱》，荷马的史诗《伊利亚特》和《奥德赛》，其主要内容是大自然的由来、神的产生及诸神之间的关系、天上的改朝换代、人类的起源等。中国的神话传说散在于我国最早的各类文献中，如《山海经》《公羊传》《诗经》等，不同于西方神话传说那样集中，其主要内容涉及盘古开天、女娲造人补天、神农尝百草、三皇五帝等传说。

　　从文化的角度看中西神话的区别，希腊神话反映出西方理性的觉醒和对理性的追求，神话传说所构思的世界，具有鲜明的理想性，而且具有超功利的特点，为真正的理性而构思，因此神话传说中事物之间的联系表现出清晰的逻辑结构。希腊神话表现出强烈地抗争环境、奋斗事业、追求快乐人生的人性，神话传说中的人物都正视周围环境，为争取自己的生存、幸福和快乐而艰苦奋斗。希腊神话传说中流露出西方人寻找事物必然联系的探索精神。中国神话传说则体现出浓厚的人伦情意，追求圆满，满足既得功利的思想，而极少表现出理性的思维。中国神话传说体现出努力顺应自然而生存的人生态度，如女娲只是去补天而不会想到查明原因去征服它。

（五）原始文化的高级形式——巫文化

在原始时代，自然界对于当时的人类是一个充满神秘和幻想的世界，客观世界的每一种刺激都使他们感到神秘。人们既想认识它，又找不到因果联系，因此，想象和联想事物之间的关系，再融入人们对于自然事物的态度，就形成了巫文化。

1. 巫文化的客观基础

巫文化的巫术与现时的巫婆迷信行为不同，后者明知其术为假故意充真骗人，而前者是人类认识进步的表现，是在当时生产力水平和认识能力条件下对客观世界的虚构反映，是积极认识客观世界的开始，有着必然的社会基础。

在原始时代，千变万化的自然力有时会给人们带来巨大的灾难，有时风调雨顺，又给人们创造了良好的生存环境，先民逐渐认识到在他们所生活的群体以外，还有一种他们支配不了的力量主宰着事物的发生和发展，他们向往能获得这种支配力。

梦境及梦中情节的感受和交流，使人们相信人有肉体和灵魂，二者是分离的，肉体可以劳动和休息，灵魂可以与熟人、生人、想象中的人、死去的人交流，可以与代表力量的神交流，并获得力量代表他们与鬼、与魔做斗争。

万物有灵观念是巫术和巫文化的思想基础。在原始时代末期，万物有灵的观念充满先民的思想，他们认为世界上的一切神都有灵魂，一切事物也有灵魂，神、物、人的灵魂，可以相互渗透、相互交流、相互影响。因此，神可以通过灵魂支配人的感知，也可以支配物的灵气，神的力量可以降福于人，也可以降灾于人，人经过神的指派可以与神交往，代表神施展力量。

2. "巫"的由来

西方文化关于巫术的记载不多，中国文化比较丰富。关于"巫"字中的"工"的含义，《说文》认为与工匠的"工"同义，其实，"工"是通达天地之意，上边一横表示天，下边一横表示地，中间一竖意为能通天达地。能通天达地的人有两个，一个是重，一个是黎，重统管通天之事，黎统管达地之事。重和黎都是传说中的华夏始祖皇帝之一颛顼的两个孙子。相传在颛顼之前，巫术很普遍，人人都要与神交往，人人都可以与鬼打交道，人人都可施展巫术。颛顼认为神、鬼不是人人都可以交往的，而且这样下去部落首领将难以管理民众，就来一番整顿，隔绝天地的通路，不让人人都可通神达鬼，只命他的孙子重统管通天之事，命另一孙子黎统管达地之事，此为帝命之大巫。后据《山海经》记载，灵山有十大巫，即巫咸、巫即、巫盼、巫彭、巫姑、巫真、巫礼、巫抵、巫谢、巫罗，其中巫咸和巫彭较有名。巫中有男女之别，女为巫，男为觋。他们以行巫术为职并得到部落首领认可，得到部落群体拥戴者为巫师。巫师的权力很大，有与部落首领合为一职者，既为巫又为首，掌管所有大事；也有经过分工的大巫师，主要有通天神的，有管鬼、怪之事的，有管人的劳动和生活之事的，还有管生育之事的等。

3. 巫术的形式

巫术的基本形式是交感，即根据神、人、鬼、物之灵魂相通，通过对一事物的作用达到对相关事物产生影响的目的。依灵魂交感的方式可分为顺势巫术、接触巫术和传化巫术三种。顺势巫术是通过事物的相似性想象事物的联系，通过模拟的手法，试图达到影响相关事物的目的；接触巫术是指物体（或人）接触过另一物体（或人），在中断接触后，通过对相关的物体（或人）施加影响，达到影响到另一被接触过的物（或人）的目的；传化巫术是通过神、鬼、人、物的信息动态交感，获得神的旨意、鬼怪的消息，以提示或显示人应当怎么办，如占卜、算命、看相之术皆属此。按巫术生效的积极与消极作用之分，可将巫术分为积极巫术和消极巫术，前者是通过巫术达到对人有利的目的，如巫师通过巫术请天神在干旱之时降下甘雨；后者是通过巫术指明禁止、忌讳，如为人占卜未来之事吉凶。

巫术与医药有着密切的联系，西方神话中有不少关于巫师为人除灾祛病的传说。中国远古医药与巫术有着直接的联系，有医源于巫之说，"医"字的古体字之一写作"毉"，"巫"是"毉"之形旁。从认识论的角度说，医药来源于劳动人民的社会实践，来源于同疾病做斗争的经验；从文化源头的角度说，医疗的形式和内容都与巫术密切相关。

利用巫术治病的主要形式有以下两种：祝由和占卜，以及兼用一些手法和药品。祝由，又称祝禁，分为语祝和禁术两种。语祝是巫师通过降神驱鬼的语言祝说，达到移情变气而治病的目的；禁术从图腾禁忌演变而成，通过展现一些禁忌的物品、事物形象，达到制止一些不祥之事发生的目的，如阻止一些病势的发展、截止某些疾苦的发生等。其他还有占星、占梦：占星术可通过日、月、星、辰的占卜，预测疾病的发展；占梦术可以通过对梦的解释，判断疾病的发展趋势。

4. 巫文化的作用

巫文化是人类文化发展史中重要的阶段，是人类从野蛮、蒙昧走向启蒙，走向文明的文化准备，因此，巫文化在人类文化发展中起着重要作用。

巫文化的出现，标志着人类认识能力的飞跃，说明人类已经开始从人以外的因素寻找人与大自然的关系，激励着先民探索大自然的热情。

巫文化的出现，使人类社会的文化结构发生了变化。在巫文化出现以前的近百万年间，人类只能缓慢地创造着数量有限的物质文化，以巫术和神话传说为核心的巫文化使先民原本寂寞的精神生活变得富有生机，并由此萌发着社会意识形态。

巫文化为文明社会的到来做了文化准备。甲骨文中大部分都是关于占卜、祭祀方面的文字，说明当时盛行的巫文化推动了中国汉字的发展；丰富的古希腊神话，促进了西方语言的发展，萌发了逻辑思维的社会思维模式。

巫文化发挥了"三母"作用。巫文化最大的积极意义在于它成为文明时代制度文化、宗教文化和古代科技文化三者之母。神权结合的巫政一体及神权等级观念为西方城邦国家制度，为中国古代的皇权政治以及文明社会秩序的建立提供了丰富的思想内容和思维方式、方法；巫术早期与宗教本是一体，只是宗教把巫术崇拜的对象局限化，把巫文化理论化、系统化了；巫术与医药学形成的关系最为密切，成熟的治病巫术，其祝由词中包含着丰富的对病因病机的认识，巫术实施时对病体的手法直接演变为后来的医术。中国古代医疗在巫文化时代的行医者就是巫师。

（六）中西文化分道而行的潜在因素

在世界第一个文化盛期，世界文化已经形成了中西文化分道而行的定势，冰冻三尺非一日之寒，中西文化的分歧必然在史前文化表现出来。

1. 语言和文字

语言和文字是思维和交流的工具，二者既是文化的两种形式又是文化的载体，文字的创造和运用是影响文化发展方向的重要因素。

从古希腊神话成熟程度和内容丰富的程度分析，西方先民较早地发展了有声语言，其言语特点是通过多音节语音的规定，表示事物的含义，叙述事物的经过和联系。虽然在距今四千多年以前的古埃及和古巴比伦，也出现了图形文字和象形文字，但一个字却有音符、意符和部首三个部分组成，而且表意性文字并没有存在多久，即被腓尼基人改造成楔形文字，又被希腊人改造成希腊字母，最后以拉丁字母为基础形成西方的拼音字母性文字体系。可见在西方的语言文字体系中，文字依附于语言而存在，语音是表意的实在因素，是第一性的，文字只是语音的符号，是第二性的。西方语言文字的这个特点是影响西方文化发展方向的重要因素。

中国文化的语言文字以汉语言和表意文字为代表，在古埃及创造象形文字的时候，我国已创造了比西方多得多的象形文字，而且其语言文字结构和运用方式远不同于西方。其一，汉字是一个文字可表示一个独立的意义，而不是由几个不同作用的文字组成一个词；其二，一个文字可以表示一个词，即单音词；其三，一个文字只有一个音节；其四，词的意义与文字的体形相符；其五，史前文化的汉字以象形字为主体，即象形文字基本上可以满足当时人们思维和交往的需要。

汉语言文字的上述特点，使中华民族的先民们在运用文字进行思维和表达思想时，表现出如下特点：其一，可以不凭文字的语音理解字义，若干个表意性文字线性排列，不读其音可解其意；其二，汉语言文字没有突出地表现出语音的第一性、文字第二性的特点，文字在语言的运用中具有表意的实在因素；其三，汉字的创始不仅早于西方民族，而且相当成熟，在创造文字的过程中充分发挥了形象思维的特点，汉字可以不依附于语言起到记事和交流信息的作用；其四，汉语言文字适应了神话传说时代以形象思维为主导的社会思维模式。汉语言文字的上述结构和运用特点，在中国传统文化的发展走向中起到了非常重要的作用。

2. 心理趋向的差别

中华民族与以古希腊为代表的西方民族在文化启蒙中表现出不同的心理趋向。古希腊神话流露出西方民族无畏于自然、无畏于困难的勇敢精神，崇尚经过奋斗才能得到幸福的进取精神，表现出追求真理的探索精神；中国文化体现的是崇古顺天的心理趋向，向往人世间的团圆，维护人与人的和谐。上述两种心理趋向不仅是中西启蒙文化区别的原因，也为其后中西文化走向融入了特定的基质。

3. 潜在的思维分歧

人类早期思维发展的规律是从原始时代的动作思维向形象思维发展，即由思维活动不能脱离自身活动的动作，向可以脱离自身动作，但不能脱离感知和记忆中客观事物的形象发展。中华民族的思维模式正是沿着这样的道路缓慢地发展着。西方民族的原始思维同样是动作思维，但是文化启蒙时代西方人语言发展的成熟，表意性文字的短暂，以及在神话中表现出的敢于创新、追求理性的心理趋向，显露出西方人在思维活动中脱离事物的形象，追求事物理性的思维趋势。

三、中西文化的源头

世界文化在距今三千多年前进入了第一个盛期，在这个盛期中，形成了东、西两种文化体系。东方文化以古代中国和古印度为代表，印度文化仅以宗教为著，最辉煌的还是中国传统文化，因此东方文化是以中国传统文化为核心的；西方文化是以古埃及和古巴比伦文化为始、以古希腊和古罗马文化为核心的欧美文化。

（一）西方文化的第一个盛期

中国称位于西方的埃及、巴比伦、希腊、罗马为西方。西方最早的文化始于古埃及和古巴比伦，但它们仅以文字、宗教、建筑和历法影响于欧洲，随后兴起的古希腊、古罗马文化却以其丰富的内容、辉煌的成就，成为整个西方文化的源头，直至影响到近代的文艺复兴。

1. 过程

西方古代文化起于两个古代文明的摇篮，即古埃及和古巴比伦。古埃及在公元前四千多年前就有了历法，一千多年后，建立了统一的国家，公元前十三世纪出现了图形文字，形成了以"法老"——太阳神化身为中心的原始宗教，创造了当时世界上最宏伟的建筑，如第四王朝的大金字塔是当时世界最高、最大的古建筑。古巴比伦文化亦始于公元前四千三百年前，当时已有苏美尔人建立了城市国家，公元前一千多年出现了图形文字，创造了发达的数学和天文知识，流传着以"吉尔伽美什史诗"为代表的文学作品，编出了法典。这两个古文明摇篮虽没有形成文化体系，却拉开了西方古代文化的序幕。公元前十一世纪，古希腊文化出现，成为西方古代文化的源头，与稍后兴起的古罗马文化共同完成了古代西方文化的构架。这种文化构架，是发展着的西方民族精神、意识、道德、思想、风俗的共同结晶，而凝聚形成的哲学、宗教、文学、艺术和科学等，构成了有系统功能的文化体系。西方民族正是在这种文化体系的支配下继续从事社会实践，创造着新的文明，发展着西方文化。

2. 内容

西方文化的内容是指西方文化在酝酿时包括的古希腊文化和古罗马文化，古希腊文化又可分为希腊文化和希腊化文化。

希腊文化主要有古希腊神话传说、古希腊文字、古希腊史学和艺术，古希腊哲学和科学。希腊化时代的文化主要有哲学和科学。

希腊神话故事的内容包括开天辟地、神的产生、神的谱系、天上的改朝换代、神的起源和神的日常活动故事等。文学方面的代表著作是《荷马史诗》，它由两篇伟大的诗歌《伊里亚特》和《奥德赛》组成，传说是位盲人荷马所著，反映了公元前十一至前九世纪希腊社会状况，涉及宗教、神话、历史及社会生活；悲剧是古希腊文学的又一重要内容，其中以埃斯库罗斯、索福克勒斯和欧里庇德斯三位伟大的悲剧作家较为有名，创作了大批的优秀悲剧作品。史学的发达为古希腊文化增添了光辉，希罗多德和修昔底德是两位伟大的史学家，他们的史学著作《历史》和《伯罗奔尼撒战争史》生动记录了古希腊的历史。古希腊的建筑艺术和雕刻艺术充分展现了古希腊人对美的追求和对美的歌颂，表现了西方人对自由的向往。

古希腊的哲学和科学是西方文化源头的核心，西方哲学和科学的许多观念、理论、方法等都是源于此，下面简要介绍几位重要代表人物及其主要贡献。泰勒斯及其弟子是古希腊第一批哲学家、科学家，泰勒斯本人在天文、数学、物理、航海、工程等学科方面，都有很深的造诣，他认为"水是万物的本原"，提出水、土、火、气是构成世界万物的基本元素；毕达哥拉斯提出"数是万物的本原"的哲学命题；赫拉克利特提出"火是万物的本原"；德谟克利特提出"原子"是一切事物的本原（这里的原子是哲学意义的原子，而不是近代物理学的"原子"）；柏拉图的"理念"论提出了"真实世界"的根本标志是不变的、同一的，不能既是此又是彼，这种思想是抽象逻辑的思想基础；亚里士多德的形式逻辑为整个西方文化奠定了思维方式、方法的基础。

希腊化文化是指亚历山大大帝东征而造成的古希腊文化在跨欧亚非三洲的大帝国产生巨大影响时代的文化，这是西方文化第一个伟大的科学时代，其标志是在这个时代涌现出大批的诗人、哲学家、物理学家、天文学家、数学家和医学家，把西方第一个文化盛期推向又一个高潮。以希波克拉底为代表的医学家提出了体液说，并在临床医学、生理学等方面做出巨大贡献，奠定了西方医学的基础；欧几里得几何学所创造的公理、推理等思维模式构成了西方文化严谨的逻辑体系；阿基米德的浮力定律开创了西方力学的先河。其他还有天文学的成就、哲学的发展等。

古罗马文化是在古罗马人征服了希腊以后，把希腊文化精神转换成政治统治形式，形成了以实用理性为特色的西方文化。古罗马文化看重人与人的理性关系；努力构建社会政治制度，追求法制建设。因此，古罗马文化的成就主要有：其一，罗马法所体现的自然法观念，强调人的自然性、理性、自由、平等、正义；体现所有权观念，强调个人财产不容侵犯；体现契约精神，为西方政治制度的建立打下理论和思想基础。其二，建筑艺术的突出发展，带动着雕刻和绘画艺术的发展。其三，古罗马的史学成就主要有凯撒的史学著作《高卢战记》、李维的《罗马史》、塔西院的《历史》，文学成就有西塞罗的拉丁散文和维吉尔的诗作等。

3. 精神

文化的内涵是文化本身所体现的基本精神，西方文化的基本精神是它的理性主义，这种精神体现在西方人认识、适应和利用客观世界的全过程，体现在西方文化人创造性思维过程和思想理论之中，主要表现在如下几个方面。

其一，纯粹的理性思维。古希腊时代的理论家可以超越自己的感觉、欲望和利害关系，不计功利和得失地追求理性的完美，探求理性抽象的思辨，以满足其求知的欲望和好奇，如亚里士多德的形式逻辑、欧几里得的几何学、毕达哥拉斯的数学、柏拉图的理念等学说的建立，并没有什么实际应用的功利目的，只是为了弄通事物之间的抽象关系。

其二，实践理性。以合理的态度、符合客观规律的措施操作每一件事是西方人的实践理念。他们的实践原则是：以经过沉思得出的理论指导每一个实践环节，以最大的努力追求合理而有利的实践结果。

其三，天人相分的原则。西方思想家的探索精神体现于站在自然界的对立面，自觉地把人与客观世界分开，拉开距离，以对立的角度去探求客观事物，这是西方文化认识论的客观基础。

其四，分析的精神。一切从客观存在出发，把观察客观事物的目光投向事物的内部，寻求事物内部的结构，逐个分析内部结构的各个方面，找出内部结构中各个部分的关系，以及各部分与整体之间的联系，这就是分析的方法。思维的过程是在分析的基础上加以综合形成关于事物的理性概念。分析精神的作用不仅仅在于一种思维方法，还在于它可以驱使人们去沉思、去创造、去征服和改造对象。

其五，实证的方法。西方文化人重视一切从实际出发，重视实践经验和获得的第一手资料，他们不盲目迷信、崇拜某人某理论，一切以自己认定的事实为基础，对不符合自己认定的观点和思想，以事实为依据，以理性为武器，展开辩论，以求真理。

4. 特点

较之中国古代传统文化，西方古代文化表现着以下几个方面的特点：其一，抽象的逻辑思维主导着西方文化的发生和发展。纯粹理性的精神是抽象思维的思想基础，形式逻辑和欧几里得几何推理是抽象思维的主要模式，早期西方哲学、科学、思想和观念都是这种思维模式的产物。其二，多音节拼音语言适应于抽象思维。西方人较早地发展了有声语言，通过有声语言传递思维的信息，使语言的基本单位——词，在文化的发展中发挥着重要作用，围绕词确定的含义而展开的事物之间关系的认识，促进了西方古代文化理性精神的发展。其三，拼音字母性文字以音表意。菲尼基人简化性地改造了埃及象形字，创造了一套菲尼基字母，又被希腊人改造成希腊字母，成为阿拉伯字母的基础；西方文字本身的形体不表意，文字只是语音的符号，拼音字母对西方文化的发展方向没有发挥实质作用。西方文字充分体现了语音是第一性，文字是第二性的语言文字本质。其四，理论结构的可推演性。欧几里得的《几何原本》是推理理论的代表著作，在这本书中，前后的章节、段落、语句不可混乱，不可颠倒，不可省略，一步推一步，每一个事物都有形式化的定义，每一个概念都有严格的内涵和明确的外延，每一个推理都具有普遍的意义和证明的依据。其五，文化表述的直观性。西方文化不论是哲学、文学、法学、史学、诗歌，还是物理学、天文学、生物学、生理学等，其语言表述总是直白的。

5. 作用

文化的基本作用是服务于人类的社会实践，服务于产生它的经济基础。在第一个文化盛期形成的西方文化雏形对当时西方的经济和政治，对后来科学和文化的发展产生了深远的影响。概括起来，主要表现在如下几个方面：其一，开启了西方文化的源头，标志着西方民族彻底告别蒙昧和启蒙时代，真正进入了文明和科学发展的时代。其二，丰富和活跃了当时社会民众的精神生活。在西方第一个文化盛期形成了"百花齐放、百家争鸣"的文化氛围，人们经常在一定的范围内进行理论辩论，其辩论直接提高了民众的创造文化和思考热情，激发了民众探索自然、认识客观世界的热情，促进了社会的发展。其三，文化发展所带来的思想、理论、观念等为建立国家及社会管理制度打下了理论和思想基础。其四，为后来的文艺复兴等一系列文化的革命和科学的发展准备了理论雏形和思维模式。

（二）中国文化的第一个盛期

中华民族在漫长的原始时代与世界其他民族一样，一直生活在蒙昧之中，新石器时期以来，亦创造了丰富多彩的启蒙文化，并与古希腊民族同步，在世界的东方创造了一种与西方文化完全不同性质的文化体系，形成了中国文化史上的第一个盛期。

1. 过程

中国传统文化兴起于距今五千多年以前的奴隶制早期，形成于公元前五世纪的战国时期，历时三千多年。中国传统文化是以汉民族文化为核心的文化体系，它的形成与西方文化不同，其源头文化没有经过多个民族部落的交替、转移和改造，没有经过复杂而艰难的经历，而是从启蒙文化逐渐发展成为具有中华民族特色的文化体系。

大约在公元前二十一世纪，汉民族已经创造了成熟的文字体系，随后出现了有关夏礼、历法、天象的记载，从先秦学者的文献中常可见到关于《夏书》《夏训》的引证，说明在夏王朝时已有专门的史职人员汇集历史典册；《易经》《尚书》的学术思想也形成于夏商时期，其中的阴阳、五行学说为中国传统文化奠定了思想和方法基础。春秋战国时期，是中国第一个文化盛期的高潮期，出现了"百花齐放，百家争鸣"的学术氛围，在哲学、军事、文学、史学和医学等方面取得了突破性发展，形成了以中国哲学为核心的中国传统文化体系。

2. 内容

所谓中国传统文化，是指以汉族文化为代表的传统文化，它起源于夏、周，形成于战国时期，当时的主要内容有哲学、医学、文学、历史、天文、军事、艺术等。

中国传统文化的灵魂在哲学中，它反映了中国传统文化的全部精神，体现着中国传统文化的基本特征，它是中国传统文化区别于西方文化的标志，其内容包括自然哲学、人文哲学和人伦哲学。自然哲学的主要著作有《易经》《山海经》《简书》等，所论涉及天人关系、自然规律、社会法则，是哲学方法论阴阳学说和五行学说的创始之作；人文哲学在讨论人与人的关系和人的社会作用等问题中开展讨论，形成了儒家、道家、墨家、法家等许多学术派别，其主要著作有《尚书》《春秋》《礼记》《道德经》等；人伦哲学主要讨论社会伦理道德，如孔子的《论语》等。

中国古代医学是中国传统文化的重要内容，其标志性专业著作是《黄帝内经》，论及人体的生理、病理、诊断、治疗和养生等，生动运用中国哲学的基本思想和思维方式，解决了当时医学的基本问题，使中医学成为最具活力的中国传统文化。

中国古代文学亦成熟于第一个文化盛期，其成就有以《诗经》为代表的大批诗作，《诗经》是我国现存最早的一部诗歌总集，其中有为君主歌功颂德的内容，有贵族们的欢乐生活写照，有下层庶民对社会的不满和对美好生活的向往；战国时期屈原的《离骚》是我国古代最宏大的抒情诗篇。

军事在中国传统文化中占有重要的地位，这是西方文化所不及的。西方人善于征战，城邦或国家之间连年征战，却没有人专心研究战术，没有形成专业的军事理论。中国则不然，以战国时期军事家孙武为代表的古代中国军人，充分吸收中国传统文化的营养，总结了中国古代战争的经验教训，创造了影响世界的中国古代战术军事理论，主要著作有《孙子兵法》《吴起兵法》等。

战国时期的先民对研究历史也发生了浓厚的兴趣，记录历史成为当时许多文人的志向，最有成就者是《左传》，还有《战国策》等，为后世留下了丰富而生动的春秋战国时期的史料。

中医学是中国古代自然文化的杰出代表，除此以外，其他自然科学也有一定的成就，如天文历法、指南技术等，还掌握了一定的光学知识和应用性算术知识。

中国传统文化的形成过程、内容、精神、特点等，已在本著第五章作了阐述。

第二节　中西文化的分道扬镳

欲把握中西医药文化的区别，需要寻找其母体文化的区别，即中西文化分道而行的轨迹，从中理清中国传统文化的来龙去脉，在中西文化的比较中寻找它们分道扬镳的根本原因。

一、在思维的环节分道

人类的思维活动是"生产"文化的加工工厂。因此，寻找文化分歧的最佳途径是在创造文化的思维环节寻找分道的迹象。我们一定能在中、西方民族创造文化的思维过程，找到文化分歧的依据。

（一）中西文化的共存与碰撞

在我国现时代文化环境中，存在着中西两种文化，即中国传统文化和现代科学文化。这是文化的多样性在我国文化环境中的表现，也是我国文化发展的必然结果，这种文化共存现象表现在我国文化的各个领域。文化的共存带来中西文化的交流、互补和碰撞。

中西文化的交流在我国已有几个世纪，它繁荣了我国人民的文化生活，促进了我国文化的发展。

中西文化的互补有力地促进了我国社会的发展，促进了我国生产力的发展；弘扬中国传统文化是建设新时代中国特色社会主义的需要，是构建我国和谐社会的需要。在某些领域，中西文化的互补是事业发展的重要途径，如在我国卫生健康事业领域，代表西方文化的西医学为发展我国医疗卫生事业起到了不可估量的作用；但西医也有解决不了的问题，代表中国传统文化的中医药学在许多方面表现出极大的活力，中西医的互补已成为促进我国卫生健康事业发展的良好机制。

中西文化是并存的，对于中西古代人在不同的文化环境中创造的不同特质的文化，不存在融合的可能，因为文化都是思维的产物，中西文化的结构不同，不可能将已成形的文化，人为地合为一体。中西医药学是两种不同性质的文化，人们不可能人为地捏合成中西医结合的文化，而只能在新的实践中互相吸收对方的优秀成分和认知思维特长，在解决新问题的思维中创造新文化。

中西文化的碰撞是我国现时代文化环境中的客观存在。所谓文化碰撞，是指不同精神文化对同一事物形成不同的思想、观念、理论所构成的矛盾。中西文化碰撞在我国文化环境中形成的矛盾体现在许多方面。一般来说，文化碰撞必然引起人们重新审视碰撞中的文化，在对比的情况下形成对碰撞双方的态度：一种情况认为碰撞中的某一方是正确的，而另一方是不正确的，或认为一方是先进的，另一方是落后的。如当西方文化传入中国并与中国传统文化产生碰撞后，国人中有相当一部分人崇洋媚外，认为西方文化无与伦比，全盘否定中国传统文化。另一种情况是排外，不愿意接受西方文化，认为中国传统文化是根、是本，而且认为越是古老的文化越是真理，不可动摇，这是一种保守主义的文化观。第三种情况是无所适从，面对中西文化的碰撞迷茫失措，完全处于被动状态，这是一种消极的文化观。第四种情况是正视文化的碰撞，寻找碰撞的根源，正确解决文化碰撞所产生的矛盾，把文化碰撞的能量转化为发展和繁荣社会文化的动力。

中西文化在我国文化环境中的碰撞，激起了层层波澜，波及我国的政治、经济、文化、科技、民生等各方领域。作为中国传统文化的中医药文化，从十七世纪开始受到西方医药学的冲击，面对中西医药文化的碰撞，人们首先重新审视中医药文化，主张兴西医、灭中医者大有人在；更多的人处在迷茫状态，不少从业于中医药者，不知道如何宣传中医药和保护中医药，甚至也跟着学西医、用西医；只有为数不多的忠诚于中医药事业者，他们坚守中医阵地，坚持中国传统文化的知识基础，仍然用中医药学的理、法、方、药从事临床活动，为发扬中医药特色做出了不可磨灭的贡献。正确的态度应该是正视中西文化碰撞，分析文化碰撞的原因，探索中西文化的本质区别，寻找它们分道扬镳的根源，从而明白中医药文化的特色所在，并在实践中宣传和有效地发扬中医药特色。

欲证明中医药文化的科学性，揭示中西医药文化的本质区别，必须寻找中西文化分道扬镳的根本原因。

（二）构造性思维观

寻找中西文化的区别和分歧的探索，早在西方文化传入中国不久就开始了，直到今天，二者之区别和分歧仍然是人们思考的问题。小到从事文化事业的一般人员，大到科学泰斗，人们都在寻找中西文化分歧的根源。例如，爱因斯坦不解的是，为什么中国的贤哲没有经过抽象逻辑思维和科学实验，却能够创造出那么多中国古代科技；中国古代科技史专家，英国皇家教会会员李约瑟博士也迷惑中西文化的分歧；中国著名科学家钱学森认为中医药学能解决问题，具有科学性，却说不清其科学性所在。近年来关于中西文化分歧根源的探讨，受到越来越多人的关注，人们越来越清醒地认识到，如果这个问题不解决，所谓弘扬中国传统文化就是一句空话。

从什么角度入手寻找中西文化分歧的根源，存在着研究思路的不同，有从地理环境寻找原因的，有从经济方式找原因的，有从社会性质找原因的……然而都没有获得理想的效果。其实，文化本是思维活动的产物，人类的思维活动之所以能创造出不同性质的文化，必然在其"生产"文化的过程中存在许多差别，那么，从思维活动这个环节入手，是揭示中西文化分歧的最重要的途径。

思维活动是人类最高级的社会活动，它能创造出世界上最精美的产物，必然有其严密的机制。如果从思维的机制，即思维活动的构成以及各个因素在思维活动中的作用，分析文化的性质和特点，形成从思维的结构研究思维活动的思想，称为构造性思维观，即从人类思维活动的结构，研究思维活动与思维产物——精神文化的关系，是揭示文化的本质、特点和规律的有效方法。

构造性思维观从思维的微观机制研究思维活动，在思维如何反映存在的层面上研究人类的认识活动。其研究需要心理学、哲学认识论、语言文字学、科学史等学科的一般原理和最新研究成果。运用构造性思维观的理论和方法，从人类文化的源头开始分析思维的结构与文化的关系，是寻找中西文化分歧的最佳途径，也是寻找中西医药文化分歧的根本途径。

（三）思维的构成

思维的构成是组成思维活动的要素及其在思维过程中的作用。

思维的要素主要有思维主体、思维材料、思维过程和思维产物。思维主体是指在具体领域里实践着的人，如在研究中医药文化特质时，从事中医医药活动的人则是中医思维的主体；思维材料是指被思维活动加工的"原料"，主要有主体对客观事物的感性认识和相关的知识；思维过程是思维活动对思维材料进行思维加工的过程及思维活动的表现方式、方法；思维产物是经过思维加工所获得的意识、思想、情感和知识等。下面分述各要素及其作用。

1. 思维主体

思维的主体是人，人在思维活动中以主体的形式作用于思维过程，可体现在如下两个方面。一方面是有形的，即具有正常思维能力的人及其大脑。另一方面是无形的，可分为两类的心理因素：一类是感觉、感知、注意、记忆、语言、思维等智力心理因素，另一类是动机、兴趣、性格、情绪、意志、品质等非智力心理因素。它们在思维活动中的作用分别如下：人是引起一切思维活动的原动力，没有人的参加和主观意志，一切思维活动都不可能发生；大脑是具体承担思维活动的物质基础，只有大脑的思维活动才可能启动人的认识活动。心理活动是思维活动中的实在因素，思维是心理活动的一种形式，是心理活动的核心要素，感觉、注意、记忆、语言等是思维过程中不可缺少的环节，是构成思维的主体要素中的必要成分，主体通过感觉感知被认识事物的表面现象；注意及注意力的合理分配是感觉、思维中必不可少的心理环节；语言是思维活动中知识材料和思维产物的文化载体。心理活动的非智力因素是思维活动的添加剂，动机可以激发思维的热情；兴趣可以激励思维的深入发展；性格可影响思维活动选择不同的思维方式、方法；情绪是影响思维效率的重要因素。

2. 思维材料

被输入思维活动的材料按来源可分为两类，一类是思维主体所获得的关于思维对象的感性材料，如医生临床思维中通过四诊获得的症状现象，如发热、恶寒、咳嗽等；另一类是已知的关于认识对象相关的知识，如临床辨证时医生的经验或相关理论等。传统认识论只注意感性材料的全面性和真实性，没有注意相关知识在思维中的作用。

感性材料可根据特点分为若干类型：按材料的动、静状态，可分为动态感性材料和静态感性材料；按材料的宏观、微观性质，可分为宏观感性材料和微观感性材料；按材料的量化情况，可分为非量化感性材料和量化感性材料。感性材料在思维过程中的作用是：它规定着思维活动的范围。一般来说，感知所涉及的范围和内容，就是思维要解决问题的范围。它影响着思维所涉及的层次，如果感知是宏观信息，那么只能在宏观层次进行思维加工，如果感知的是微观信息，思维则可以在微观层次进行。它为思维活动提供最客观、最现实的感性材料。它引导着主体调集相关的知识。

知识是思维活动中的实在因素，任何思维活动都是建立在一定知识基础上的，这是人类思维连续性和递进性的基础。输入思维活动的知识按知识的特点可分为抽象性知识和形象性知识；思维活动中需要的知识有书本知识和记忆中的知识，前者可从书本查出，后者可从记忆中调出。知识载体的形式有语言性知识、文字性知识、图形性知识，其中文字载体的知识又有拼音字母性文字和表意性文字。知识对思维表现形式起着重要的作用：知识的存在形式影响思维的表现形式，如输入形象性知识理解动态事物的本质，使思维过程表现为形象思维的过程；知识载体的形式也是影响思维方式的重要因素，如表意性文字所载的知识直接影响思想活动的方式。

3. 思维过程

思维过程是指思维主体运用相关知识，在大脑中思考所获得的感性材料的过程。思维过程按性质划分有两种，一种是由感性到理性的思维过程，其思维过程的起点是感性认识的终点，即在感觉中获得的关于客观事物的表象，思维主体根据需要提取相关的知识，经过一定的思维方式和方法，达到在理性层次把握客观事物的目的；另一种是由理性到理性的思维过程，其思维活动的起点是相关的理性知识、观点、思想或理论，为了更深刻地把握已知的东西，运用相关的知识对思考中的事物进行进一步的思考，以期获得更为深刻的理性认识。思维的表现形式主要有抽象思维和形象思维，抽象思维通过判断、推理、分析、综合等一系列方法达到把握事物本质的目的，形象思维主要借助想象、联想、形象性构思等一系列思维活动达到把握事物本质的目的。思维主体在思维过程中选择什么思维方式，取决于主体的文化积淀、心理环境、感性材料的性质等多种因素。思维的产物如思想、理论、知识等表现形式与思维过程所表现的思维方式有直接关系。

4. 思维产物

思维产物是指在思维过程中形成的关于客观世界的理性认识，如观念、概念、思想、艺术、知识、理论等。观念是对事物整体的形象性规定，是感性认识的理性发展，介于表象和概念之间；概念是对客观事物本质的反映形式，是抽象思维对事物抽象性规定的理性形式；思想是人们对客观世界的意识反映；艺术是用情感和想象、反映的客观世界；知识是人们对客观世界是什么、为什么和怎么样的理性反映；理论是系统化的知识体系。

（四）中西文化分道而行

如果我们分别循着中西文化发展的轨迹，从源头寻找它们发生和发展的特点，就会发现，中西文化在最初萌发的时候，由于民族心理和文化积淀等原因的作用，就已经走上不同的道路。

1. 中国传统文化的初始状态

中华民族心理趋向和文字、语言等因素在思维结构成中的作用，使中国传统文化沿着启蒙文化的发展方向走进文明时代。

中华民族的心理特点所形成的心理环境从主体环节影响着思维方式的选择。所谓心理环境，是指人们思维活动所处的非智力心理因素环境，即情绪、兴趣、意志等共同组成的综合心理状态。中华民族性格温和，情绪波动幅度小，勤劳、善良，易形成守恒、尊古、求稳的心理趋向。这种心理环境不易引起思维活动的大激荡，而是循着传统的思维模式谨慎地观察、思考客观世界的一切。

汉字在中国传统思维模式形成过程中起着特殊的作用。其一，中华民族创造和运用文字的时代早于西方民族。有考古证明，早在距今五千多年前的新石器时代末期，在中原大地上就已经创造了为数不少的汉字，基本形成了汉字体系，并且直接承担起中华民族社会信息交流的部分功能；其二，早期的汉字以象形字、指事字和会意字为主，形声字不占主导地位；其三，汉字具有字形、字意、词、词义和客观事物的形象多维通义的功能；其四，当时的古汉语中的词以单音词为主体；其五，汉字的早期成熟说明我们祖先的文明思维与原始神话思维相距时间很短，说明神话时代以想象为主的思维经过文字的中介，逐渐向不脱离事物形象的思维过渡；其六，汉字以形表意的功能使汉字直接通过字形与事物的形象相通，从而使先民们在运用知识认识事物的过程中，充分发挥着文字载义的作用。可见汉字的特殊功能使中华民族的思维在思维材料这个环节成为影响思维方式的重要因素。

因此，中华先民在文明时代之初，语言文字的特殊表现形式和中华民族特殊的心理趋向的共同作用，使思维过程主要表现为以不脱离客观事物形象的思维方式为主。

2. 西方文化的初始状态

西方民族心理趋向和语言等因素在思维构成要素中的特殊作用，使其文化没有沿着启蒙时代的主导思维模式缓慢地发展，而是另辟新途，创造了以抽象逻辑思维为基本方式的思维模式。

所谓西方民族，主要指创造了代表西方源头文化的古希腊和古罗马的民族群。他们的性格急躁，易激动，兴致高，敢于破旧，遇事欲探究竟，善于从事物的内部寻找事物的结构。这些心理趋向共同构成特殊的思维心理环境，激励着西方民族思维的探索性发展，他们不但追求思维的效果，而且追求新奇的思维方式，为西方民族探索新的思维模式准备了心理环境。

西方民族的语言文字体系完全不同于中国。其一，古埃及和古巴比伦创造的象形文字不仅在时间上晚于中国近两千年，在数量上亦远不及中国；其二，西方的象形文字并不是简单地以形示意，而是几个形符组合示意；其三，西方的象形文字基本没有发展成为体系，更没有承担起社会知识信息的主要载体，就被菲尼基人改造成楔形字母，而后又被改造成阿拉伯字母；其四，西方的拼音字母不表意，它只是语音的符号。因此，西方的文字没有在西方文化起源的思维中发挥承载知识信息的作用，其思维构成也不可能从思维材料的环节影响其思维的表现形式。

西方文化没有突出发展表意性文字，却突出发展了语言，以语音的规定性承载语义信息的文化特点，为西方人在思维方式另辟蹊径创造了条件。因为词义既不受文字形体的制约，又不受事物形象性的制约，主要通过语音的规定性来实现。在把握事物的理性思维中，主体可以通过对事物属性的抽象规定，把语音对词的含义逐渐上升到具有严格规定的概念，再以概念为基本单位展开思维。以语音的规定性实现表义并承运知识信息的西方语言特点，为西方民族发展抽象思维从思维材料的环节创造了有利条件。

二、西方文化的发展走向

西方文化在第一个文化盛期形成了以抽象概念为基本单位的逻辑思维的雏形，但是这种思维方式却超前于当时的社会生产力水平和经济方式，没有形成社会化的思维模式，使其后的一千多年间并没有发挥主导作用，直至文艺复兴时期，大工业生产力及其带来的经济方式为这种思维方式提供了客观基础，抽象逻辑理论与科学实验的结合，形成了循环加速机制，才形成了真正意义上的西方科学文化体系，并随着近代生产力和科学的发展，逐渐走向现代科学文化体系。

（一）抽象思维的雏形及其作用

西方民族非智力因素所构成的心理环境为西方文化人萌发抽象思维的方式提供了基础条件；西方知识载体的语言特点为西方文化萌发抽象思维提供了可能性，以亚里士多德和欧几里得为代表的西方哲学家创造的形式逻辑和几何推理的原则构筑了抽象思维的框架，完成了抽象逻辑思维的理性模式。

在西方文化的第一个盛期，古希腊社会出现了一个前所未有的文化繁荣时期，涌现了数不清的有成就的文化人，创造了辉煌的古希腊文化，有伟大的诗作《荷马史诗》，有丰富精彩的神话传说，有世界最早和最优秀的悲、喜剧，有数十个成名的哲学流派，有同时代无与伦比的建筑和雕刻艺术，还创造了世界上最早的自然科学和技术……以亚里士多德和欧几里得为代表的哲学家和数学家，是世界上最早理性探索人类、人类思想和灵魂世界的人们。他们身上集中体现了西方民族的心理特点，把对大自然和人类社会的兴趣、热情，把渴望求知的动机等心理趋向，转化为理性探究世界的力量和方法。为了追求真理，搞清事物的本质，他们力求从事物的内部搞清楚事物的逻辑关系；为了求知，他们长期自动展开辩论；为了求解，他们连日苦思冥想；为了追求真理，他们不相信任何传统的规矩。正是这种敢于创新的心理欲望和语言文化的基础，以及一批如亚里士多德那样的理性思想家的不懈追求，才使抽象思维在西方第一个文化盛期得以成形。

以古希腊文化为源头的西方文化没有沿着启蒙文化所展现的以想象、联想为主的思维方式发展，而是标新立异式地萌发了抽象思维的雏形。

但是这种思维方式并不是社会发展的适时产物，不是当时生产力发展水平的产物，也不是在当时社会实践中自然形成的，而是由思想家在纯粹的苦思冥想中创造的，因此，它并不适应于当时的社会生产力水平；抽象思维的产物是抽象概念，而以改造劳动工具和改进生产工艺为核心的生产力的发展，需要实践的目的表象支配人的操作，而抽象概念和抽象逻辑体系在没有科学实验的配合下，是不可能及时形成具有实践意义的目的表象的。

抽象逻辑思维出现于较低生产力水平的社会实践中，是一种超前的现象，思维活动是客观存在，思维方式却属于意识的范畴，意识可以暂时超越客观存在。从当时的实际看，萌发的抽象思维方式只存在于文化人的思想中，他们并没有与当时的社会生产实践相结合，即广大的生产劳动者并不掌握这种思维方式，更不可能把这种思维方式运用于认识、适应和利用客观世界的生产劳动中。因此，抽象思维并没有在当时的社会实践中发挥推动生产力的作用。

（二）中世纪的低潮

西方文化史的中世纪是指从第一个文化盛期结束，至欧洲文艺复兴之间的一千多年。这一千多年是宗教、神学统治的精神世界，是经院哲学统治的文化环境。

中世纪的西方文化是以宗教为核心的文化环境，在这个时期，教会一统天下，政教合一，甚至教会的权力高于国家的政权，整个社会充满神秘气氛，神本主义、迷信观念笼罩着整个精神世界，以科学、技术为代表的先进文化被禁锢，古希腊、古罗马的人本精神、科学精神被"一扫而光"，以抽象思维为代表的科学、技术等先进的思维方式还未来得及与社会生产实践相结合，还没有在社会实践中发挥积极的作用，就被中世纪的"黑暗时代"禁锢在历史的遗迹里。

在整整十个多世纪的一千余年间，西方社会生产力没有什么发展，科学没有进步，技术没有成就，社会发展没有活力。但是社会总是要进步，文化总是要发展，在中世纪的后期已经出现了新文化的曙光，法学和自然科学开始苏醒，以传授知识为名的大学开始在欧洲兴起，为文化的复兴做好了必要的准备。

（三）文艺复兴与近代科学

文艺复兴是继古希腊文化之后一千多年的公元十四世纪末到十七世纪初，在欧洲兴起的一场文化复兴运动。它起源于意大利，逐渐传遍整个欧洲，恩格斯说："这是一次人类从来没有经历过的最伟大的进步和变革，是一个需要巨人而且产生了巨人——在思维力、热情和性格方面，在多才多艺和学识渊博方面的巨人的时代。"

1. 文艺复兴的实质

文艺复兴的表面形式是市民阶层对教权主义和迷信观念的反抗，本能地对古希腊文学艺术的向往，希望古典文艺"复活"，在这种心理支配下开始思考人生的意义，开始思考自然界和人类社会的本质性问题，从而涌现了一批又一批的新兴文学家、艺术学和思想家，通过文学、艺术和哲学表达他们的思想、情感和见解。当文学家复兴古典文艺的时候，哲学家必然崇拜古代哲学家及其理性主义，大力传播古典哲学，并努力在新的时代、新的生产力条件下阐发他们对客观世界的认识。当哲学家把古典哲学思想介绍给人们的时候，古希腊的抽象思维模式也被复苏。因此，文艺复兴是以文学艺术的复苏为形式，客观上却复兴了古典先进的思想和先进的思维方式，实质上是对古希腊文化精神的复兴。从科学的角度说，文艺复兴的最大功劳是找回了古希腊文化的思维模式。

2. 抽象思维模式的确立

与一千多年前不同，亚里士多德的形式逻辑和数理推演的思维模式，在工业发达的近代却找到了用武之地，以中世纪末培根及文艺复兴时期达·芬奇和哥白尼为代表的自然科学家把抽象思维与科学实验、生产实践结合起来，并被广大的思想家和科学家所接受，成为社会的思维模式。至此，在古希腊萌发的抽象思维方式，经过千余年的沉睡，终于在近代工业的兴起中，在近代科学的创立中，真正成为具有时代意义的思维模式。

3. 构造性自然观

近代科学的最大贡献之一是挣脱宗教、神学的精神统治，真正把探索的目标投向大自然、投向物质世界，展开了自然科学的研究。使自然科学研究得以不断取得成就，不断深入发展的基本条件之一是抽象思维模式的确立。西方科学家在运用抽象思维认识大自然、认识物质世界的过程中，形成了一个基本的思想观念，即在近代科学的发生、发展中发挥巨大作用的构造性自然观。

所谓构造性自然观，是指从物质世界的内部结构认识客观世界的基本思想，其基本内涵包括两个方面：从客观世界内部的结构寻找事物的本质、特点和联系；关于客观世界本质、特点、联系和活动规律的理论具有严密的逻辑结构，是可演绎的。中国古代文化有五行学说，五行学说的基本观念是从事物之间的关系把握客观世界的某些本质和规律；而西方文化的"四根说"，认为客观世界是由水、火、土、气四种基本物质构成的，客观世界之所以千姿百态、千差万别，是因为这四种基本物质在一个物体内的所占比率不同。这是典型的从物质世界的内部结构寻找事物本质的思想观念。理论的逻辑性是指自然科学的理论都具有严密的逻辑结构，理论体系的最小单位是概念，概念之间具有同一性和不矛盾性；概念组成判断，判断组成推理；任何自然科学的理论都是以概念为细胞的抽象逻辑体系。例如，近代物理学关于物质结构的理论，就是从事物的内部寻找本质，认为物质是由分子构成的，分子是由原子构成的，原子是由原子核和电子组成的……上述关于物质结构的理论不仅在物理学科内，而且在物理学科以外的其他自然科学学科都是成立的，并且可以相互演绎，如物理学中关于物质结构的理论在生物学、化学等学科中都是一致的。

近代科学在构造性自然观的基础上构架了整个自然科学体系，自然科学中任何一门学科都是在这个基本认知理念的基础上建立起来的，例如，西方医学中的人体解剖学、生理学、药理学、病理学等都是建立在构造性自然观基础之上的，构造性人体观是西医学区别于中医学形成同题异解的核心观念。除此以外，西方文化出现的实证主义、本体论等方法论，亦建立在构造性自然观的基础之上。

西方科学文化的体系，说到底是在文艺复兴之后的近代科学的兴起中形成的，抽象思维的模式萌发于古希腊文化，确立于近代科学文化的形成和发展中。

4. 近代自然科学的发展

西方文化经过十余个世纪的低潮，在文艺复兴中唤醒了无限的活力，使近代科学在欧洲崛起，形成了以自然科学为核心的文化体系，推动着世界文化的发展，推动着世界生产力和科学的发展。

现代科学是在近代科学的基础上发展起来的，其社会思维模式是以抽象思维为主导的思维体系，在抽象思维模式下形成的科学理论、科学实验和科学技术的有机结合，形成了现代科学高速发展的循环加速机制。

西方医药学萌发于古希腊文化时期，形成于近代科学兴起之时。它是近代自然科学在卫生健康领域里的具体体现，是近代科学的一个组成部分，它与近代科学的其他自然科学有着同构的文化形态，其主导思维方式是抽象逻辑思维，运用这种思维方式对人体结构、生理、病理的理性认识，建立了构造性人体观，并在此原则基础上形成了现代医药文化体系。

（四）抽象思维的局限性

抽象思维作为近、现代科学的主导思维方式，其作用并不是全能的，而是相对的，也存在一定的局限性。其一，抽象思维只是人类思维发展过程中形成的多种思维方式的一种，它只在人类思维发展的一定阶段发挥主导作用；其二，抽象思维并不能代替其他思维方式，不能解决人类认识活动的所有问题；其三，在人们的具体认识过程中，往往需要多种思维方式的有机结合。爱因斯坦曾深有体会地指出，抽象思维也需要与形象思维有机结合，形象思维是现代科学思维中的实在因素。此外，现代科学思维发展的趋势已经显示，抽象思维的主导地位已经动摇。

三、中国传统文化发展的走向

与西方文化发展的走向不同，中华先民没有在第一个文化盛期突破神话传说时代萌发的以想象和联想为表现形式的思维方式，而是沿着古老的思维模式走进文明时代。

（一）传承启蒙思维，确立思维模式

与西方民族敢于创新、善于探索的心理不同，中华民族求稳、尊古的心理没有激发先民在走出神话时代步入文明时代的时候，标新立异地创新新奇的思维方式，而是把古老思维方式与当时的社会实践相结合，形成了适应当时生产力水平的具有中国传统文化特质的思维模式。

1. 人类思维发展的基本规律

人类思维发展的基本规律是从无到有，从简单到复杂，从形象到抽象。在近百万年的蒙昧时代，原始先民的思维活动极为简单，而且思维活动不能脱离自身活动的范围；到了新石器时

代的神话时代，由于人类记忆能力的增强，丰富的记忆表象为人类认识新事物提供了想象和联想的内容，并通过形象性构思认识和解释自己生存的世界；当人类进入文明时代，由于社会生产力的发展和知识总量的增加，思维活动已经可以在整体层次把握认识对象的某些本质，思维过程以表象加工为主，被称为形象思维，并主要依靠这种思维方式从事社会实践。西方文化虽然在第一个盛期萌发了抽象思维，但它只存在于少数理论家的思辨中，并没有与社会生产实践相结合，没有成为社会生产实践的主导思维方式。当人类社会发展到工业生产的时代，社会知识总量剧增，依靠表象的加工已经不能完全把握事物的本质，其思维的产物——文化已不适应于生产力发展的需要。正是在此时，古希腊的抽象思维方式被唤醒，并与科学实验、科学技术相结合，形成科学和技术飞速发展的循环加速机制，使社会生产力和科学技术飞速发展，抽象思维成为社会思维的主导思维方式。现代科学的思维模式是抽象思维和形象思维的高度结合。人类的思维模式是不断发展的，将来的社会思维模式表现出什么特点，是由社会生产力和科学水平所决定的。

2. 传承古老思维

中华民族传承古老思维方式进入了文明时代，所不同的是巫文化时代人们借助想象和联想，构思的是一个个幻想的世界，而文明时代把想象及联想的思维方式，与社会生产、生活以及认识大自然的实践相结合，从而形成了以不脱离客观事物形象为主导的社会思维模式。中国传统文化之所以没有选择抽象思维的道路，其主要原因有：中华民族善良、勤劳、求实、求稳、尊古的心理趋向，使走向文明时代的先民代代承袭前人的思维模式，使中华民族的思维方式没有越出人类思维发展的基本规律；进入文明时代之初，汉字在思维中的特殊作用，进一步巩固和优化了不脱离事物形象的思维模式；这种思维方式的思维产物是客观世界整体性形象的联系，是理性的表象，它可以直接转化为改造客观世界的目的表象；它适应于当时社会生产力发展的水平，容易与自给自足的自然经济活动相结合，从而产生推动生产力发展的作用；它是社会民众都掌握和熟悉的社会思维模式，是社会实践的各行各业都运用的思维方式。

3. 创造辉煌成就

正是由于中华民族遵循着人类思维发展的基本规律，思维模式适应于当时生产力的发展水平，适宜的思维方式普及于社会的实践者，中国古代社会才一直缓慢而平稳地发展着，并在这种思维模式的指导下展开对人类社会、对大自然的探索，从而掀起了中国文化的第一个高潮，创造了辉煌的中国古代科学文化和领先于世界的古代科学技术，为人类文化的发展和进步做出了特有的贡献。

（二）中国古代文化的思维之路

中国古代精神文化的内容主要有哲学、文学、艺术、数学、军事和医学。

1. 中国古代哲学

中国哲学在古代时期主要有两种形式，一种是自然哲学，其代表著作有《易经》和《内经》等，主要阐述自然事物的一般道理。《易经》中关于阴阳学说的理论，是借助事物对立形象的关系，说明事物的本质、联系和规律；《洪范》中的五行学说是借助木、火、土、金、水等五种基本物质之间相互滋生、相互制约的关系，说明客观世界的普遍联系。另一种哲学是人文哲学，这是中国传统文化的辉煌，是以儒、道、墨等多家哲学学术思想共同组成的人文哲学体系。它们以丰富的资料、灵活的思辨、生动的描述，展现了中国哲学的人生观、伦理观、道德观和方法论，其思维桥梁主要经过了形象思维模式。

2. 文学和艺术

文学、艺术的创作过程主要经过的是形象思维，古代的文学、艺术同样走的是形象思维之路。

3. 中国古代数学

数学是集中表现逻辑推理的学科，但中国古代的数学仍然停留在算术阶段，并没有发展到抽象而严密的推理阶段。代表中国古代数学的最高成就之作是《周髀算经》和《九章算术》，其主要内容是关于生产、经营的应用算术问题；勾股定律的证明不是运用抽象的三角原理证明的，而是通过把两个直角边形成的正方形面积之和，拼合成的面积正好等于斜边形成的正方形面积来证明，现代科学认为这是出入相补思维方法；我们的祖先关于圆周率的计算，是通过在圆内做六边形，先找到六边形对角线与六边形面积的关系，然后无限扩大圆内六边形倍数的计算实现的。可见中国古代数学还没有发展到抽象推理的水平。

4. 军事及其他

中国古代军事理论的代表作是《孙子兵法》，其理论主要体现为对个性战例和战理的归纳，而没有抽象的逻辑推理，更没有涉及政治与军事的关系；古代天文主要表现为对天文现象观察的记载。

5. 中国古代医药文化

中医药文化是非常具有代表性的中国传统文化，它的主导思维方式正是形象思维，本书将在第七、八两章着重介绍中医药文化思维的主导方式及其特点和规律。

（三）中国古代科技的思维之路

与西方科技发展之路不同，中国古代在第一个文化盛期就已经出现许多科学技术的萌芽，以形象思维为主导的思维模式与社会生产实践相结合，不但没有在中世纪停滞发展，反而创造了当时世界上最辉煌的古代科学技术；与西方近代科技发展不同，中国古代的科技发明很少有在抽象逻辑推理指导下结合科学实验完成的，而是主要通过工匠们对经验表象的形象性构思创造了辉煌的技术。

1. 科技发明的思维之路

以活字印刷为例，当时已经有雕版印术，也有了图章技术，发明者把雕版印术的形象与图章印术的形象结合起来，并把图章的三个字改为一个字，每个字的线性排列则可达到雕版印术的目的，而用过以后的字还可以再次使用。可见，活字印刷技术发明过程的思维契机是工匠对工艺表象的构思组合。在造纸术发明的时候，由于当时用来写字的布帛很昂贵，有人发现，长期晒过渔网的石头上留下一层由污物风干而成的片状物，把它揭下来，试着写上字，而后有工匠干脆将不用的废物如布边、烂渔网及其他可碎的有机物捣碎和成浆状，再摊在石板上晒干，揭下后专门用来写字，至此，造纸术的发明过程完成。在整个造纸过程中，也是工匠们把在布帛上写字和在风干的片状污物上写字的两组形象结合起来，再构思有目的地制造这种片状物的工艺形象，这一系列的表象加工过程，就是造纸术发明的契机。

2. 生产、生活过程中的思维之路

改造劳动工具和改进生产工艺是发展生产力的重要内容，也是社会思维的主要内容，中国古代的劳动者在日常生活和劳动中，充分发挥自己的想象力，创造了无数的奇迹，为后世留下了丰富而生动的故事，同时也反映了先民们思维的技巧。例如，关于鲁班传说的故事中有许多思维的技巧，传说锯子的发明是鲁班走过长满荆棘的灌木丛，从荆棘划破衣服而受启发发明了锯子；又有传说鲁班用斧头砍树，斧头刃破损后呈现尖锐的凹凸状，为了不误劳作，索性用斧头来回在树上拉，反而能提高效率，由此受启发而发明锯子；还有传说鲁班路过一个亭子的建筑工地，见人们正围着成形而置于地面的亭子顶和四根竖立的柱子发愁，他便在饭店里要了两碗米饭、两双筷子，趁店小二不在时将米饭倒在桌子上堆起后，垂直而均匀分散地插下四根筷子，众人见状恍然大悟。其他还有众所周知的曹冲称象等，都说明我们的祖先主要运用形象思维的方式创造了伟大的中国古代技术。中国古代科技的思维之路，曾是爱因斯坦和李约瑟等关心和研究中国古代科技发展的科学家们不懈探索的重要内容。

（四）近代以来的变化

正当中国传统文化沿着中国特色的思维之路缓慢发展的时候，世界迎来了科学飞速发展的新时代，西方科学文化如潮水一般涌来，大部分中国古代文化被西方文化代替，中国的文化环境逐渐发生了质的变化。

但是，中国传统文化并没有被淹没，也没有被抛弃，以中医药文化为代表的传统自然科学文化在继续服务于我国的社会实践，并解决了西方文化不能解决的许多问题；古代人文文化是中国传统文化的精髓，它所蕴含的民族精神仍然鼓舞着中国人走向现代科学、走向未来。

（五）形象思维的活力与惰性

形象思维萌发于新石器时代的神话传说、崇拜和巫文化的精神文化启蒙时期，成熟于自给自足的自然经济时期，是人类认识客观世界不可缺少的重要思维方式。它的活力主要表现在两个方面：其一，它适应于以手工劳动为主的生产过程和依靠宏观观察为主的生产工艺，其劳动工具改造和生产工艺改进的思维过程，都可以主要依靠宏观感觉表象的加工实现。形象思维的产物是新的表象，而人认识、适应和利用客观世界的实践，需要的是目的表象的支配，通过形象思维获得的关于客观事物的本质、特点和联系，可以直接转化为改造客观世界的目的表象，从而促进生产和科技的发展。其二，它是人类不可缺少的思维方式。自从形象思维成为人类认识客观世界的一种形式以来，它就是人类须臾不可离开的思维方式。在神话传说时代和依靠宏观观察把握客观世界的时期，形象思维是社会思维环境中的主导思维方式；在近代时期的科学和生产实践中，它虽然不是主导思维方式，却是抽象思维的辅助思维方式，抽象思维需要形象思维的密切配合。甚至在现代科学思维环境中，也离不开形象思维，许多发明、创造、假说、实验等，都需要形象思维的配合。在文学、艺术、考古等许多领域，形象思维仍然是主导思维方式。

形象思维相对于抽象思维，有其自身的缺陷。其一，它不能对客观事物进行抽象的规定，没有对客观事物进行质和量的严格规定，不能实现在事物的同一性基础上把握客观世界，从而不能从事物抽象本质的一般意义上把握事物，更不能进行抽象的逻辑推理；其二，它难以把握大工业生产的庞大生产过程，难以把握超宏观的自然现象和微观世界的自然现象；其三，它难以驾驭宏大的知识系统。

第三节　中西医药文化的同题异解

同样一个人的疾病，为什么有中西医两种诊断？同样一个人体，为什么有中西医学两种描述？同样一类医学与健康问题，为什么形成中西两种医药文化体系？这是一系列必须搞清的问题，否则就无法认识中医药学，无法证明中医药学的科学性和合理性，如果仅仅从医药学本身找原因，只能回答两者"是什么"；只有把两种医药分别归入它们的母体文化，分析中西两种医药文化各自形成的根源，寻找各自发展的轨迹，才能回答"为什么"，才能揭示中医药文化的奥秘。

一、共同的人体生命健康之题

从近代医药学发展而来的以现代医药学为核心的现代医药文化，与中医药文化共同关心一个主题，即人体的生命与健康，这是一个永恒的主题。中西医药文化有着共同的愿望和同步的探索，有着共同的认知对象，却表现出不同的认知之路，形成了不同的文化体系。

（一）人类永恒的主题

人类对人体自身认知的主题是人体的生命、健康和疾病，主要包含以下几个方面。

人类自从冲破蒙昧，走向精神的启蒙，就开始了认识自身的思考和探索，从开始的神造说，到后来的进化说，再到如今的遗传基因说，关于人的机体到底"是什么"和"怎么样"的探索，对人类的认识征途来说，并没有达到终点。

人类对人的机体的认识，同样属于主观意识对客观事物的反映，因为人的机体也是自然体，是地球上经过数亿万年进化而成的自然体，是客观存在。

人的机体又具有社会属性，因为人有灵魂、有思维，人要参加社会活动，人在社会活动中引起的心理活动直接影响到人体的生理活动。因此，人的社会活动和心理变化也是本主题的重要认知内容。

人类认识人体是为了人类身体的健康，人类欲获得长期的身体健康，必须认识人体；必须了解人体生命活动的规律；必须掌握人体的结构与功能；必须明白达到身体健康应具备的条件，并积极地创造条件以利健康；还需要认识疾病发生发展的本质和规律，获得抗击疾病、摆脱疾病的有效技能。

上述这些问题，既是中西医药学研究共同的主题，也是中西医药文化共同关注的主题。

（二）共同的目标，同步的探索

中西医药学研究有共同的目标，就是如何使人类的身体总体上长期保持健康的状态，使人类都能享有高质量的生存过程，享有舒适的人体生命活动。这个目标也是中西医药文化共同关注、共同展现的文化主题。

为了这个目标，不同地域、不同民族、不同层次的人类群体，在不同的生产力和科学条件下，在不同的文化基础和文化环境中，几乎同步展开了对人体及其健康的探索。

早在人类精神启蒙的时候，就开始了主动认识人体的探索，探索的过程也是对探索对象解释的过程，中华人和西方人都站在各自的文化基础上解释人的生命、人的机体，以及健康和疾病。从中华人和西方人启蒙文化最早对人的解释还看不出有什么本质的认知差别。文化发展到了人类第一个文化盛期，中西方医药文化各自对人体都有了系统的解释。再发展到近代文化繁荣期，中西医学各自都形成了成熟的医药学体系。至现代中西医药学都发展到了极高的水平，共同为人类的健康事业做出应有的贡献。

（三）共同的对象，不同的认知

中西医药学不仅拥有共同的研究对象，而且拥有共同的研究目标，共同的目标是人体的健康，共同的研究对象是人体的生命、健康和疾病。它们既有相同的目标，又有相同的研究对象，却创造出完全不同的两种医药学理论，形成两种不同的文化体系。

中西医药学在认识人体、生命、健康和疾病等方面表现了哪些不同，为什么会出现不同的认识，这些不同认知有无正确和错误的区别、有无先进与落后的差别等，这是医药专业人必须正确对待的问题，是社会的人们最关心、最想了解的问题。

二、不同的人体观和人体生命观

同样的人体问题，西医学和中医学分别从不同的角度展开描述，本节将从文化学的层面展开分析。

（一）不同的人体认知之路

1. 不同的文化基础

人类的认识活动都是在一定的文化基础和文化环境中展开的，人们对人体自身的认识同样需要一定的文化基础，处在一定的文化环境中认识人体。西医是在西方如生物学、物理学、化学等近代自然科学基础上认识人体的，当时的文化环境是以实证观念观察和研究自然，以科学理论推理和科学假说指导科学研究，以科学实验为主要研究方法；中医是在中国古代传统文化基础上，在中国传统文化环境中认识人体的，其文化基础不是以研究自然为主，而是以研究社会为主，研究人与人的相互关系，注重人在社会中的作用，注重人与自然的和谐关系，其研究方法主要借助宏观观察认识事物，其知识的积累主要是经验。

2. 不同的认知理念

以什么理念认识人体，是中西医学人体观分歧的焦点。西方医学在西方文化构造性自然观的指导下，逐渐形成了构造性人体观的基本认知观念，在这种基本认知理念的指导下，西医将人体作为自然物体研究，由外而内逐层打开人体，建立以人体的实体结构为实质内容的形态学人体结构理论；以人体活动的量化指标描述人体的功能；以抽象概念为基本单位，以概念之间的逻辑关系，如判断、推理、范畴的理论联系，阐述人体的解剖结构与生理功能系统。

中医在认识人体的过程中没有形成构造性人体观，这是因为在两千多年以前的中国传统文化环境中，没有形成以自然事物的实体结构为认知目标的构造性自然观，而是主要通过自然事物的宏观动态把握事物的本质，在事物的宏观动态联系中把握事物的关系。在这种社会文化认知理念中，当时的中医药人主要借助自身的感觉器官，通过宏观观察，再借助想象、联想和形象性构思，逐渐形成关于人体功能活动的具有人体整体联系的人体知识系统。中医学的人体理论不是以抽象概念为基本单位，而是以观念为基本单位。关于描述人体结构与功能的名词和术语，不是对人体实体的质和量的抽象规定，而是功能形象的整体性概括。

3. 不同的人体描述

西医对人体的描述主要通过正常人体解剖学展示，人体的组成结构有皮肤、肌肉、肌腱、骨骼、血液、神经、脏器等，按人体活动的功能分为若干系统，有运动系统、呼吸系统、消化系统、血液系统、神经系统、泌尿系统等，每个系统由若干器官、组织组成。人体解剖学关于人体结构的组成都是以人体的实体为根据，都是可以看得见的实体。西医学运用物理学和数学的方法对人体及其各组成部分进行定性定量的描述。

与西医不同，中医对人体的描述都集中在中医基础理论中的藏象学说，"藏"者，即藏于内之意，在体外看不见体内都有什么，就依据人体在活动状态下表现于外的征象，揣摩体内都有什么，都在干什么，例如，依据人体有气在呼出、吸入，一刻不呼吸人体就承受不住，且人在用力操作时都有气在起作用，中医就将体内主管气运动的器官称之为"肺"；依据人通过口腔摄入食物和水，经过体内的运行，将废弃的浊物从"后阴"排于体外，废弃的清物从"前阴"排于体外，且根据依赖于水谷而生存、生长和延续生命，即认为在体内有一个系统主管水谷的运化，为人体提供维持生命之源，并将这个功能系统称之为"脾"。其他中医藏象学说关于"心""肝""肾""胃""大肠""小肠""膀胱""胆"等关于人体结构与功能的把握都是这样认知的。还有关于这些内脏之系统功能活动的认知如"心主神明""肝主疏泄""气化""运化""气的升降出入"等理论阐述。中医藏象学说所有关于人体结构与功能的描述，都不是指人体内实体存在的脏器，打开人的机体时藏象学说阐述的"心""肝""气化""运化"等内在结构和功能活动都是看不见的，打开或不打开人体都看不到藏象学说对人体的描述。

中西医学对人体的认知和阐述有着巨大的差别，其根本原因在于中西医学属于不同文化形态的文化体系。

4. 容易混淆的中西医人体理论

中西医关于人体不同的认知和阐述，使人们对中西医关于人体结构与功能的含义产生了太多的错误理解。因为中西医同在认知人的机体，又用几乎相同的语词表示相关的人体结构与功能，如西医用心脏、肺脏、肝脏、胃脏、胆囊等词语分别表示相应的人体脏器，中医藏象学说也有心、肺、肝、胃、胆等的语词，而且中医理论对其认知又与西医认知的脏器有着许多相近的含义。含义相近却释义不同，西医指的是实体的人体结构，中医指的是人体内的功能系统。以脾为例，西医称为"脾脏"，指的是人体内一个有形器官；中医称为"脾"，其主要含义是指人体内承担水谷消化、吸收功能的系统，与西医关于脾脏的认知相差甚远。又如，关于对"肾"的认知，西医是指肾脏，是人体泌尿系统的一个脏器；中医认为肾藏精，为先天生化之本，还有主水的功能，其中含有西医认知的部分泌尿功能。

在对中医藏象学说含义的理解中，最容易混淆的是按西医对脏器的认知理解中医的含义，如依照肾脏的含义理解中医学"肾"的含义，依照心脏的含义理解中医学关于"心"的含义，依照肝脏的含义理解中医学关于"肝"的含义，依照肺脏的含义理解中医关于"肺"的含义等，沿着这种认知思路理解中医关于人体理论的现象很普遍。

依人体解剖学的认知理解中医藏象学说的含义，必然给传承中医药文化事业带来极大的阻力。其一，广大中医药学子难以真正学到传统的中医药学，他们通过与中医学专业课同时开设的"正常人体解剖学"课的学习，构建起来的是物质实体的人体结构理论体系，而中医关于人体功能性的整体动态人体观的理论体系则难以建立起来；其二，临床中医在诊治疾病时，很容易主要依靠现代医学辅助检查手段获得病情资料，从而按照西医的理论向患者解释病情，用西药的手段治疗疾病，使中医临床活动失去了传统中医药文化的特色；其三，社会的人们也主要依西医对人体的理论，阐释中医药文化关于对健康、疾病及其康复的认知，名为弘扬中医药文化，实则有损于中医药文化的传播。

（二）不同的人体生命观

认知人体的生命现象，把握人体生命运动的规律，认知人体的健康，寻求健康等，虽然是中西医学共同的主题，却表现出不同的生命观和不同的健康理念。

1. 不同的生命观

中医关于人的生命有深邃的认知：其一，人的生命是大自然运动的产物，是大自然的重要组成部分，人秉天地之气而生，没有天地阴阳之合，就不可能有人的生命；其二，父母阴阳之精交合是人体生命之源，人体生命之精藏于肾，肾为先天生化之本；其三，水谷之气是生命延续之保证，认为人的生命之所以生生不息，天地滋养的食物和水是生命延续的根本保证；其四，顺应天地是生命存在的基本条件之一，人只有顺应天地的变化而调整人的生活方式，才能生存；其五，人的生命集中体现是人的精、气、神。

而西医关于人体生命的认知，主要体现在对人体生理活动的研究。西医将人体的生命作为地球生物生命的一种形式研究。

2. 不同的人体健康理念

中医认为人体的健康主要来自三个方面，其一是先天禀赋，认为人体出生以后健康状况与出生前的胎儿发育有密切关系；其二是后天颐养，认为人体独立生存，必须注意颐养身体，不能做有害于人体健康的行为；其三是正气存内，邪不可干，认为人的每一个个体内都拥有抵御外邪和抗击疾病的能力，只要这种能力不受到损伤，病邪是难以侵入机体而使人发病的；其四是顺应自然，认为每个人欲使自己的身体长期保持健康状态，必须顺应自然规律而生活，顺应天气，顺应人体自身的生命规律；其五是自我保护，认为个人的健康需要个人自我保护，自我爱惜，要食饮有节，起居有常，不妄作劳，才能长期保持充沛的精力和强壮的体魄。

西医关于人体健康的认知是建立在对人体的各项检查、检验、测试基础上的，如果对一个人做的某些检查项目的结果都在正常指标范围以内，就认为检查项目涉及的机体部分是健康的。目前，现代医学还不能做到对人体所有结构和功能进行检查和测试。因此，所谓的健康只是相对的，暂时没有发现不健康的因素。

三、不同的疾病观

中医和西医都关注疾病问题，但对于什么是疾病、疾病是怎样产生的、怎样把握疾病、怎样祛除疾病等，中西医药学有着不同的认知。

（一）不同的发病理念

中医和西医都认为人的身体可能会发生疾病，但是对于疾病是怎样发生的，中西医学各有己见。

1. 什么是病

中医认为疾病是人体的阴阳失调，是阴阳一时失去了平衡，使人感觉到身体的某些不适。至于什么是疾病，中医学没有明确的、具有严格内涵和确切外延的形式化定义，常用"病"或"证"表示某人有"病"的意思，至于依据什么确定有病或者没病，中医学没有明确的判定指标。

西医认为疾病是人的机体或机体的局部发生器质性或功能性变化，经一定的现代科学仪器检查，都可以找到微观病理改变的病灶，可以借助仪器测试出机体或局部功能改变的数据，并不主要依据个人的感觉判断。西医对于疾病的认知，对每一种疾病都有明确的诊断指标，对每一种病都有严格的定义。

2. 不同的发病认知

中医认为人体本不会无缘无故地发病，人身之所以发病，必然有导致发病的原因，宋代名医陈无择将引起人体发病的原因概括为三大类，即发病"三因"学说，主要有内因、外因和不内外因三种。内因致病主要由于人体自身诸多因素，导致自身的抗病力不足而引发疾病，自身因素有情志不舒、气血不和、气机不畅、脏腑虚弱等；外因致病主要指不正常的气候变化突然袭于人体；不内外因是指如突然的、意想不到的外来伤害，如自我行为不当而伤及人体或人体的某些功能等。

西医认为，导致人的机体发病的主要原因有：自然界里的微生物，如可致病的细菌和病毒等；人的机体出现某种或某些功能紊乱；人体的局部组织结构发生某些实质变化，其变化的形式可能为多余，也可能为不足等。

3. 不同的病状认知

中医对疾病状态的认知，是通过"证"反映疾病的状态，"证"是疾病发生、发展的状态，它包含致病的原因，机体的气血、脏腑及全身运行情况，病因致病作用过程及机体自我修复作用等各方面状态的综合反映。中医对这种状态的把握称作"病机"。

中医对病状的认知和反应表现出如下文化特点：其一是动态性，中医认为，疾病发生在人体上，人体的抗病能力时刻都在与病邪做斗争，机体总是处在不停的自我调整之中，中医人对疾病的诊断，正是为了把握人体发病的动态状态；其二是虚构性，中医人对患者病情的把握，都是依据人体在活动状态下表现于外的信息，揣摩体内正邪斗争、气血运行、脏腑功能的状态，这些状态不是通过仪器查到的，也不是通过检验测试到的，而是中医人自己在思考中虚构的，如概括的病机是"脾失健运"，打开病者的机体并不能看到脾是如何失去运化功能的；其三是意会性，中医人对疾病认知思考过程，在许多情况下并不能清晰地表述其认知思路的发展过程，他们认知的思考中对病态有一定的把握，却不能用准确的语言表述出疾病的状态。

西医对疾病病状的认知，主要借助现代仪器获得人体生命活动异常的检测数据为征象资料，结合患者疾病症状表现的综合描述，作为对疾病状态的把握。

（二）不同的诊断认知

在同一个患者的诊断过程中，中医和西医可以得出不同的结果，这是因为中医与西医有着不同的认知角度和不同的认知思维方式。

中医诊断疾病的认知活动表现出许多与西医诊断不同的特点。其一，中医对疾病的诊断是宏观的，主要依靠中医人宏观感觉器官，通过望、闻、问、切等手段感知患者在活动状态下表现于外的征象；其二，中医对疾病实质的把握是通过"司外揣内"实现的，是依据获得的症状资料，遵循相关中医理论的指导，揣摩机体在发病过程中引起症状背后的原因，即疾病引起症状的体内机制，然后逐渐形成关于病状的整体性病情机制，中医称作"病机"，如中医临床常用的"风寒袭表""脾失健运""水火不济"等都是关于病机的表述；其三，中医关于病机的把握是临诊者的虚构，即中医关于病状的病机认知，并不是机体内的实际存在，关于病机的描述也没有客观物质的支撑，而是医者借助想象、联想和形象性构思而虚拟的病状情景；其四，对病机的概括是中医对疾病的理性认知，用"证"来表述，证的获得是中医临床诊断的目的，是中医"辨证论治"的核心。

西医诊断疾病的手段和思路完全不同于中医诊断疾病。其一，西医诊病主要依靠现代科技和仪器为辅助，如显微镜、CT扫描机等，还有多种检测仪器和试剂，如分析血液成分的仪器、测试人体分泌物的各种试剂等，没有这些仪器和科技，西医很难把握疾病；其二，西医依靠这些仪器达到把握机体整体或局部结构实质改变的性质和程度，把握机体整体或局部功能改变的性质和程度；其三，西医是在微观层面对疾病的诊断，西医依靠现代化仪器和科技手段获得的疾病诊断资料都是宏观感知不到的信息，如红细胞、白细胞细胞计数，尿液成分分析，脏器细胞、组织变异性质分析等；其四，西医对疾病性质、程度的界定都有严格的质和量的规定，如血常规检验是计算每单位血液体积中所含红、白细胞及其他血液成分的细胞计数，为诊断病情提供实质量化资料；其五，西医关于疾病病名的确定拥有规范而严格的诊断标准等。

（三）不同的治疗措施

同样一个患者的疾病，由于中西医对疾病表现出不同的认知结果，其治病的途径和方法也大不相同。

中医人根据中医学的理论和治疗原则，主要通过调理人体不正常的机体状态达到恢复正常活动的目的。中医治病的基本理念是扶正祛邪，即中医认为人的机体具有自我抗击病邪，维持机体和恢复机体正常活动的功能，中医的治疗只是帮助人的机体恢复正常的生命活动；中医治病的技巧是因势利导，即根据疾病发生发展的趋势，通过合适的途径，选择最有效的方法，力图扭转病势向着机体恢复的方向发展；中医治病的主要途径和措施有内服或外用药物、针灸或推拿，还有食疗或传统手术等；中医治病选用的药物以天然物为主，如植物、动物，以及极少矿物等自然物中的一部分；验证中医治病疗效的依据是疾病症状是否消失，机体各种功能活动是否恢复正常。

西医治病的基本原则是针对病灶，以消除病灶为目的。其基本理念是，因细菌感染而致病者，以抗菌为主；因病毒感染而致病者，以消杀病毒为主；因不明原因而致机体的整体或局部发生器质性病变者，以消除病变体征或去除病变的局部组织为主等。西医用于治病的药物以化学合成物为主等。

第七章 中医药文化的认知之路

任何一种文化的产生或创造都必须经过认知思维的必由之路，中医药文化是一门中国古代的科学的社会文化，也必然经过从经验到理性的思考，从实践到合理认知的过程。中华民族在长期抗击疾病和寻求健康的过程中，在积累了丰富的实践经验的基础上，经过符合人类思维发展规律的认知思维过程，创造了优秀的中医药文化。

近一个多世纪以来，不了解中医药文化的人们总是不断发起对中医药文化科学性和合理性的质疑。他们否定中医药文化科学性的主要观点，认为以中医药学为核心的中医药文化没有经过严格的抽象逻辑推理，中医药学的理论就不能称为"理论"，他们提出了"废医存药"等多种论调排斥中医药理论。

其实，在广大中国民众的思想中，他们从心底里是接受中医药的，中医药对许多疾病是有特殊功效的，中医药文化倡导的健康理念和保持健康身体的实践措施是符合客观规律的，但是人们想知道古代中医的贤哲们是怎样创造的中医药文化。

第一节 通向科学文化的认知之路

中医药文化是科学文化，是广大民众认可的、合理的和实用的文化，但人们想知道中医药文化为什么是科学文化，即中医药文化经过了怎样的符合人类思维发展规律的认知过程。

一、中医药文化的科学基础

中医药文化不是纯粹的经验，不是经验的无机组合，更不是邪说，而是一种科学文化，是中国古代科学文化的优秀代表，它也经过了符合人类认知思维发展规律的思维过程。揭示中医药文化的认知思维本质和规律，证明中医药文化的科学实质，是中医药文化研究的重要任务。

（一）中医药文化属于古代科学文化

科学，在不同的时代、不同的生产力条件下有着不同的含义。衡量一个事物、一门学科、一种技术是否具有科学性，不能用一个标准，更不能用近、现代科学的标准去衡量古代的文化和事物。因此，事物的科学性是相对的，现代的许多理论、学说和技术在现时是科学的，到一百年以后就不一定符合那时的科学标准了；古代的许多理论和技术虽然不符合近、现代科学的标准，但是在当时却具有极大的合理性和实用性。

1. 科学和科学性

科学应当是一种知识体系，这种知识体系是人们在一定的生产力水平条件下，在社会实践中对客观事物本质、规律和联系的理性系统把握的展现。科学可以依据认识对象的不同分为若干类，从大的系统来说，一般把科学分为自然科学、社会科学和思维科学。贯穿三个领域，并总结其基本规律的科学是哲学和数学。医学属于自然科学的范畴，中医学虽属于自然科学，但它与社会科学有着密切的联系。

科学性是指一个事物、一个理论、一个学说等所含的正确成分，衡量一个事物科学性的依据，应当包括如下几个方面：其一，必须建立在人类认识、适应和利用客观世界的社会实践基础上；其二，事物本身体现着它对客观世界正确的反映，反映了客观世界的本质、内在联系、特点和规律；其三，它能指导人们从事正确的实践，为社会创造客观效益；其四，它对于社会的发展和进步具有促进作用；其五，它是当时社会文化环境中代表着社会生产力发展方向先进的文化。

2. 科学在发展

科学是发展的，当人类社会尚未进入文明时代的时候，人类还处在蒙昧或启蒙状态，那时人们对客观世界的认识还不具备反映事物本质的能力，也不可能创造系统的知识体系，所以那时的社会还没有科学。在人类第一个文化盛期，中、西方先民在许多领域都创造了丰富的科学文化，有力地推动了社会的发展。从此以后，科学不断发展，社会不断进步，至十五、十六世纪，西方科学文化出现新的、飞跃式的发展，使世界科学进入一个前所未有的历史时期。

科学的不断发展显示科学的时代性。在不同的时代、不同的生产力条件下，科学可以以不同的形式和水平存在着，从而出现古代科学、近代科学和现代科学的区别。古代先民在古代较低的生产力水平条件下，在一定程度上对客观世界的本质、规律和联系进行了系统而理性的反映，其反映成果可称之为古代科学；近代工业革命带来了科学的突飞猛进的发展，创造了具有划时代意义的近代科学，并为科学的现代化发展打下了坚实的基础；现时代人类在古代和近代科学的基础上，展开对大自然、人类社会和人类自身的全面探索，创造了伟大的现代科学。

3. 中医药文化具备古代科学文化的特征

中医药文化是中华民族在长期抗击疾病和寻求健康的实践过程中，在积累了丰富经验的基础上，在中国古代科学文化的环境中，经过了历代中医药人的理性思维创造的科学文化。它在宏观层对人体的生理、病理、诊断和治疗展开了系统的研究，把握了认识对象的本质、规律和联系；记载了历代中医药人艰苦探索的历程；展现了历代中华民众抗击疾病和寻求健康的丰富社会实践；保障了中华民族的繁衍昌盛；为丰富世界文化、为社会的发展做出了突出的贡献。因此，中医药文化具有极大的科学性，是中华民族创造的中国古代科学文化的重要组成部分。

（二）仍具活力的中国古代科学文化

在现代科学高度发达的今天，绝大多数的中国古代自然科学都被现代科学代替了，中医药文化却以它能解决现代许多医学难题的突出贡献，以它独具特色的思维模式在现代科学环境中争得一席之地，说明仍然具有极大的活力。

中医药文化在临床中能解决许多现代医学都难以解决的医学难题，特别在许多慢性疾病、功能障碍性疾病等方面的特有疗效，是中医药学的立足之本，也是中医药学最牢固的临床阵地。例如，慢性胃肠系统功能性疾病、慢性风湿类风湿疾病、慢性妇科疾患等，中医诊治具有非常满意的效果。在广大中医临床战线上，凡是那些坚持运用中医药学的理、法、方、药诊治疾病，认真进行临床诊治的中医药从业者，都具有极好的临床信誉。

中药的副作用远远小于现代化学药品。其原因有两个方面，一方面中药材的来源主要是植物、动物和少量矿物质，这些都是自然物品，经一定的合理炮制而入药。正是因为中药是非提纯物质，使中药的药理表现为综合作用，从而很少出现对机体的不良刺激作用。另一方面，中医药人在施治活动中精心配伍中药药材，不仅可以互补药力之不足，而且可以相互牵制药力之不良反应，使中药的治疗作用表现出综合调理功能。

中医药文化的养生保健理论和实践，是中华民族数千年来追求健康实践经验的结晶，它仍然是今天人们防病养身行之有效的科学理论和技术。

二、中医药人反映客观存在的认知之路

中医药文化之所以流传数千年，在科学发达的今天仍然保持特有的活力，说明它具有极强的科学性，那么中医药文化经过了怎样的认知思维之路呢？

（一）思维反映存在的道路

中医临床能解决一部分医学问题，能在一定程度上相对正确地认识和解决许多关于人的健康和疾病问题，能治疗许多疾病；中医养生学说能有效指导人们预防疾病和保持健康身体，这

是世人公认的事实。

如果说中医临床具有明显的科学性和实用性，那么指导中医临床和中医摄生实践的中医药理论也一定具有极大的科学性，因为中医的临床活动和摄生保健实践，一刻也不能脱离中医药理论的指导。欲证明一门学科理论的科学性，必须证明它是怎样经过符合人类认识发展规律的思维过程。但是，当人们循着传统哲学认识论去寻找中医药学的认识本质和规律时，中医药学的理论没有形式化的定义体系，既没有对客观事物进行抽象的规定，也没有形成抽象的概念体系，其理论体系结构没有抽象的可演绎的推理关系。因此，人们依此定论中医药学的理论没有经过抽象逻辑思维的过程。

如果说中医药学的理论没有经过以抽象逻辑思维为主导的认知道路，那么，在思维反映存在的道路上就不是只有抽象逻辑思维一条道路。思维与存在的关系问题是哲学的基本问题，这个问题的第一个方面，思维与存在孰为第一性、孰为第二性的问题，即哲学的党性问题，已有定论；其第二个方面，思维能否正确反映存在的问题，也已有定论；思维与存在的关系绝不是只表现在上述两个方面，还有一个更重要的方面，即思维是怎样反映存在的问题。当我们循着这个思路追溯人类思维发展的经历时，发现人类的认知思维在反映存在的道路上出现过多种思维模式。一个民族、一个社会群体等表现为什么样的认知习惯；一种学说、一个学科经过什么样的思维道路，是由当时的社会文化环境所决定的。中医药文化在中国传统文化环境中经过了一条非抽象思维的认知道路。

（二）中医药人的选择

中医药文化体系形成于中国第一个文化盛期，在此期间，中国传统文化形成了体系，传统思维模式基本定型，中医药人作为社会实践的一个群体，在当时的社会生产力、社会文化积淀和社会思维模式的共同作用下，选择了以不脱离客观事物形象为主的认知思维道路。其实，说是"选择"，并不是中医药人群体的主观意志，而是社会经济、文化环境等共同作用的必然趋势。

其一，社会实践水平决定着中医药人认知思维的基本方式。在中医药学萌发和形成期间，社会生产力还处在较低的水平，社会生产劳动主要以手工操作为主，人们主要依靠宏观感觉感知客观世界，在宏观感觉基础上经宏观思维把握客观世界，并有效地指导着认识、适应和利用客观世界的劳动工艺的改进和劳动工具的改造。中医药人认识和解决健康及疾病问题的思维活动，只能适应于当时的生产力水平和生产方式，表现为主要通过宏观观察和宏观层次的认知思维，认识和解决健康和疾病问题。

其二，社会思维模式决定着中医药人认知思维的表现形式。中国文化第一个盛期的社会思维模式表现为以形象思维为主导，中医药文化是从中国文化的混沌体中分离出来的，社会思维模式是中医药文化认知思维的母体，中医药思维完全承袭了母体文化的思维模式，主要通过不脱离事物形象的思维方式认识和解决医药学问题，创造了中医药理论体系。

其三，社会文化环境决定着中医药认知思维的知识基础。任何认知思维都需要知识作基础，中医药认知思维在创造中医药文化的同时，需要社会其他学科的知识，社会文化环境提供给中医药人的哲学、文学、历史、天文等知识，都不是抽象的概念体系，而是关于事物整体存在的"是什么"和"怎么样"的关系阐述。这些关于客观事物的宏观知识作为思维材料输入中医药认知思维过程，一方面使中医药人的认知思维活动与文化环境中的思维方式保持一致；另一方面，环境文化知识的宏观性、动态性和形象性也引导着中医药认知思维向形象思维方向的发展。

其四，中华民族的心理趋向构成的心理环境，影响着中医药人对认知思维方式的选择。中医药人是中华民族之中的一个专业群体，中华民族共有的心理特点是热情的性格，求稳崇古的心态，善于寻求事物动态关系的兴趣等非智力心理因素，共同构成了适应于发展形象思维的心理环境，这种心理环境有利于中医药认知思维从事物的客观现象把握事物的存在，寻找事物的关系，而不可能引导认知思维活动寻找事物内部的结构。

（三）中医药学形成的基本条件

中医药学与人类创造的其他科学一样，是中华民族长时期抗击疾病和寻求健康实践经验的结晶，是在医学领域里对健康和疾病问题的理性反映。丰富的医疗经验、理性的思维、适宜的文化环境和社会的需要是中医药学形成的基本条件。

其一，中医药文化拥有丰富的实践经验。人类自从诞生那一天起，疾病就开始干扰着人类的健康，从那时起，我们的祖先就开始了同疾病的斗争，只不过在文明时代以前的漫长岁月，那种斗争只能是被动的、不自觉的。自从有了分音节的语言和文字，人们开始主动地观察和分析疾病，主动地摸索健康的规律，使人们同疾病的斗争表现出目的性、广泛性、继承性和专业性。所谓目的性，是人们在观察和治疗疾病的活动之前，以及寻求保健活动之前，活动结束时的情景已经表象地存在于每个实践者的大脑中，所有为治病和健康所从事的活动，都是在大脑支配下进行的有意识的认知活动；广泛性是指思考自身或他人的疾病和健康问题，已不像巫医时代是极少数人的事，而是社会成员普遍关心的事；继承性是指人们与疾病斗争的经验、教训，以及保持健康身体的方法等，都可以借助语言、文字传给他人，流传给后代；专业性是指在中医药理论体系形成前的若干年间，已经出现了专门从事医疗或保健的专业人员。综上所述，在中医药理论体系形成以前，我们的祖先已经经历了近万年同疾病做斗争和寻求健康实践的历史，积累了丰富的经验，这是形成中医药文化体系的客观基础。

其二，中医药学的形成经过了认知思维的加工。所有中医药人的著述，不论是基础理论，还是临床理论，不论是治疗技术，还是摄生保健经验，都不是古时医药家感觉的直观描述，而是在丰富感觉材料基础上，经过大脑思考的加工，包括辨认、分析、比较、综合、概括等，才形成了我们今天所见到的中医药文化的各种专著和各科专论。纵观浩如烟海的中医药各类书籍，无一不留下我们祖先认知思维的痕迹。例如，中医理论关于人体结构的描述，把脏腑分为表里，认为腑为表，脏为里，而且一腑对应一脏；还如把心的功能描述为主神志、主血脉等，这些理论都不是直观的描述，而是通过机体在活动状态下表现于外的信息，经想象、联想或形象性构思等一系列认知思维活动，才在一定程度上相对正确地把握了人体的本质和内在联系。

其三，社会已形成了理论文化的模型。在中医药文化形成理论的时代，中国传统文化已形成了一定的理论文化的氛围。当时，正处在"诸子蜂起，百家争鸣"的中国传统文化第一个盛期，中国传统文化的许多领域，如哲学、文学、天文、历法、史学等，都形成了理论性的文化，它们所表现的理性认知思维方式，为中医药文化的理性认知思维提供了模式。

其四，中医药学的形成有社会需要的动力。中医药文化之所以能从巫医向实践医学发展，又从实践医学向理论医学发展，是因为社会的发展需要中医药文化的保障，而医学的发展，又需要临床实践的升华。客观上，社会环境不断地给医学提出问题，迫使从事中医药专业的人深刻认识疾病的本质和全面把握疾病发生、发展的规律。

三、以不脱离事物形象为主的认知思维模式

在中医药文化体系形成和发展的过程中，古代中医药人依靠中国传统文化，主要通过以形象思维为主导的思维模式，完成了从实践到理论的升华，实现了在一定程度上相对正确地把握疾病本质和规律的目的，实现了解除民众疾苦和提高民众健康水平的目的。

（一）形象思维及其方法

形象思维是由俄国文艺评论家别林斯基于十九世纪提出来的，他认为文学艺术创作的思维过程是以形象思维为主导的。例如，一个动画故事的形成、一部电影剧本的构思、一幅画的创作等，都是人们根据感知到的客观事物形象，借助记忆中事物的表象，对这些形象进行有机加工，创造新的形象，并用形象的形式表达出来的，这个过程就是形象思维。如古典小说《西游记》，是作者把人们日常生活、情感活动和生产劳动的形象以及记忆中的、想象中的事物形象结合起来，创作出的系列故事。

当我们把形象思维作为一种思维方式来研究时，它就不仅仅存在于文艺创作的过程中，具备这种思维特征的还有少年儿童的思维、聋哑人的思维等，人类在启蒙文化的神话传说时代及其以后的相当长的时期内，都表现出以形象思维为主导的思维过程。

形象思维之所以称为思维，是因为它具备了思维的基本特征。其一，它的起点同样是感性

认识的终点，即感觉的表象；其二，思维过程可以脱离客观事物本身，主要依靠大脑对客观事物形象的加工；其三，大脑加工的产物，即形成的新的思想或思想成分，已不是原来的感觉形象，也不是记忆中的形象，还不是想象中的形象，而是一个新的、理性的形象；其四，新的形象在一定程度上实现了对事物本质和规律的把握。

形象思维的最大特点是认知思维过程不能脱离事物的形象，它是通过记忆表象和感觉形象的加工，实现对事物理性的把握。作为一种独立的方式，其思维过程也表现出多种方法的运用，常见的有形象性想象、形象性联想、形象性比较、形象性分析和形象性综合。形象性想象是根据记忆中客观事物的形象，在大脑中进行组合，形成新的形象或形象活动过程，新的形象可以是客观存在的，也可以是不存在的。形象性联想是从已知的形象展开想象，把关联的形象联系起来，有相关联想、相似联想和相同联想等。相关联想即由事物的关联引起的形象联想，如看见狂风大作，就联想起风邪侵袭、衣薄体虚的形象；相似联想是由于事物形象的某些相像性而引起的联想，如当医生感知到患者寸口脉搏搏动时，就联想到静静的水面上鱼儿游动的形象。相同联想是指相同事物的相互联想。形象性比较是对感知形象、记忆表象、想象形象的比较。形象性分析是把具有整体联系的形象分解为若干形象，从而逐一展开对各个形象的认识，例如，患者的病情是一个有着多种临床表现的疾病现象，根据中医理论逐一追溯造成临床症状的病理机制思维方法就是形象思维分析。形象性综合与分析相反，是把分散的形象根据一定理论寻找事物的联系，逐渐形成一个有机联系的整体形象，例如，中医临床概括病机，是在逐一分析了各种症状形成的病机后，按照中医药理论或中医药人自己的经验，逐渐在思维中形成一个具有有机联系的整体病机形象，对这个整体病机形象高度概括的语言表达，就是中医药学的"证"。

（二）形象思维使中医药人从实践通向理论

中医药学的理论之所以是理论，因为它也经过了理性思维的过程，是历代中医药人在丰富的医学实践基础上经过形象思维的加工升华而形成的。

在中医药文化形成体系以前，我们的祖先也始终没有停止同疾病做斗争，而且积累了丰富的认识和治疗疾病的经验，这些经验和方法一代接一代地流传下来。但它只是零散的、不系统的和个别的，是可操作性的诊治疾病的方法。欲彻底、系统地认识疾病，并有效地治疗疾病，从而进一步获得有效的养生方法，中医药人必须系统地认识人、人体的结构及其各部分活动的规律，研究人为什么会得病，怎样才能不得病、少得病和有病早治疗。形象思维是中医药人实现这个目的的主要认知途径。

理论是事物的本质、规律和联系的理性把握，中医药理论则是中医药人对人体的结构、生理、疾病、诊断、治疗和摄生等医药学基本问题的理性认知，是对医学基本问题的本质、规律和联系的理性把握。在科学不发达的中国古代，中医药人没有现代化的观察仪器，他们是怎样在人体活动状态下把握人体的本质呢？

其一，形象思维使中医药人认识了医学基本问题的本质。人体内有怎样的结构，它们各有什么功能，中医药人不是通过解剖、实验和检测等手段获知的，而是通过人体在活动状态下表现于外的信息，借助记忆中的形象，展开想象或联想，揣摩体内功能活动的情景。如根据人体饮水入口，汗、溺排泄于体外的观察，借助想象或联想构思水在体内经过如下的过程：饮水于胃，经肾火对胃的温煦，腐熟于中焦，形成的精微物质弥散于脾，脾又将精微转输于肺，肺如雾露肃降，再经气化入膀胱……打开人的机体是找不到如上描述的经过的，是中医药人在想象中把握了上述机制，并将上述理论指导于临床诊治活动。

其二，形象思维使中医药人把握了医学问题的某些规律。诸如中医对人体活动规律、人与自然关系的规律、人体各部分相互联系的规律等医学基本问题的系统的认识，都不可能依靠直观观察获得，因为感觉只能了解人体活动的表面现象。中医药人仍然通过形象思维把感觉到的现象加工为系统的、具有有机联系的医学规律。如脉象活动与季节关系的规律，中医发现春天脉象多在表皮之下；夏天脉象多在肌肤之中；秋天脉象沉而下伏，有隐藏之感；冬天脉象藏得很深等。就归纳出脉："春日浮，如鱼之游在波；夏日在肤，泛泛乎万物有余……"又如经络学说的形成，是典型的形象思维产物，先民们把针刺穴位得气的感觉想象为体内气血在运行，并依据穴位的线性排列，在思维中构思出气血运行的起止通道，经络学说由此产生。

其三，形象思维使中医药人把握了事物的联系。由于中医药人不是在概念层面把握事物，从而不可能从抽象逻辑关系推理事物的联系，仍然靠形象思维寻找事物的联系，如借助传统哲学五行生克关系图，将脏、腑、五官及其主要功能分别归属五行，建立起脏与脏、腑与腑以及各种脏腑功能相互滋生、相互制约的脏腑结构与功能联系系统。

（三）形象思维是中医药人诊断疾病的主要思维方式

中医临床诊断病情，依靠望、闻、问、切的感知，只能获得关于病情的表面现象，只有通过认知思维才能把握疾病的实质。

中医对疾病本质的认识，不同于现代医学那样必须找到病灶实质才能做出诊断，如炎症是细菌感染，高血压凭仪器测量，肿瘤有占位性病理改变的实体等。中医认为疾病的本质是病机，是病情发生发展的机制，把握病机的思考是依据症状状态形象，借助医者经验表象的记忆，在大脑中追溯引起症状的体内机制，例如，患者发热、恶寒、打喷嚏，则通过构思获得风寒侵袭于体表，体内正气与之抗争于肌肤的病机；又如，"阳明腑实证"是根据腹痛拒按、发热、数日不大便等症状，构思出热邪与宿食相结于中下焦，形成痞、满、燥、实的病机，一个"结"字生动反映了阳明腑实证病机的本质。

把握疾病的联系是在病机的基础上借助形象性构思，寻找疾病更深层次和更广泛的联系。如医圣张仲景六经辨证法的形成，是分别在太阳病、少阳病、阳明病、少阴病、太阴病和厥阴病等六经病机的基础上，构思热邪由表入里的演变过程，从而把复杂的外感热病通过形象性构思有机地联系起来。

（四）形象思维是中医药人构思治则、治方的主要思维方式

中医的治疗，尤其是中医内科治疗方案的确立，离不开想象和联想的认知思维方法，因为治疗是针对动态病机的因势利导，如风寒感冒的治疗是针对风寒袭表的病机，在大脑中构思驱邪出体的目的表象。在医者的认知思维中是在用温驱寒，以辛祛风，进而形成辛温解表的治疗方法。治方的形成，更是形象思维构思的产物，如著名《伤寒杂病论》第一方的桂枝汤，方用桂枝发汗解肌，白芍敛汗，姜、枣、草调和营卫，一发一收，发中有收，发汗既不过多，又补阴分不足，若不借助形象的构思和想象，很难获得如此生动的治方。

中医的治疗从宏观上说，属于实践的范畴，但是这种实践并不如生产劳动那样进行实际操作，而是通过复杂的思考，形成关于治疗的原则和方案。因此，从中医临床施治过程的微观机制看，中医构思治疗措施的过程，实际上主要体现着形成实践目的的思维过程，从认识论的层面说，虽不属于对事物"是什么"和"怎么样"的认识阶段，但从中医形成治疗措施的过程看，思维是形成治疗方案的核心环节，只有把施治活动当作特殊的思维过程，才能揭示中医药治疗过程的本质和规律。

第二节　中医药学理论的认知之路

爱因斯坦说过，一个自然科学的理论，如果没有认识论作依据是站不住脚的。中医药文化在人类健康事业中发挥出特有的贡献，在现代科学飞速发展的今天还能站稳脚，有必要从认知过程的角度揭示中医药理论的认识论本质，描述中医药理论经过了怎样的思维过程，这个过程又表现出怎样的规律，其规律是怎样符合人类认识发展规律的。

一、中医药人认知思维的发展

认知思维活动和人类的其他活动一样，也经过了从无到有，从简单到复杂，从低级到高级的发展过程。中医药人的认知思维是中华民族在同疾病做斗争的过程中逐渐萌发、形成和发展的，也经过了从简单到复杂，从不成熟到比较成熟的发展过程，并在认识和解决各个历史时期的医学难题中，表现了特有的思维发展过程。

（一）中医药思维发展概况

所谓中医药思维，是指中医药人在中国传统文化的环境中，主要依靠中国传统文化的知识，在抗击疾病和寻求健康的实践中所表现的认知思考活动。中医药思维的发展随着中国传统文化的兴衰而兴衰。

1. 中医药思维的发展过程

中医药思维的发展基本吻合于中国传统文化思维模式的发展过程，是中国传统思维的发展在中医这个领域里的具体表现。依据思维的产物——中医药学理论和临床体系的形成与发展，中医药思维主要表现为萌发、形成、发展和停滞四个发展阶段。

从原始医疗活动到巫医阶段，是中医药思维的萌发阶段，也是中华人同疾病做斗争的原始阶段。在这个阶段中，中华人所表现的简单的认识疾病和寻找治疗方法的思考活动，称作原始医疗思维，其思维特点是思维活动不能脱离抗击疾病和寻求健康的自身动作。

从商周到秦汉之际，是中医理论体系形成的阶段，也是中医药思维模式形成的阶段。在这个阶段中，中医药思维从混沌的自然哲学思维中分离出来，形成独立的认知思维体系。其一，中医药人在医疗活动时的活动已相当丰富。原始人只能感知与疾病有关事物的个别现象，中医药人能感知疾病和治病有关事物的多维信息，并能把不同感官获得的信息组合成比较完整的表象，为中医药思维提供丰富的感性材料。其二，中医药思维活动形成了独立的模式。中医药思维模式已从原始自然哲学中分离出来，能够独立完成医学领域里的认识和解决问题的任务。其三，萌发了许多与社会思维模式相适应的认知思维方法，如在形象思维主导下的形象比较、倒果求因、形象类推、形象分析与形象综合等思维方法。其四，与同时代其他学科的思维模式建立了同构的联系。中医药思维体系的形成为中医药学理论体系的建立，准备了主体方面的基本条件。

从《伤寒论》成书到温病理论的形成，是中医药思维发展的全盛时期。在这个时期内中医药思维模式更加完善。一方面把解决社会医学难题作为认知思维的中心任务，形成了具有实践体系的中医药学，实现了从理论医学向实践医学的飞跃；另一方面，在积累了丰富的临床经验基础上，关于医学对象的认识不断深入发展，促进了中医药理论的完善。在这个阶段中，中医药思维显现了突出的效益，不断认识并解决了社会给医学提出的难题，为保障中华民族的繁衍、保障生产力的发展做出了特有的贡献。

中医药文化自完成温病理论直至目前，中医药学的理论一直没有重大突破，这是中医发展史上的理论停滞阶段，也是中医药思维发展的缓慢阶段。形成这种现象是由多种因素共同作用的结果，其中认知思维的因素是一个不可忽视的方面。中医药思维发展缓慢的表现是：没有及时向抽象思维发展；社会思维环境发生质的变化，而中医药人却保持传统思维模式，不能及时吸收其他学科的新鲜营养，以致中医药思维处于相对孤立的局面，在认知思维这个环节上，严重影响了中医药学理论的突破，也影响了中医药文化的发展。

2. 中医药认知发展的特点

一个事物的发展表现为怎样的特点，是由事物的本质所决定的。中医药人的认知活动一方面须遵循自然事物的规律，因为人的健康和疾病相对于中医药人来说是一种客观存在；另一方面，中医药人的认知活动不可能脱离人类的社会实践和医疗活动；再一方面，中医药人的认知活动是以中国传统文化为知识基础的。从而使中医药人的认知思维发展表现出以下四个方面的特点。

其一，随着中国传统生产方式的兴衰而兴衰。人类思维方式和思维能力的发展，是随着社会生产力和科学水平的发展而发展的。中医思维的发展，始终与中国大一统的经济方式密切相关。我国古代比较早地进入了自给自足的社会生产方式，这是中医药人认知思维赖以形成和发展的客观基础，中医药思维模式正是形成于自给自足的生产方式确立之时，并发展于长达两千年之久的自然经济方式的延续之中。当西方社会进入大工业生产的时候，中国仍然处在这种经济方式中，中医药思维也仍然保持着传统的模式。随着西方科学逐渐传入我国，中医的医疗环境却开始自上而下丢失了自己的阵地。到二十世纪五十年代，中医的阵地仍然分布于广大农村和小城镇。那么，为什么会出现上述现象呢？这是因为自给自足的自然经济以手工劳动为主要生产方式，其劳动过程和改造劳动工具的工艺过程，都可以主要通过表象或观念的加工过程把握，其认知思维的产物——表象或观念，可以直接作用于人的生产实践。西方文化虽然早在公元前就萌发了形式逻辑，但是通过形式逻辑加工的思维产物，是概念或概念体系，具有极大的抽象性，不能直接作用于以表象加工为思维方式的生产工艺，所以形式逻辑并没有在中世纪发挥极大的作用，这是西方中世纪的科技水平远远低于中国古代科技水平的一个重要原因。所以，中医药思维适应于中国古代传统的生产方式，是造成上述现象的根本原因。

其二，随着中国传统文化的发展而发展。中国传统文化萌发于商周之际，形成于春秋战国时期，鼎盛于唐宋时期，自明末清初出现停滞发展的现象。中医药思维的发展经过了与此相应的道路，随着中国传统文化的萌发而萌发，也形成于春秋战国时期，在两汉和宋金之际得以充分发展，亦从明末清初以后出现停滞。这说明了中医药思维的发展对中国传统文化的依赖性。

其三，从传统文化中吸取营养。中国传统文化的文、史、哲等文化形式，为中医药人认识和解决医学问题提供着知识和理论，是中医药从业者进行医学思维的文化基础。例如，自然哲学的阴阳五行学说，被中医药人引来认识医学事物内部和外部联系的理论基础；传统伦理思想是中医形成医学伦理观念和思想的源泉；古代汉语承载着中医药文化，是中医药学一刻也不能离开的语言文字工具；古代科技发明的思维技巧，为中医药人认识医学问题提供了丰富的思维经验。

其四，以解决医学难题为发展动力。在我国古代，整个社会的医学难题，都需要中医药人的认知思维去解决，这是中医药思维不断发展的原始动力。例如，两汉之际，中原大地伤寒病四起，民不聊生。以张仲景为代表的一代名医，深入实践，博采众方，系统总结了前人的经验，创造了中医临床理论体系，把中医理论思维推向了临床思维的新阶段。此后，无论是金元四大家的崛起，还是温病学说的形成，都是因为社会上给医学提出了难题，迫使中医药人去了解它、战胜它，才把认识引向深入，使中医药思维在解决医学难题的过程中得到不断发展。在西方医学大量传入以后，社会上的医学难题，不再主要依靠中医去解决了，使中医思维失去了一部分探索并解决医学问题的机会。这是中医药思维出现停滞现象的客观因素之一。

（二）中医药思维模式的形成

中医药思维模式是中医药人在认识和解决医学问题的思维中所表现的思维方式、方法的总和。

1. 中医药思维的萌发

人类同疾病做斗争的实践，与人类为吃、住、用而进行的社会劳动同时产生、同时发展，是被人类最早注意的对象之一。欲同疾病做斗争，必须观察疾病现象，思考疾病的原因和摆脱疾苦的措施。只不过那时的思考，较之现代人是极为简单的形式，对于原始人来说却是极为艰难的。

在我们祖先还不知道认识自身的时候，疾病已经成为威胁人们生存的一大危害。当时的人们并不知道生、死和疾病是怎么回事。在长期的劳动中，因某些动作或吃了某些食物，发现某些痛苦减轻或消失了，当这样的现象重复发生了无数次时，人们就把某些动作或吃的食物与病痛好转联系起来。例如，头痛、恶寒、发热等症状发生后，病者通过劳动出了汗，或吃了某种食物，人发汗而病情减轻了。同类现象的多次重复，使人们在思维中把劳动、取暖、吃的食物与相应的痛苦减轻现象联系起来，产生了朦胧的因果联系。以后再遇到感冒或腹痛时，人们可能有意地去重复那种劳动，或有意地寻找那种野菜吃，或有意地烤火取暖等，从而使这些有意识的活动获得预想的效果。在社会思维极不发达的原始时代，这些重复不可能由一个人来完成，而是经过无数人之间的交流和若干代人的积累，才可能在思维中把原因与结果、现象与本质确切地联系起来加以思索。

砭石是现已发现的最早的抗病用具，它的发明过程记录着我们祖先原始医疗思维的萌发过程。在旧石器时期，人们打制劳动工具时，石头的棱角较长时间地刺激了人体的某部位，致使某些疾苦好转。当这样的现象重复多次时，人们就开始把棱角刺激的动作形象与某些痛苦好转联系起来，渐渐发展到有意地选用有棱角的石头去重复刺激的动作，获得期望的效果。当这样有意识的重复反复多次时，人们开始在思维中把两种现象建立起因果联系，通过动作示范或语言表述出来，传给他人，传给后代，再经过无数代人的重复、思考、改进，终于有意识地去打制一定形状的石器作抗病用具，直至新石器时代磨制出治病用的砭石。

中医药思维的萌发过程表现了三个特点：其一，思维活动不能脱离自身的动作和短时感觉表象；其二，没有明显地表现出认识活动的目的性，而是被动地对客观事物现象的简单反映；其三，思维发展的速度相当缓慢。

原始抗病思维并不是永远处在一个水平上，也在不断地向复杂化发展。例如，从打制砭石到磨制砭石，本身就是思维深化的标志。到原始社会末期，社会思维发展到了神话时代，想象成为人们认识客观世界的主要方式。巫医虽然相对于后来的医学是不科学的，但是相对于旧石器时代的思维，已有极大的发展。巫医使人们开始思考病是什么，产生征服疾病的愿望；使人们在思考疾病时，可以脱离自身的动作，借助记忆表象，通过想象把握疾病；巫医把疾病和疾病的转归，分别归于鬼和神的力量，说明当时人们的思维已经向自我存在、自我意识以外寻找疾病的发生和发展规律了。巫医时期以想象为主要方式的思维，为后来形成以形象思维为主导的中医药思维模式奠定了基础。

中医药思维的萌发，为中华民族理性认识医学问题准备了最基本的条件。

2. 形成中医药思维模式的条件

中医药思维模式是中国传统思维模式在医学领域里的具体形式，它是在具备了如下主、客观条件后才形成的。

其一，社会出现了专业分工，形成了一支专门从事医疗行业的队伍，他们以医疗为职业，专门研究人的健康与疾病，从而使关于人体、健康和医疗的知识集中于专业群体之中，医疗和健康的问题主要依靠他们解决，使他们在这个领域形成了专门的思维，构成了一个以认识和解决医学问题为职业活动的思维群体，为中医思维模式的形成准备了主观条件。

其二，抗击疾病和寻求健康的实践发展到一定水平，积累了一定量的医疗和健康方面的知识。在原始时代和文明萌发时期，医疗水平相当低下和简单，人们还没有把认识人体和疾病作为专门对象，关于这方面的知识也极为有限。社会的分工使从业于医疗者有时间去思考疾病、治疗和健康问题，并有机会专门追访疗效，校正错误，及时总结和积累实践经验、教训，为中医药思维模式的形成准备了实践基础的条件。

其三，中医药人群体具有一定的理性思维能力。所谓理性思维能力，是指思维主体能够运用知识，对感性认识材料进行理性思维加工，获得反映对象本质和规律的能力。中医药群体在认识和解决医学问题的过程中，再把丰富的临床经验上升到理论知识，逐渐获得了理性思维能力。

其四，社会思维模式的形成。中国传统文化思维模式是中医药思维模式的母体，它以适应自给自足的生产方式为基础，在中华民族特殊的心理环境中，以不脱离事物形象的思维方式为主导，以表意性文字和古汉语为表述工具。哲学、数学、农学和军事等其他各学科，在认识和解决本领域的实际问题的思维中，相继从社会思维模式中分离为具体领域的思维模式。中医药思维模式的形成正是这种分离中的一个分支。社会思维模式和各学科思维模式共同构成了中医药思维模式的社会思维环境。

其五，已形成初级医疗思维雏形。中医药思维的萌芽最初蕴含在《周易》《洪范》《山海经》和早期医学著作中，如《足臂十一脉灸经》《五十二病方》等上古时期的自然哲学和医疗著作之中，记载了丰富的医疗知识，不仅为中医药思维模式的形成准备了知识条件，而且准备了医学思维的雏形。

中医药思维模式的形成是中医实践发展的需要，是中国传统思维模式分化的必然产物。

3. 中医药思维模式的形成

所谓思维模式，是指在一定的生产水平、文化结构和民族心理环境条件下，人们在认识、适应和利用客观世界的过程中逐渐积淀下来的相对稳定的思维方式、方法的总和。它具有层次性和系统性。中国传统文化思维模式是中国古代思维环境的最高层次，是一个大系统。中医药思维模式是这个大系统中的子系统，是中医药人在中国古代生产和科学条件下，在传统文化基础上和民族心理环境条件下，认识人体和疾病及征服疾病的过程中，逐渐积淀下来的思维方式、方法的总和，是中国传统文化思维模式在医学领域里的具体表现。

从理论上说，中医药思维模式形成的时间应同步于中医理论体系的形成，即形成于我国战国时期，其标志是《黄帝内经》的成书。

创造和运用中医药思维模式的主体是从事中医医疗活动的中医药人群体，其主导思维方式是形象思维，其适应的经济基础是自给自足的自然经济方式，其适宜的文化环境是中国传统文化环境，其依托的语言文字载体是汉语言文字。

在我国奴隶社会末和封建社会初，较低的生产水平只能形成以表象和观念为加工内容的思维方式。中国古代科技发明，是工匠们在丰富的经验表象基础上，经形象性构思萌发的。中医药思维不可能超越当时的生产力水平所适应的范围，不可能远离中国古代科学思维发展的轨迹，不可能超越当时科学水平的限制，不可能在当时条件下主要通过解剖方法认识人体，也不可能以化学分析方法认识中药，不可能从微观病理学层次认识和治疗疾病的本质。

总之，中医药思维不可能在当时经济和文化环境中形成以抽象逻辑推理为主导的思维模式。

二、中医药理论的认知之路

近几十年来，人们曾依据现代科学的思维模式寻找中医药理论的认识论依据，认为它不符合抽象思维的规律，没有经过严格的逻辑推理，近而得出中医药理论是不科学的、是纯经验的堆积等不实论断。然而，中医药学不但在中国古代科学文化环境中站住了脚，而且在科学高度发达的今天，仍然显示出极大的生命活力，说明中医药学有可靠的认识论依据。

引用现代思维科学的一般原理，探索中医药理论形成和发展的思维本质和规律，则构成了中医药文化研究的重要内容——中医药理论思维途径的追溯。

（一）中医药理论的认知

中医药理论不是现代科学意义上的理论，但它也经过了理性思维，并有效地指导着中医药临床，因此，中医药理论也应当属于理性认识的范畴，中医药理论是中国传统文化的理论形式之一。

1. 属于理性认识的范畴

中医药理论虽然没有经过抽象思维的道路，但却经过了另一条非抽象性思维的途径，实现了从理性具体把握医学对象的目的。中医药理论虽然达不到现代科学意义的"理论"水平，却是古代科学意义上的理论，应属于理性认识的范围。理论的基本特征是比感觉更为深刻地、间接地、概括地和系统地反映客观事物，并对实践具有能动的指导作用。中医药理论完全符合这些特征。

其一，中医药理论是在感性认识基础上经理性加工的产物，它比感觉更深刻地认识了医学对象。例如，《素问·阴阳应象大论》认为"清阳为天，浊阴为地；地气上为云，天气下为雨"，这种对大地组成和天气形成本质的认识，是感觉所难以把握的；在阐述人体的生理功能时，《素问·生气通天论》认为"故阳气者，一日而主外，平旦人气生，日中而阳气隆，日西而阳气已虚，气门乃闭"，这是中医药人对人们昼夜活动观察后，归纳出人体的阳气白天多趋向于表、夜晚多趋向于里的规律性认识；中医临床对外感病认知时，感知活动只能获得患者如发热、头痛、恶寒、汗出、咳嗽等症状，欲实现对邪气侵袭、正邪斗争的病机把握，只有经过理性思维才能完成。

其二，中医药理论是对医学对象的间接反映。藏象学说是中医学基础理论的核心，它是关于人体内脏腑功能及其相互关系的理性描述，但是中医药人不可能直接感知人体内的情景，只能凭感知脉搏跳动、神色形态、情志活动、饮食起居等现象，司外而揣内，借助相关或相似的事物形象，建立起体内功能活动的联系，从而间接地反映五脏、六腑的活动规律。如根据五脏功能特点，借助社会事物中的君臣关系，间接地描述出"心为君主之官，肝为将军之官"的五脏关系。

其三，中医理论概括地反映了医学对象的规律和联系。例如，《黄帝内经》中的病机十九条，就是对常见病因病机的概括反映，《黄帝内经》还概括描述了一年四季寸口脉象的规律，概括描述了男、女生长发育的规律等。

其四，中医药理论是指导中医临床实践的依据。在中医临床活动的各个环节，中医药理论都发挥着能动的指导作用，例如，在检查患者症状时，依靠诊断理论的脉学、诊法等理论，辨别症状的性质；又如，一种脉象出现在指下，脉搏只能给中医人一种感应，需根据脉学理论详细辨别这种感应属于什么脉。在辨证中，更需要临床理论的指导，如六经辨证法、卫气营血辨证法、三焦辨证法、脏腑辨证法等，都是中医临床辨证的理论依据。在治疗中，没有中药学和方剂学的理论，仅凭自我经验，是难以应付变化万千的疾病的。在中医临床实践的过程中，阴阳、五行学说，藏象学说，经络学说等，都是一刻也不能离开的中医理论。

2. 以观念为细胞的理论结构

概念是现代科学理论的基本单位，中医理论的基本单位不是概念，其理论结构也不是以概念为细胞的抽象逻辑体系。

中医理论的基本单位不是概念。中医理论名词、术语的含义没有进行抽象的规定，没有严格的质和量的规定性，没有形式化的定义体系，也没有严密的内涵和明确的外延。因此，中医理论的名词、术语还没有达到抽象概念的水平。如中医理论的"心""三焦""气化""阴""阳"等，都不是指实体物质，它们在中医理论中只有含义，没有定义，它们在理论体系中不具备同一性的特征。

中医药理论的基本单位是观念。观念是人类在文明时代早期不脱离客观事物形象的思维过程中对事物整体性反映的基本单位，它是对客观事物的初步规定，是对事物整体形象的反映，是介于表象和概念之间的反映形式。中医药理论中关于客观事物的名词、术语的含义都处在观念的层次。如"心"不是指物质实体的心脏，而是指在人体活动状态下表现的主血脉、主神志的功能模式；"三焦"是一个主理通调水道的功能性观念；其他如关于人体结构的"肝""肺""肾""气"，关于生理现象的"水火相济"，关于五脏功能的"藏精气而不泻"，关于病机的"心肾不交""邪入心包"，关于治疗的"交通心肾""培土生金"等都是关于客观事物整体形象性规定的观念。

中医药理论阐述过程所运用的名词和术语是对客观事物本质、规律和联系的理性反映。既然观念可以反映单个事物的本质，进而则可以在思维过程中以观念为基本单位，探索事物运动和发展的规律，寻找事物的联系。首先，观念是反映事物规律的基本单位。中医药理论很难做到对事物的抽象性判断，其对事物"是什么"的反映，寓于对事物动态描述之中。例如，《素问·经脉别论》关于水谷气化过程的理论这样描述道："食气入胃，散精于肝，淫气于筋。食气入胃，浊气归心，淫精于脉。"《黄帝内经》通过"食气""胃""精""筋""心"等具体事物的动态联系，反映了水谷气化的生理规律。其次，观念是反映事物普遍联系的基本单位，从而织起了中医药理论之网。例如，以五行学说为理论框架，建立起的藏象学说，则是从若干个如

"心""肝""胆""气""血""津""液"等观念所反映的事物整体形象，构思它们相互联系的动态功能系统。其三，以观念为基本单位组成的中医药理论，表现了整个理论体系的动态性和形象性。

在人类思维发展的宏观过程中，观念是人们对事物理性反映的初级形式，而概念则是理性反映的高级形式。在认识活动的微观过程中，当人们还没有对被认识事物进行定性、定量规定的时候，需要经过在整体层次的反映阶段，这个阶段就是观念性认识阶段。观念和概念在人类思维中的作用同等重要，缺一不可，它们是相互依存、相互促进而发展的。中医药理论以观念为细胞的特征，正说明它是古代文化时期在医学领域反映的必然形式。它可以向概念发展，但是这种发展不是古代科学环境下的中医药学自身的努力所能实现的，而是需要整个社会思维模式的转化。现代科学的思维环境为这种转化提供了客观条件。中医药思维将在解决现代医学难题的实践中，可望逐渐实现这种转化。

3. 中医药理论发展的一般规律

所谓理论的发展，是指理论的萌发、形成和逐渐系统化的过程。中医理论的发展有一个由简单向复杂、由局部向整体、由分散到系统的过程。在这过程的不同阶段，表现出了不同的特点。中医理论主要经过了直观、归纳、演绎、分类和系统化等几个发展阶段。

直观阶段是对医学对象认识的初级阶段，如先民们吃了某种野草，发现某种痛苦减轻了，经过无数次的反复，人们开始把这两个现象联系起来，形成某野草能治某病的简单知识；又如人们观察到心的跳动与全身脉搏的跳动一致，就朦胧地意识到心是推动血脉的等。这种对医学事物的直观认识，表现在中医药理论的萌发阶段。

归纳阶段是把若干个相同或相关的个性知识，在思维中形成具有一般意义的理性认识。中医理论归纳的特点是形象性归纳，把无数个别事物的运动过程，归纳为具有代表性的事物运动，作为这类事物的一般规律反映出来。如《黄帝内经》归纳了人适应四时活动规律时，通过"春三月，……夜卧早起，广步于庭，被发缓形；……冬三月，……早卧晚起，必待日光，使志若伏若匿，若有私意，若已有得，去寒就温，无泄皮肤……"的个性描述，归纳出适应自然四季生活的规律。

演绎阶段是在掌握了一般理论以后，从一般推演出个性理论的思维过程。中医药人主要依靠形象性类推——"取象比类"的方法，建立起中医理论的横向联系。如运用五行学说的生克关系，类推出各个脏腑的属性、功能或联系。

分类阶段是人们对客观事物的认识达到一定程度，形成一定量的理论后，按照事物的同异程度，在思想上加以分门别类的思维阶段。中医药理论的分类，在不同层次表现了多种形式，例如，中医药学体系的层次分为中医基本理论与临床理论两大类：基本理论中有阴阳学说、五行学说、藏象学说、经络学说等的划分；在临床理论的形成中，有张仲景对外感病与内伤杂病的分类、王叔和对脉象的分类、徐之才对方剂的分类等。

系统化阶段是理论的成形阶段，分类的目的一方面使理论层次清楚，另一方面为理论的系统化准备了条件。在系统性理论形成的过程中，思维活动把各部分的理论综合为一个有机联系的整体，如张仲景对外感病与内伤杂病的分类后，进而综合为六经辨证法，使中医学对外感病的认识实现了系统化。

（二）基本理论的形成

中医药基本理论是指对中医药实践具有普遍指导作用的系统性理论，依其作用特点，可分为方法性理论和基础理论。阴阳、五行学说属于方法性理论，藏象、经络、气血津液理论属于基础理论。

1. 阴阳、五行学说的形成

方法性理论是指中医药人吸收自然哲学的方法，在长期认识和解决医学问题的思维中，逐渐形成医学认知思维方法的理性模式。其理论具有哲学方法论的基本特征，又与中医学的内容融为一体，直接反映了医学对象的"是什么"和"怎么样"。在中医基本理论中，主要有阴阳学说和五行学说。阴阳、五行学说不是中医药人的创造，早在《周易》和《洪范》中，就分别阐述了"阴阳"和"五行"的含义，并运用阴阳、五行学说反映了一部分事物的本质和联系。中医药人在认识自然、人体和疾病的时候，把自然哲学中的阴阳、五行学说引进了医学事物的认识活动，并在认识和表述医学问题的过程中，不断地加以改造和完善，逐渐发展为成熟的理论体系。最初的"阳"和"阴"，分别表示阳光照射的地方和照不到的地方，因为白天有日光而把白天称作阳，夜晚无日光故称为阴；由此引申，白天人多劳动，故把"动"称作阳，夜晚人多休息，就把"静"称为阴；随着认识的深入，用阴阳表示事物的范围不断扩展，渐渐地形成了以反映人体的部位、功能、疾病等内容的阴阳学说。这时人们还不知道为什么用"阴"和"阳"表示事物，也不知道用阴阳的对立关系去类推其他事物，因此，还处在直观的阶段。实践的深入使人们渐渐地发现，用阴阳表示的两个事物或一个事物的两个方面，具有相互对立、相互依存的关系，还有相互转化的可能，从而使认识上升到把握一般规律阶段，即归纳阶段。在此基础上，中医药人开始用阴阳学说解释生理、病理、诊断和治疗的本质与规律。例如，《素问·阴阳应象大论》在说明机体组织相互为用的关系时说"阴在内，阳之守也；阳在外，阴之使也"；在说明发病机制时，该篇又说"阴胜则阳病，阳胜则阴病。阳胜则热，阴胜则寒"；在说明治疗机制时，《素问·至真要大论》有"谨察阴阳所在而调之，以平为期"。随着中医药理论体系的形成，阴阳学说也形成了成熟的理论体系。

中医药学对五行学说的吸收过程基本同于阴阳学说。所不同的是，阴阳学说被引来认识具有对立关系事物的联系，五行学说则用来认识事物之间或一个事物内部诸因素之间相互滋生、相互制约的关系。

2. 藏象、经络学说的形成

一门学科的基础理论，应当是关于这门学科研究对象"是什么"和"怎么样"的直接描述。中医学的藏象、经络学说，是关于医学对象——人机体的本质、规律和联系的理论，是中医药人认识、解决医学问题和进行临床治疗的基础。因此，藏象、经络学说应当是中医学的基础理论，其形成过程大体经过了直感、分类和系统等几个主要思维发展阶段。

直感阶段的认识过程，一方面借助偶然的机会观察人体的内部，直接感知人体各部的组成，正如《灵枢·经水》中有"夫八尺之士，皮肉在此，外可度量切循而得之，其死可剖而视之……"的记载。另一方面通过对活体的观察，依据人体在活动状态下表现于外的征象，借助中医人大脑中储存的其他事物活动的表象，如生活中用火煮熟饭、湖面雾气蒸腾而上、垂柳肃降等，经想象、联想或形象性构思，在思维中形成体内组成和功能活动的"情景"，即《内经》所谓"司外揣内"的认识思维方法。在直感阶段中形成的是关于人体结构和功能的零散性知识，这些知识虽不是关于脏腑系统的反映，但毕竟也经过了观察、辨别和思维才获得的，应属于理性认识的范畴。

要深刻、全面地把握人体的组成与功能，还必须把散在的知识进行归纳分类。分类的前提是比较，只有经过比较才能把纷乱的结构、功能、生理、病理等知识区别开来。其比较的内容是想象中的形象，如通过"泻而不藏"和"藏而不泻"功能形象的比较，将"脏"与"腑"区别开来；通过"主血脉、主神志""主气、主宣发"等动态功能的比较，将"心"和"肺"区别开来；通过先天生化和后天生化功能形象的比较，区别元气与营卫之气的来源等。归纳在区别的基础上进行，如藏象学说形成时的归纳，是依据脏腑各层次的功能特点，按一定的功能模式（如五行关系模式），进行分门别类的整体形象的加工，形成若干个脏腑功能的子系统。

系统阶段是藏象学说整体功能体系形成的思维过程。在脏腑各子系统功能的基础上，经形象性构思建立起具有脏腑结构的功能系统。藏象功能系统有五脏之间的功能系统，六腑之间的功能系统，精、气、神的功能系统，各系统之间的相互联系功能系统等。

经络学说是典型的形象思维产物。中国古代的中医药人不可能测试到经络实体，也不可能观察到气血运行的情景，因而是在长期的实践中，根据针灸、按摩、气功和药物治疗的反应，想象气血在体内运行的路线。

经络理论的形成是由简单到复杂的过程。在新石器时代，我们的祖先就开始磨制砭石作刺激穴位用，说明当时的人们已掌握了一部分治病的穴位。当人们把穴位的刺激与某些病痛的好转联系起来思索时，就萌发了刺激某个穴位能治某个病的认识，并想象气血运行是怎样把刺激传到脏腑的。随着实践的深入，渐渐地发现有若干个穴位的刺激都能治同一种病，把能治同类疾病的穴位的体表位置标记下来，并用一条线连起来的时候，便产生了认知思维的升华，萌发了气血是循着一定的路线运行的理性认识，产生了最早的经络雏形。最初的经络可能只有几条，而且线路较短。由于实践的发展，无数代人言传身教，不断继承和发展，才形成了后来的经络学说。

（三）临床理论的形成

中医临床理论是关于疾病是什么、怎么样、如何诊断、如何治疗以及用什么治病的理论。

1. 中医药人认知疾病的基本观念

疾病是什么，它是怎样发生的，表现为怎样的过程，怎样把握和治疗它等，是中医疾病观的基本内容。

中医学没有关于疾病的形式化定义，因此也没有关于疾病是什么的概念。来诊者自感（包括监护人的感觉）机体有某些不适，机体活动有异常表现，即认为有了病；中医人根据患者提供的症状感觉和对患者机体检查获得的症状，经一系列的病机追溯、病因分析和病机概括，如果病者机体确实表现出某些异常，中医则认为该人处在患病状态，并通过对病机概括的表述，表明所患之病证。

中医学认为，人在正常情况下本不会发病，在机体抗病力不足的情况下或因为天气变化侵袭肌体，或因机体内各项功能活动不协调，或因饮食起居不规律等，机体的阴阳失调、气血运行失常等而发病。

在疾病观这个问题上，中医学与西医有着完全不同的认识出发点，西医认为疾病是机体的细胞、组织或器官在致病因素的作用下发生的局部或全身的结构、功能或代谢的改变，其诊断途径是依靠现代科学仪器获得的机体结构或功能活动变化的指数或影像，判断疾病的性质和程度。西医对疾病的认识是建立在构造性人体观的基础之上。中医学在古代科学条件下不可能在微观层次把握机体的变化，中医药人认识疾病的出发点只能依据机体在活动状态下表现于外的宏观异常信息，如神、色、形、态的改变以及病者自觉不适的感觉等，经思维把握体内的病机。病机是中医疾病观的核心，是疾病诊断的落脚点。

中医疾病观的病机，不是机体内实际存在的实体病理改变，而是中医药人借助其他事物活动形象构思的机体异常活动状态。例如，阳明腑实证是邪热与宿食相结在中下焦；心肾不交证是心火上炎，肾水不足；太阳表实证是寒邪客身致肺失宣降等。所有关于病机的描述，都不是对机体实体结构和功能改变实质性判断，而是在想象和形象构思中，在中医人的思想中形成的机体异常活动状态的描述。

病因病机理论是中医学关于致病因素和病理发展机制的认识。中医学认为，人生于天地之中，人群之内，在一般情况下，人体可以适应环境的变化。当环境或自我生活规律发生异常变化时，人体的正常生理活动就会发生紊乱，则可能发生疾病。在探索病因规律的思维中，中医把人置于大自然的变化之中，把自然界风、寒、暑、湿、燥的骤变给人带来的刺激，作为重要的外来致病因素，这是人们经无数次的观察，在因果分析的基础上，归纳出的规律性认识；把人置于社会关系的情感活动中，从喜、怒、忧、思、悲、恐、惊等七情活动的变化中，分析致病的内部因素；从人的自身生活规律的变化找原因，认为饮食无节，起居无常或意外损伤，是引起疾病的又一原因。因而，中医药人在寻找致病因素的思维中，注重从人体所处的自然、社会和自我生活的环境中，寻找自然、情感和自身机体活动的变化，分析疾病的原因，形成了中医特有的病因"三因"学说。

中医学的病机理论是中医临床理论的重要内容，它是关于疾病发生、发展及其转归的理性描述，在把握病机的思维中，中医首先把人体作为阴阳平衡的有机体，认为阴阳平衡是人体保持正气和抵抗外邪的根本，故《素问·刺法论》中说："正气存内，邪不可干。"人之所以发病，是"邪之所凑，其气必虚"（《素问·评热病论》）。中医对病机变化的把握，不像西医依病灶变化的程度判定疾病的发展，而是依据想象中形成的病机，借助其他事物的形象，通过类比实现的，如表证是邪袭肌表，卫气与之抗争；里热证是邪气入里，或内邪化热而伤阴，或热邪有外达之趋，或无外达之势。中医正是通过对病机的把握，实现对病证本质的把握。中医病机理论表现了如下思维学的特点：病机是一个动态的病理发展状态，实现病机的把握主要依靠想象、联想和形象性构思，对病机的高度概括表述为"证"。

2. 中药理论的形成

中药学的内容主要包括中药的药性、药味、归经和功用、主治等。中药理论已不同于中药知识，它具有一定的系统性，是对中药的理性和系统性把握。《神农本草经》的问世，标志着中药理论的形成。

中药作为中医药学重要的认识对象，不同于患者。人具有自然和社会两种属性，而中药只有自然属性，但中医药人对中药的认识，不是像近代科学那样建立在构造性自然观的基础上，而是通过对中药的宏观信息的体察，如药材的颜色、质地、形态、滋味以及作用于人体后引起的反应，总结、归纳出每一味药的药性、药味、归经、功用和主治病证。

中药理论的形成大体经过了个性分析、归纳综合和系统分类几个阶段。对中药的个性认识是对单味药的把握过程，需要从不同角度分析它的属性；从药材的来源考察药材的产地、栽培、入药加工程序等；从药材的本身考察每一味药的颜色、形态、质地等；直接尝试药材的滋味，并分析每一味药的滋味与疗效范围的关系，即药物的归经；通过用药后产生治疗作用的观察，分析每一味药寒热温凉的属性、功用和主治。中医人正是通过对单味药的多角度分析才从理性层次把握了每一味药的各种性能。

归纳、综合阶段是在分析了各味药的性能以后，通过归纳和综合，反映出中药治疗疾病的一般规律和每味药的综合情况。对单味药的综合，是根据对单味药分析阶段获得的零散知识，从药物的来源、形态、质地、颜色等，到性、味、归经、功用、主治、用量及禁忌的综合概括。历代本草著作，都是通过这样的综合概括，对中药进行理性描述。对一类药药性作用的归纳是从无数中药的相同作用中，归纳出中药治疗的一般规律。如通过治疗发热病的药性归纳，反映出寒性药的治疗规律；通过治疗寒性病变的药性归纳，反映出热性药的治疗规律；通过酸味药多入肝经、苦味药多入心经等归纳，反映出药物归经的规律。

系统分类阶段是中药理论的形成期。我们的祖先在数千年的医疗实践中，发现了数千种中药材，仅常用的就有近千种，为了系统地把握中药的性能、功用和主治，必须将中药加以分类，这是中药知识走向理论化的重要标志。常见的中药分类的方法有：依药材的来源分类，可分为草部、木部、石部等，李时珍的《本草纲目》就是依此分类；依药材的功能主治分类，可分为解表类、清热类、祛风湿类等十几类；依药材的性质分类，可分为寒凉和温热两大类；其他还有依药味、归经等多种分类法。从思维发展的角度说，分类依据的形成是理性思维的体现，因为按什么标准分类，是关系到形成一个什么特色的中药理论体系的问题。一般来说，分类者采取什么标准分类，与其从事中药研究的实践密切相关，如《本草纲目》之所以从药材的来源分类，与李时珍多年从事采药和药材辨认研究分不开；而《药性赋》依寒凉、温热分类与作者的医疗实践分不开。

3. 方剂理论的形成

"汤液始于伊尹"，相传在商代时就有了方剂的知识。它是人们在掌握了相当数量的中药知识之后，在积累了一定量的多味药合用治病取得经验的基础上才产生的，是中医药临床理论发展的必然产物。方剂思想的萌发，是人们受日常生活中烹调技术的启发而开始的。人们调配饮食时，常把许多调味物混合，以增加食物的美味，受此启发，用几味药合之，不是也可以增加疗效吗？从而开始了用多味药治病的实践。

实践经验的不断丰富使药物的配伍由简单到复杂，疗效也不断增加。疗效的反馈又使医者不断发现药物组合的优劣，如哪些药相合能增加疗效，哪些药合用能解除部分药的毒性，哪些药合用能产生不良反应等。到了两汉之际，社会上已经流传了一定数量的经验方，多味药的有机组合，已成为中医药人普遍运用的治病方法。张仲景在此基础上总结了当时已有的组方经验，制方113首列于《伤寒论》中，标志着方剂思想的成熟。在这个阶段中，人们对方剂的认识，还处在经验阶段。

到了南北朝时期，中医药人开始研究关于方剂的组合机制、组合原则、组合功能以及配伍规律等，认识方剂的思维开始向理论方向发展，并趋于成熟。当时的代表性理论著作，是北齐徐之才的《雷公药对》二卷，徐氏在研究了大量的方剂组成机制的基础上，从配伍、组方原则和方剂分类三个方面研究了方剂理论，阐发了配伍的理论，总结了方剂组合的规律；提出了君、臣、佐、使的组方原则等，在一定程度上揭示了中药方剂组合的基本规律；又论述了方剂的整体功能，成功地对方剂进行了分类。以徐之才为代表的方剂理论，从内涵和外延两个方面奠定了方剂理论的基础，为后世医家研究方剂开了先河，为组拟高效率的治方，提供了理论依据。其后的历代医家又从不同角度对方剂理论进行了深入广泛的探索，形成了"方论"研究，逐渐完善和发展了方剂理论。

中医药人在方剂理论的认识中，主要依靠传统中医药思维模式，逐渐把握了方剂的本质和规律，其具体思维方法的选择是：通过形象思维分析，把握方剂中各味药的作用机制；通过形象思维综合，把握方剂的整体功能；通过形象的类推，把握方剂中各味药之间的动态联系；通过形象的倒果求因方法，追溯方剂在体内调节病理的机制。

第三节　中医药学术思想的认知之路

中医药各家学术思想在中医药理论中占有特别重要的地位，它的萌发、形成和发展过程，从一个方面充分反映了中医药理论的认知思维之路。中医药文化研究的任务之一是从认知思维发展的过程，寻找中医药学术思想萌发和发展的思维规律，分析其表现形式，探讨其在中医药思维发展中的作用，为现代中医药思维的发展寻求历史的启示。

一、中医各家学术思想萌发的思维契机

近代科学中学术思想的萌发，多是在关于物质世界系统知识的基础上，经抽象的逻辑推理，产生新的假说，再经受控实验建立起新的理论。而中医药学术思想的萌发，多是在实践中对经验的升华，或是在观察和思考中诱发灵机，或是受经典理论的启发等思维契机引发的学术思想。

（一）在实践经验基础上的升华

历代中医在临床实践中积累了丰富的经验，也积累了失败的教训，对经验的总结、概括和升华，以及对教训的反思，是形成中医学术思想的主要思维契机。历代中医药人非常善于总结诊治经验，给我们留下了浩如烟海的各类临床著作，其中不少医药学家又在总结经验的基础上萌发了新的学术思想。如汉代的张仲景开创了辨证论治的先河，金元时期的张子和创攻邪论，马莳发展了关于针灸的理论等。从临床经验中萌发学术思想是中医药学术思想萌发的一个主要途径，表现出如下的思维特点：一方面，其学术思想形成相当缓慢，因为经验积累不到一定的量，是不可能升华学术创见的，学术创见的质变是在经验积累的量变基础上发生的，如张仲景倾其毕生心血，终于概括出六经辨证法；另一方面，从经验升华的学术思想对后世影响深远，

如张仲景的六经辨证法成为后世医家临床辨证的重要模式。失败的教训可以从反面激发思维的活力，在中医发展史上，曾出现过几次大的思维僵化，严重地影响了中医药疗效的提高，人们从失败中反思，在实践中寻找克服困难、解决问题的办法，从而激发了新的学术思想的萌发，促进了新思想的形成，如明末清初，温病四起，不少人拘泥于伤寒治疗方法，屡遭失败，以吴又可为代表的一代宗师从失败中反思，突破传统思想的束缚，深入实践，重新认识温热之病，寻找诊断、治疗的规律，渐渐形成了温病学说。

（二）在观察和思考中诱发灵感

这是中医药学术思想萌发的又一类思维契机。中医药发展史上不少名家非常善于观察大自然，并勤于思考。他们在对事物的观察和对问题的求解中，诱发了许多思想火花，如张子和攻邪论思想的萌发，受到传说中鲧治洪水用土堵、大禹治水以输导为法的启示，认为邪已留身，必去外邪，"邪去而元气自复"；朱丹溪则从天象的观察中诱发灵机，他认为天大地小，而天为阳，地为阴，故阳有余而阴不足，并以此运用到对临床发病机制的认识过程，认为人体也是"阳常有余，阴常不足"，近而结合临床，阐发了著名的滋阴派学术思想。

（三）在观察自然现象中诱发联想

中医药人非常重视人与自然的关系，自然事物中的许多现象都被中医药人引来说明医学事物的道理，甚至成为萌发学术思想的契机，如关于"肾为先天之本"学术思想的萌发，是古代中医药人在简单的解剖知识基础上，观察到肾脏很像豆子形，豆为种，内有胚芽，由此联想到人之所以能传宗接代，其根在肾。正如明人孙一奎说："二肾如豆子果实，出土时两瓣分开，而中间所生之根蒂，内含一点真气，以为生生不息之机。"

（四）受经典理论的启发

古代中医药人多精研古典，一旦受到某一理论、观点的启发，便可能结合自己的实践，阐发新的思想，是中医萌发学术思想的又一重要途径，如刘完素火热论的形成，他把《素问·至真要大论》关于病机阐述中属于热和火的病机扩大为五十余种，从而把火热病机拓展到极广泛的程度，由量变发展为质变，提出"六气皆能化火"的病机学说，开创了热性病论治的先河；张元素为易水学派之首，他从《灵枢》中的《邪气脏腑病形》等篇中关于脏腑寒热虚实辨证的阐发得到启发，首先提出了脏腑辨证论治的方法。

二、中医学术思想的阐发形式

依学术思想反映中医药理论的思维特点，可把中医药学术思想分为注释式认知、阐发式认知和独创式认知三种。

（一）注释式认知

注释式认知是注解者对经典理论阐发的过程中，参以个人或他人的有关理解与经验总结，逐渐形成独特思想体系的思维形式。注释式认知主要通过注解经典理论阐发自己的学术见解，注解本身是一种理性思维活动，它符合思维的基本特征，即在总结自我经验的基础上，吸收了原著的理论和他人的见解，作为已有知识参与思维活动，经过一定的加工过程，形成新的见解，成为新的注释内容。注释的形式有单人注释、集注和编纂三种。单人注释只阐发一个思维主体对某一经典著作的理解，如王冰对《素问》的注释，其中虽引用少量他人的见解，但主要阐发了他自己的认识。这种注释的特点可以尽量发表个人对经典著作的看法，以及对医学问题的理解，并把个人的体会糅合于经文的注释中。王冰正是通过这种途径把关于"五运六气"的七章，补于《素问》中，从而充实了《黄帝内经》的学术思想，促进了中医药理论的发展。

集注是汇集关于某一经典著作的各家注解于一体的注释形式，如张志聪的《素问集注》《灵枢集注》。集注的思维特点是集思广益，问题集中，思想丰富；汇集者可充分分析各家学术观点和见解，去粗取精。升华个人的学术见解，使阅读者在短时间内获得关于同一问题的丰富思想。

编纂是中医古籍整理中的一项重要工作，它之所以构成学术思想的一种表现形式，问题在于如何编纂，即编纂内容如何调整。如伤寒学派中关于"错简重订"与"维护旧论"之争，以方有执为代表的错简派，主张把当时流传的王叔和、成无己之本加以重订，以还仲景的本来面目；以张遂辰为代表的"维护旧论"派认为叔和、无己本没有曲解仲景之说，不能任意改动；另一派认为，不论什么原著与纂集，编纂要有利于辨证论治的运用。这三种见解分别发展为不同的学术思想。

注释式学术思想表现了两个思维特点：其一，它是在一定思想成分基础上的再加工，因为注解经典理论的思维活动，不是对客观现象或实践经验的思维升华，而是在已有理性思想基础上的思维再加工活动。注释思维，表现出一种较高层次的思维活动。其二，它明显地反映出思维发展的过程，从被注解的内容到注释后的内容，深刻地记录了人们认识的深化发展，反映了关于认识对象的思维发展过程。

（二）阐发式认知

阐发式认知是对某一个或几个理论问题，从不同角度进行理性发挥的一种思维形式。中医药学术发展史上在这方面卓有成效者，有秦越人的《难经》对《黄帝内经》脉学的发挥，张仲景的六经辨证法对《素问》关于热论的发挥，皇甫谧的《针灸甲乙经》对《黄帝内经》关于经络、腧穴、针刺的发挥等。其他散在于各种学说、中医家传记、中医杂文的临床经验中。对前人某一学术理论、观点所阐释的学术见解，都属于这种表现形式。由于这种学术思想是围绕着某一学术问题，从不同角度展开的讨论，使其思维过程突出地表现为发散性。所谓思维的发散性，是相对于思维的线性发展而言的，西方近代科学的学术思想，一般是沿着一个方向不断深入；而发散性思维是在同一层面的散发性思想扩展，例如，关于"三焦"的阐发，或以功能而立无形论者，或以躯体内腔而立有形腔子说，或以胃为讨论对象而立胃部说，还有立油膜说等，这些围绕一个问题散发的学术思想，都不是以机体的结构与功能，沿着物质本身属性的逻辑关系展开的思维。

在中国古代科学环境中，中医药文化的这种发散性思维方法所形成的学术思想，在中医药理论的发展中起着重要的作用。首先，它为中医药文化从不同侧面集中讨论学术问题提供了适宜的环境，使中医理论的思想成分不断丰富，促进了中医药理论的发展；其次，它有利于中医药群体发展思维的深度、广度和灵活性等思维品质。

阐发式学术思想也表现出一定的思维局限性，如思维内容不具有逻辑演绎性，不能促进中医药群体对物质世界认识的线性发展，容易出现空洞的思辨等。

（三）独创式认知

独创式认知是指在一定的实践经验基础上，在中医药理论指导下，创立独特内容的学术思想的思维形式。尽管中医药学术思想主要表现为经学式、发散式思维，但是医学难题的不断出现，从客观上要求古时中医药人在思维中不断突破旧势力的束缚，在保持中医药学体系的基础上，创立独具特色的学术思想，从而使中医学的理论在不断解决新的医学难题中发展。

在中医药学术思想发展史上，表现为独创式的学术思想举不胜举，如张仲景首创辨证论治的方法，金元时期的四大家分别创火热论、攻邪论、脾胃论和阳有余阴不足论，明末清初的温热论等。

独创式学术思想的形成过程，主要表现为创造性思维。首先，创造性思维是在对原有思想的反思基础上萌发的；其次，创造性思维必须具有丰富的临床经验作为新理论创立的基础；其三，创立者多具有思维个体的特殊思维品质，如思维的深刻性、广泛性和灵活性等；其四，创立者对中医理论体系应有深刻的理解，并善于吸收同时代其他学科中的新思想或思维技巧等。

三、中医学术争鸣的活力

学术争鸣在中医药思维中起到了激发思维活力的作用，从而促进了中医药群体思维品质的优化发展。其具体作用表现为激发求异思维和诱发多路思维两种形式。

求异思维与因循守旧相对立，是一种不被旧有思想所限制，努力寻求新解的独立思考品质，是思维灵活性和独创性品质在中医药学术思想萌发中的具体表现。其作用如下：其一，是心理效应，一种学术思想出现了，使其他关注于相同问题的思考者不甘随声附和，利用自己的经验或理论的优势，从其他角度寻求异解，从而激发了人们探索新问题的心理欲望，促成探索的意志活动。如朱丹溪提出"阳有余阴不足论"，使张介宾产生了求异解的心理效应，激发他从另一个角度提出了"阳非有余，阴本不足"之理论。其二，是提出新的问题，吸引着相同见解者集合于新的学术旗帜下，形成学派，共同探索新的思想、新的理论，如"养阴派""火热派"等学术派别的形成。其三，是一种新的思想提出，迫使人们在研究理论和临床实践中对新思想做出反应，反思自己的认识，从新的角度认识问题。

多路思维是对一个事物的多角度的探索，是思维广度的具体表现。任何一个事物，它总是有多种属性或多维联系的。当有人从一个角度提出问题时，常可激发人们从多方面诱发多路思维，其主要途径有：第一，发挥已有的知识和经验优势，从各自熟悉或擅长的角度研究学术问题。如朱丹溪从相火妄动必耗阴的角度提出问题；张介宾则利用他对阳气研究的深刻理解，认为"人身只此一息真阳""如一丸红日之大宝"，提出了"阳非有余"论。第二，针对对方立论的不严谨处，提出质疑，展开学术讨论。第三，从学术问题的不同角度展开讨论。如伤寒学派对《伤寒论》从不同角度研究，形成了一个中医药学术发展史上影响最大、学术观点最丰富、持续时间最长的学术派别。如韩祗和注重从脉证分辨，主张杂证为先，脉为后，伤寒脉为先，证为后，只师仲景心法，不拘泥所论方药；朱肱研究伤寒注重经络的作用，认为伤寒三阴三阳病为六经病，主张从经络辨识病位；许叔微则着重于八纲辨证的发挥，认为阴阳不辨，无法把握六经的病变。

学术争鸣对中医药群体思想的活跃和发展思维的广度、深度、灵活性和独立性等思维的品质，具有促进作用。首先，促进人们从多角度探索中医药学术问题，有利于中医药思维广度的训练；其次，使中医药人增加交流信息的机会，有利于相互吸收他人的学术之长，从而发展思维的广度；再其次，争鸣本身又可以激发人们思维的灵活性，培养独立思考的活力。

第八章　中医诊治活动的文化解读

钱学森曾在二十世纪八十年代说，中医能看病，能解决问题，但是中医是怎样看病的，中医家说不清，中医书上也说不清。钱老一语道出了广大民众希望了解中医临床诊治奥秘的愿望。人们不理解中医药诊治疾病活动的文化本质和规律，是有着深刻文化背景的，因为中医的临床诊治活动仍然属于中国传统文化的范畴。众所周知，中国传统文化至今仍是没有打开大门的文化宝库。

爱因斯坦也曾不解中国古代科学技术的成功之路，他说中国古代的贤哲没有走上抽象逻辑推理和科学实验的道路，却不知道中国古人是怎样创造出那么多古代科技成就的。

今天的人们都知道中国的中医药文化是优秀的，知道中医药文化对健康和疾病的认知和实践，是人类健康事业不可缺少的，但是当人们寻找中医药人诊治疾病认知过程的文化本质和规律时，却以其不符合一般科学的认知规律而屡遭质疑，古今中医药人也没有系统揭示中医药临床活动的文化本质。

本章将从文化的视角解读中医药人诊治疾病的过程和文化本质。

第一节　中医诊治活动概述

中医的临床活动和人类其他社会活动一样，属于实践的范畴。中医人在临床中通过诊治活动——特殊的劳动，可以创造客观效益——治疗和预防疾病，提高人们的健康水平。这是中医人临床活动与人类一般实践活动的第一个共性。第二个共性是中医人的临床活动一刻也不能脱离思维，即始终在思考着，并用思维的产物——关于疾病的诊断和关于治病防病的措施，支配中医人的治疗活动。因此，中医人的临床活动，是人类实践活动的一部分。由于中医药临床文化是在中国古代科学文化环境中形成的实践体系，中医药人的认知思维活动必然表现出许多与现代科学实践不同的形式和规律。

一、中医临床思维概述

中医人是怎样看病、治病的，这是不了解中医学的人们一直想知道的问题。其实中医人的临床诊治活动是一种复杂的脑力劳动，是以思考为主要表现形式的社会实践，表现于中医临床诊治过程中的思考活动称为中医临床思维。

1. 特殊的实践活动

中医临床活动是一种特殊的劳动，其对象是具有自然和社会两种属性的人，劳动资料是简单的诊治用具和中药材等，劳动主体是具有特殊思维能力的中医临床医生。在这三个要素中，临床中医是形成实践结构的主体，其思维活动的产物支配着诊治过程，努力使诊治活动向着有利于主体目的的方向发展。因此，主体的思维因素是决定诊治活动趋近诊治目标的核心因素，是争取最佳诊疗效果的重要条件。

所谓中医临床思维，是指作为主体的中医人在临床诊治过程中所表现的思维活动。它在中医临床活动中的特殊作用，决定了研究中医临床思维的必要性和重要性。

2. 中医临床思维的内容

根据中医临床活动不同发展阶段的特点，中医临床思维可划分为三种形式：其一，中医诊断思维，即在诊断活动中的思维。它以认识疾病为主要目的，其中望、闻、问、切四诊活动不是纯粹的感性活动，而是需要比较、辨别、辨认和判断的活动。其二，中医治疗思维，即治疗活动中的思维。辨证阶段作为理性思维的过程，是中医人把握疾病本质的主要环节。中医治疗思维主要以构思具体的治疗措施、治疗方案为核心，临床治法、治方等是这种思维的产物。中医处方思维是中医治疗思维的核心。其三，治则思维。诊断思维形成的思想成分，是关于疾病"是什么"和"怎么样"的认识，而治疗思维形成的是怎样扭转病机的具体措施和方案，前者与后者之间还有一个"应该使机体发生怎样变化"的中间环节，它是支配治疗思维的指导思想，即中医临床的治则，形成治则的思维活动，就是治则思维。治则思维在中医临床思维的发展中发挥着特殊的作用。

中医临床思维是一个客观过程，在这个过程中，中医通过望、闻、问、切获得关于患者的各种症状，然后在相关中医理论及其他文化知识的指导下，对病证进行一系列的思维加工，获得关于疾病的本质把握，再经过一系列的思考活动，制订出治疗疾病的原则和措施。

二、中医临床思维过程

中医在诊治活动中所表现的思维发展过程是中医临床思维过程。临床中医的诊治活动是从检查患者开始的，即通过望、闻、问、切获得患者的症状，这是临床活动的第一阶段；第二阶段是辨证，即确定病、证性质的阶段；第三阶段是制定治则；第四阶段是实施治疗；第五阶段是追访疗效。哲学认识论把诊治过程划分为诊断疾病的认识阶段和治疗疾病的实践阶段，中医思维学从思维活动的本质和特点出发，考察临床中的思维发展过程，认为思考活动贯穿于临床活动的始终，不仅因为检查患者时需要辨认和判断，而且在治疗中也需要构思药味的组合及剂量的权衡。所以，思考活动随着临床活动发展的进程分为四诊思维、辨证思维、治则思维、治疗思维和治疗思维反馈等五个发展阶段。基中四诊思维和辨证思维属诊断思维，治疗思维及治疗反馈属治疗思维，治则思维是一个独立的思维阶段。

1. 四诊中的思考

四诊活动属于宏观认识论的感性认识阶段。从四诊的微观机制看，中医人通过自己的感官接受患者各种症状的刺激，传入大脑，只能形成感觉。至于这种感觉是什么性质，属于何证，如看到的是白苔还是薄白苔，摸到的是弦脉还是紧脉等，则需要回忆曾经经历过的表象或大脑知识库已有的相关知识，经过比较与鉴别才能辨认出来。这是一种特殊的思维活动。

2. 辨证中的思考

当获得患者的症状以后，中医人就要对感知表象进行一系列的思考加工活动，并根据加工的需要，在大脑知识库中提取必要的知识，共同完成思考加工，达到把握疾病本质和联系的目的，用简练的文字对疾病做出理性的概括。

3. 治疗前的思考

医生获得了关于疾病的理性认识以后，还需要将疾病"是什么"和"怎么样"的理性认识在思考中转化为"应该怎样"的观念。例如，从"心肾不交"的辨证转化为"心肾得交"，即"水火相济"的观念，继而构思形成"交通心肾"的治疗原则，这是表现在中医临床认识过程中从理性认识向实践发展的中间环节。

4. 治疗中的思考

在治疗活动中，需要根据治则的要求，制订出改变病机状态的措施，从而选药、组方直至做出治疗决策。因此，中医临床治疗活动并不是简单的操作，以中医内科为患者开具汤药处方为例，犹如战场指挥员组织兵力对敌作战，需要精挑细选合适的药味，还需根据各味药的药力特点等经过一番严密的组合才能开出争取最佳疗效的处方，这是中医临床思维的归宿。

治疗反馈思考是治疗思考的重要内容，又是调节治疗活动趋近主体目的的重要措施。依据返回信息的来源，可以将其分为治疗思维内反馈和外反馈两种。

三、中医临床思维的特点

中医临床思维相对于现代医学临床思维主要表现了四个方面的特点。

1. 症状材料的宏观性

西医检查疾病症状时，注重人的机体微观结构的实质性病理改变，中医则重视人的宏观机体表现于外的异常征象；西医主要依靠现代仪器获得各种病情的阳性体征，中医主要依靠医生的感官获得症状的信息；西医关于症状的信息多是静态的，如白细胞计数等，中医获得的症状则具有动态形象性，如面色有华或无华、目光有神或失神等。

2. 思维过程的形象性

中医临床思维主要通过形象思维把握疾病的本质和联系。其一，辨证的过程是寻求整体病机形象的构思过程。医生在辨证时借助记忆表象，追溯出各种症状的病机形象，例如，恶寒发热是邪入肌表，卫气与之抗争所致；脉浮是气血运行趋向于外；呕吐当是胃气上逆所致；小便不利是膀胱气化不行；等等。每一个症状都有其体内病机，病机不是机体自身的实际存在，而是医生借助想象构思的。此后，又通过形象性构思，把若干个分散的病机组合成具有整体联系的综合病机。其二，治则的形成也离不开想象，治则是从治疗目的转化来的，而治疗的目的，是医生经形象性构思形成的。如对心肾不交病机的调整，需先经过降心火与补肾水的水火得济的想象，而后才可形成交通心肾的治则。其三，治疗活动更能体现形象思维的过程，因为治疗是针对病机，病机在医生的思想中是病情活动的整体形象，治疗正是针对动态的病机，因势利导，选用最恰当的治方，组拟最精良的药力，达到调理病机向生理方向发展的目的。

3. 思维产物的生动性

临床思维的产物，即医生针对病情所做的诊断、治则、组方等。西医对疾病所下的诊断，都具有严格的规定性，如肺炎、冠心病等，都有严格的阳性体征作为诊断标准。中医对疾病的把握，则是建立在病机的基础上。例如，"阳明腑实证"是对入里之热邪与宿食相结于中下焦的概括，"心肾不交"的病机是对心火上炎、肾水下降而致水火不济的概括。中医开出的处方，更是生动形象，耐人寻味。

4. 注重患者的社会性

中医非常重视患者的社会属性，把情志失调作为致病因素的第二大原因，并在诊治中密切注视患者精神活动的变化，引导患者增强从精神上战胜疾病的积极性。

此外，中医临床思维与中国古代其他领域里的思维活动相比，还有两个特点：其一，相对于中国古代哲学思维，有坚实的实践基础，中医临床诊治实践是发展中医临床思维的源泉；其二，有系统的理论作指导。所以，中医临床思维具有比较完整的体系的中医理论，对于中医人的诊治活动，起到了重要的能动作用。

四、中医临床思维的原则

中医临床思维的对象，是处在疾病痛苦中的人。与数学、物理、化学等允许在一定的时间内或物质条件下出现一定的反复不同，中医诊治容不得迟缓和反复。因此，在临床思维中，必须遵循准确性、快速性和灵活性等思维原则。

1. 准确的原则

思维是追求效率的，临床思维尤其需要效率。中医临床思维效率的第一个要素是思维的准确性原则，没有准确性就没有效率。如果医生不追求诊断的正确性，治疗就谈不上效率，甚至有可能给患者的健康带来伤害。中医临床思维的准确性原则，是指思维主体必须在诊治过程中力求符合患者的实际病情。其一，占有材料要全面。如果"四诊"中获得的病情资料全面，则为正确思维创造了基础条件；如果检查症状不全面，主观上又认为是全面的，那么诊断也就不会符合病情。其二，症状信息要真实。如果把病情的假象当真相，诊断则谬之千里。其三，合理运用辨证方法，力求做出正确的诊断。其四，正确地施治。

2. 快速的原则

临床思维效率的第二个要素是速度。面对痛苦中的患者，医生应当尽其医道和职责，尽快地解除患者的痛苦。特别是在危重患者面前，时间就是生命，时间就是效率，争取时间就是抢救生命。如果一个时期内的医学家思维不活跃，并表现出极大的惰性，就不能有力地推动医学向前发展。相反，如果学术思想活跃，人们都善于发现问题，又力求从速解决，必有利于新的医学难题的解决，加速医学的发展。从微观的个例诊治过程看，如果医生反应迟钝，思路狭窄，就不可能从速诊治，甚至可能贻误治疗的机会。影响临床思维速度的因素，客观上有临床资料准确和全面程度，主观上有思路的正确程度、心境的优劣等。

思路发展正确与否，是影响思维速度的重要因素。如果不从实际病情出发，过于相信自我经验，或者不能准确而灵活地运用中医理论，生搬硬套他人的经验，或者被症状假象、非主要矛盾所迷惑，不能及时抓住病机的要害等，都会拖延诊治的时间。

医生临床诊治时的心境也是影响思维速度的一个因素。如果医生因工作、社会及其他原因引起情绪波动，可能影响诊治，不能敏捷地思考。反之，如果医生始终在工作中保持充沛的精力和热情，则有利于思考活动的发挥。因此，临床医生应当注意经常保持良好的心境，为提高临床思维效率创造最佳心境条件。

3. 灵活的原则

西医的临床思维，具有明显的抽象推理性。中医的临床思维，没有抽象的逻辑，也没有机械的思维定式，而是遵循辨证论治，随病机而应变的灵活性原则。中医学最反对僵化的思维，反对对号入座式的诊治模式。近些年来，有人把中医的辨证施治理解为对证处方，即把一个病或证分作若干型，分别附以代表方剂。临诊时见某证便不加思考地套用成方治疗。实践证明：这种机械地生搬硬套式的临床思维，并不利于提高临床诊治效率，更不利于保持和发扬中医学术的特色。

五、中医临床思维的开发

中医临床思维的开发，不是指对临床医疗本身的开发，而是针对从事中医临床医疗活动的主体——临床中医群体在诊治活动中所表现的思维特点、规律和技巧的研究和发掘，寻求提高中医群体临床诊治思维效率的途径。这是在现代科学环境中发扬中医特色，发展中医事业的重要任务。

思维的开发，属于智力开发的范畴。智力是人们运用知识认识问题和解决问题的能力，智力的核心是思维能力。中医临床思维开发的主要内容有知识结构的改进、思维素质的提高、中医临床思维的研究等。

1. 知识结构的改进

社会生产力和科学在不断发展，知识的总量和质量也在不断变化。因此，知识结构只有不断改进，才能适应实践发展的需要。中医药学要自立于现代科学之林，并在现时代人类健康事业中发挥更大的作用，就需要中医从业者不断改进知识结构。目前，中医专业者的知识结构存在着某些不统一和不合理的现象，具体表现在几个方面：新老中医人员知识结构存在着差别，老中医主要以中国传统文化的医、文、哲、史为主，现代科学知识较少，而中青年中医则有一定的现代科学知识，但缺乏中国传统文化的知识；新老中医知识结构的差别，给中医临床思维的开发带来了巨大的困难；经过系统学习的中医院校毕业生缺乏中国古代文化的知识，而老中医或跟师学徒出身的中医人，既缺乏系统的中医理论基础，又缺乏现代自然科学的知识。从思维学的角度说，中医知识结构的改进，应当有利于继承传统中医学的需要，有利于掌握中医理论和中医临床技术，有利于发扬中医传统思维特色，有利于中医较多地了解中国传统文化，有利于掌握必要的现代科学的基础知识，有利于中医人认识和解决现代医学难题建立起新型临床知识结构。

2. 提高中医群体的思维素质

提高中医队伍群体思维素质，在目前情况下，主要可以从了解思维学知识、注重临床思维经验总结、加强个体素质训练等几个方面努力。思维科学是现代科学结构中的基础科学，掌握必要的关于思维的一般原理和方法，对于中医了解古今思维差别大有裨益。临床思维经验的总结，是目前中医临床工作的一个漏洞，老中医经验的抢救问题尤为突出。过去在抢救老中医经验时，只注重对具体病证的诊断和验方的整理，没有注意临床思维技巧的总结；只注意了老中医"猎物"的继承，而忽略了"猎法"的传授。老中医经验的总结，关键在于老中医思维技巧的挖掘。自我思维经验的总结，属于思维的内省，如果每个临床中医都注重自我思维经验的回顾，不断调节思维方式、方法，必将促使临床思维能力的提高。

3. 开展中医临床思维的研究

中医临床思维活动，是一个没有揭示其本质和规律的现象。中医群体要自觉地运用思维的规律高效率进行临床思维，欲在自我思维的王国里获得较多的自由，必须掌握中医思维的特点和规律。因此，开展临床思维研究是临床思维开发的当务之急。

老中医的临床经验，是中医宝库中的重要组成部分。目前中医的知识结构以中国传统文化知识为主，他们主要通过传统的思维模式从事临床活动，其临床经验一方面可通过医案保存下来；另一方面，也是最重要的方面，老中医认识和解决临床问题的思维过程和技巧的经验却无法保存，它将随着老中医的逐渐减少而消失。如果我们不迅速抢救老中医的思维技能，将对中医事业造成不可弥补的巨大损失。因此，应趁老中医还健在的有限时机，运用思维学的一般原理，挖掘他们的经验和解决临床问题的思维技能，科学描述出来，流传后代，造福人类。解决这个问题的办法，可从如下几个方面努力：对新老中医进行关于思维知识的教育和训练，促进老中医思维技艺的外化，促使学生领会教师的思维技巧；注意记录老中医思考过程，及时总结老中医思维经验；召开老中医思维经验座谈会，以促进交流；鼓励和帮助有条件的老中医撰写或整理临床思维专著。

第二节　中医诊断活动中的思考

中医诊断思维是中医临床诊治活动中的关键环节，也是中医认识疾病的必然过程。中医诊断学把这个过程分为四诊和辨证两个阶段。宏观认识论则把四诊归于感性认识阶段，把辨证归于理性认识阶段。中医临床文化研究根据诊断过程思考活动的特点，将诊断分为四诊中的思考和辨证中的思考两个发展阶段。

一、四诊中的思考

中医检查患者症状的传统方法主要有望、闻、问、切四种，称之为"四诊"。检查方法是依靠中医人的感官，获得关于病情的各种症状。但是，患者症状的刺激，只能使医生产生知觉，这种知觉还需进行辨认，才能获得确切的症状信息，为辨证提供可靠的思维加工"原料"。因此，四诊不是简单的感觉，其中也有丰富的思考活动。

1. 望诊、闻诊中的思考

望诊是通过中医人的视觉，获得患者局部或全身以及排泄物等体征的检查活动。视觉是人类感知外界事物刺激的重要途径，是中医人获取症状信息的主要途径。望诊的生理机制，是医生的眼睛通过接受光线刺激，经由视神经的传递，在大脑中形成刺激物的形象。一般情况下，疾病的症状总是不明显、不典型的，需要通过思考进行辨认。

闻诊是通过嗅觉和听觉器官，感知患者言语、呼吸音，以及从患者身上发出的其他声响和机体排泄物散发的气味等。闻诊与望诊一样，同样也伴随着辨认、比较和选择等思考活动。

望诊和闻诊应特别注意把握患者正常的生理活动，因为每个人的正常生理活动所保持的状态不同，如面色微黄，在甲是发病的征象，在乙可能不是发病的征象；在比较症状时，应将经验及书本中的正常、异常状态，与患者所表现的症状和体征做多方比较；症状的确认必须在认真的鉴别之后；确认症状的性质、程度和部位的陈述，宜用简练、准确的语句表述。

2. 问诊中的思考

问诊，是中医人用语言向患者及其监护人征询病情信息的检查方法，因而问诊中的思考具有特别的属性。

问诊不是简单的感性认识活动，从微观机制看，问诊过程体现着医生丰富的思维活动。其一，问诊所获得的信息，不是患者的具体征象，而且是从患者语言中得到的语义信息。其二，问诊的对象——患者具有双重属性，一方面患者是疾病体现的客体；另一方面，患者所反映的病情信息是认识主体，患者感觉进行辨认后经过一定思考才反映出来的，对医生来说，通过患者语言反映的情况是间接的。其三，患者因缺乏医学知识，可能对症状现象描述得不完整、不确切，例如，在医生看来可能是极为重要的征象，患者不重视却以痛苦程度为标准反映症状，甚至可能夸大痛苦的程度。因此，医生只有通过思考才能辨认其准确程度。其四，患者反映的病情是语言信息，要将其作为辨证思维的资料，还需经过再造想象，在大脑中形成症状形象后才能输入辨证思维过程。

问诊思考的主要表现有再造想象、抽象辨认和性质认定。再造想象是中医人随着患者的陈述，借助经验表象展开想象，逐渐在构思中形成关于症状的形象。例如，医生随着患者对其症疾发作情景的陈述，想象患者的症状形象，逐渐在大脑中形成一个动态的寒热往来的症状形象；抽象辨认是指医生对患者陈述的症状，诸如疼痛、难受的感觉等，无法在思维中形成形象，只有通过患者的表情、动态等，结合其他情况进行分析和综合后才能确认下来；性质认定是对患者所表述的症状性质做可靠程度的认定。

中医临诊中开展积极的问诊，有利于优化诊断过程；要充分利用已有的知识和其他诊法中获得的感性信息，对所问的情况做初步鉴别；要善于从患者的陈述中捕捉信息，循线索逐渐询问，争取获得更多的信息；问诊时应在初步印象指导下做启发式问诊，但不能受已有思路的限制，应根据病情的需要问诊，以免遗漏重要的症状信息。

3. 脉诊中的思考

中医的切诊以切脉为主，故又称脉诊。脉诊是中医人通过触觉获得脉搏形象，进而达到把握部分病情的检查方法。脉诊中需要思考，思考的主要方法仍是比较和想象。

脉诊思维方法的比较是感觉比较，即脉搏状态比较，当指下感受一种脉象，这种脉象属什么脉，要体查指下脉搏的节律、形态、深浅等各种特征，迅速与经验中或知识中相关脉象进行比较，其比较过程先将获得的指下脉搏感觉形成假设，再提取经验或书本知识中相应脉搏的脉象印象，比较两者的差别后再做出判断。如医者先根据脉搏的指下触觉假设为涩脉，再与经验中的涩脉感觉或脉学知识中关于涩脉的描述相比较，做出是否涩脉的辨认。

脉诊中的想象是脉诊思维中的实在因素，古时中医人在科学不发达的条件下无法准确反映脉搏的实质，只有根据指下的感觉，借助想象和联想，把脉搏的形态、节律、质地反映出来，如指下脉搏跳动似在皮下，就联想到湖面上有鱼在游动的景象，用"如鱼之游在波"来反映浮脉的本质；当指下感知脉跳有力，来盛去衰，就想象洪水奔腾的状态，用洪脉作为这种脉象的命名；其他有滑脉如珠走盘、弦脉如按弓弦、紧脉如按井绳等，可以说中医关于脉象的理性认知，都不是对脉搏形态抽象的规定，而是借助想象或联想体会脉搏的特征，从而达到把握脉象本质的目的。

上述关于脉诊中的思维，是根据心理学和思维科学的一般原理，把中医脉诊思维活动做了分解性描述。在实际脉诊时，诊脉思维过程并非都是如此明显可察，当医者脉诊技能达到一定熟练程度后，诊脉则成为瞬间即可完成的思维过程。但是，对一个初学诊脉者来说，可能还会经过更为复杂的过程。

脉诊是中医诊断的一种特殊检查方法，历代医家都非常重视研究和训练脉诊技术。然而，近些年来，不少人轻视脉诊的作用，认为诊脉是中医诊断中可有可无的过程。有人过分地夸大脉诊的作用，将脉诊神秘化也是错误的；反之，武断地否定它，或者口头上说可以参考，而实际上不注重研究，也不在临床中认真学习、体会和运用，仍是不可取的。客观地说，研究历代中医脉诊思维的技巧与经验对于揭示中医临床活动的特点和规律是非常必要的。

脉诊技术的掌握需要长期摸索，脉诊中的思维技巧更需要细心体会，其训练方法是多实践、多体会；多仔细观察自然事物活动的形象，以丰富自己的想象力；多读历代中医名家关于诊脉经验的著作，并注意再造想象力的训练，为脉诊思维储存丰富的表象。

二、辨证中的思考

辨证是中医临床诊断的主体环节，其主要活动形式是理性思维。四诊中获得的只是疾病表现于外的征象，这些征象体现了什么样的本质和联系呢？四诊中的思考不能解决，还必须利用中医人掌握的中医理论和诊断经验，发挥理性思考能力，对疾病做出理性的回答。中医辨证的思维活动即由此开始。

1. 追溯病机，寻找病因

中医诊断病情并不是简单凭症状而定病性的。症状现象是什么原因造成的？这是中医诊断首先思考的问题。中医人正是循着症状，根据有关中医理论或借助经验寻找体内活动的机制，如，依据浮脉的征象，根据气血运行与脉象的关系，在思维中形成气血活动趋向于表的机体活动机制，构思出正气与邪气相争于体表间的病机形象；依据呕吐的症状，想象胃气上逆的形象；依据口渴构思体内有热在伤津耗液；依据苔色变化，想象脏腑病变的过程；等等。翻开有关中医诊断的论述和历代医案，关于体外症状与体内病机联系的追溯，都是通过上述思维方法去实现的。

中医诊断思考的倒果求因方法，不同于抽象思维的因果法，其基本特征，是在思考中把症状作为结果现象，依据"有诸内必形诸外"的道理进行"司外而揣内"，借助其他事物的形象想象导致症状现象的体内机制，从而使追溯病机的思考在一定程度上把握了疾病的本质，为概括整体性病机打下了的基础。

从症状追溯病机的思考，使中医人推测到体内的病情，而病机的把握又必须考虑到发病的原因。在许多情况下发病的原因并不清楚，寻找病因则是把握病机的重要前提，常见的方法主要有经验分析和推理分析。经验分析是临床中常见的思维方法，即把现时遇到的症状和病机，与经历过的疾病做比较，如果与经验中的某种病证病机相同或相似，就可以将经验中关于病因的判断，作为现时病因的初步判断。推理分析方法是指，如果记忆中的经验没有类似病例，则可依据中医理论的阐述，对病情做出初步的病因判断，如肺失宣降，多因风寒或风热袭肺引起；胃气上逆，是属胃气不降反而上冲所致。推测是临床常用的反推分析病因的思维方法。

2. 证的概括与表述

整体性病机形成的过程是一个形象思维综合的过程。所谓形象思维综合，是人们在综合性认识活动中，使分散的事物形象，逐渐在思维中形成完整事物形象的思维过程。从症状追溯病机的思维，是一种形象思维分析，而把分析所得的若干病机，综合为一个具有内在联系的、统一的病机形象，则表现为形象思维综合。例如，把热盛于内的病机与宿食停于胃肠的病机有机组合起来，形成热与宿食相结在胃肠的阳明腑实证病机；又如，小青龙汤证的病机是水气内停，外感风寒致水寒射肺，水停心下，形成肺气失宣，水失肃降的整体性病机。

整体性病机的形成，为证的概括提供了客观基础。所谓证的概括，实质是对整体性病机的概括，是进一步认识病机本质和疾病整体联系的过程。这个过程，可以分解为三个具体步骤。其一，在整体性病机中进一步把握主要矛盾。在一个具有相互联系的病机群中，哪些病机在起主要作用，哪些病机是当务之急，无疑都需要在证的概括中做出回答。如阳明腑实证，本有宿食停留于中焦，又有热盛于内，上扰神明，灼液伤阴，迫阴外溢的病机群中，热与宿食相结是主要病机，它主导着其他病机的发展，当务之急是解决大便不通的问题。其二，把握病机的整体联系。这是在思想中将概括的总病机与病因和各种症状建立整体联系的思维过程。仍以阳明腑实证为例，当热与宿食相结的总病机形成以后，应从理论与实际的结合上把握病机与病因及各种症状的必然联系，患者不怕热却发潮热是热结于内，阳明经气旺故潮热；外感化热，结于肠胃，灼伤津液，故燥盛于里；宿食遇热而燥，滞于肠胃，故大便不通……这是中医诊断思考的核心阶段，也是确定诊断的客观依据。其三，证的形成与表述。就是对上述思考过程中形成的整体性病机进行概括，以观念的形式在认知中反映出来，再通过提炼，予以表述。如对上述热与宿食相结病机的语言表述为"胃家实证"，或称"阴阳腑实证"。

以上是中医辨证过程的微观分解，在实际诊断思考过程中，多数情况下并不如此分明。一般说来，初始从事中医临床诊断活动或者新接触的病例、疑难病症、复杂病症的诊断，其诊断思维发展过程比较缓慢，可以体会出上述过程。随着人们对病证认识的深入、诊断技艺的熟练，思维过程开始浓缩，其浓缩的程度与人们对诊治过程熟悉程度成正比。

3. 辨证中的思维方法

常见中医辨证中的思维方法有比较法、分析综合法、倒果求因法等，想象和联想是其中的核心因素。

其一，比较法的运用。辨证中的比较法根据诊断思维发展的过程，分为症状比较、病因比较和病机比较。在症状比较中，第一，是病理现象与生理现象的比较，如在一个患者身上切到一种脉象，是平脉还是病脉，需要把感觉中的脉象与患者平素的脉象相比较，还需与一般人的正常脉象相比。第二，是症状的性质、程度和部位的比较，如微汗、有汗、大汗、手足濈然出汗、冷汗的比较等。第三，是病因比较，可以用于同一患者两次发病性质的区别，如同一个患者两次发病都出现头痛、发热、恶寒、脉浮等症，就需要通过有无外感的病因比较，区别出是外感风寒还是春温，或是风温等。其四是病机的比较，此为区别病、证性质的主要方法。中医确定病证性质的直接依据是病机，特别是当两组症状非常相似的情况下，比较病机是唯一可靠的办法，如尤在泾在区别阳明腑实证与结胸证时，有如下一段精辟的比较："以愚观之，仲景所云心下者，正胃之谓，所谓胃中者，正大小肠之谓也。胃为都会，水谷并居，清浊未分，邪气入之，夹痰杂食，相结不解，则成结胸。大小肠者，精华已去，糟粕独居，邪气入之，但与秽物结成燥粪。"

其二，分析综合法的运用。要把握病证的全面情况，必须把病证分成若干部分逐个研究，即分析的过程，诊断的目的是把握整个疾病，继而在分析的基础上综合出病证的整体联系。例如，依据症状分析追溯出若干病机形象，在思维中构思出相关病机的动态联系。

其三，倒果求因法的运用。这种方法主要表现在从症状到体内病机的追溯中。"果"，是指机体在发病过程中表现于外的征象，它是病机活动的结果。思维正是从这里开始循着这个"结果"，追溯出导致症状现象的体内病机之"因"。

在辨证思维过程中，想象是各种思维方法的实在因素，没有想象就不能构思出动态的具有整体联系的病机；想象贯穿于辨证思维的始终，各种思维方法都需借助想象的桥梁，才能达到认识疾病的目的。同时，想象又总是伴随着联想，联想是想象的深入发展。

三、正确诊断的思维因素

能否正确地进行临床思维，直接关系到能否获得正确的诊断。中医药文化研究的一个重要任务，是依据哲学的一般原理，研究诊断思考的规律，探索导致误诊的思维因素，提高正确诊断的思维素质。

1. 正确诊断的哲学含义

从哲学的角度讨论正确诊断的含义，其应包括如下几个方面：思维过程、思维方式、思维方法的正确，以及病情的判断正确、诊断的正确等都具有相对性。其一，诊断思维过程正确包括两个方面：一方面诊断思维过程发展是渐进的，不能先诊断再找依据，也不能只凭一两个症状就直接做判断，应当从全面获取症状资料开始，经过追溯病机、综合病机、概括病机的过程；另一方面，应保证诊断思维过程的完整性，诊断思维过程的每一个环节都是非常重要的，不可省略，不可逾越。其二，正确的思维方式是指必须以形象思维为主导的思维方式实施诊断，而不能简单地套用模式或抽象推理的方式；思维方法的运用是在形象思维指导下的想象、联想和形象性构思等方法的合理选择。其三，对病情所做出的判断应当反映其本质，而且表述要简练准确。其四，正确诊断的"正确性"具有相对意义。病情在不断变化，已做的临床诊断只对应被诊断的具体患者、具体时间和具体环境；即使是正确的判断，也有一个正确程度的问题，临床诊断追求最大限度地符合病情；医者不可能在相对的时间内完全彻底地把握疾病的全部。

2. 提高诊断效率的思维因素

临床诊断效率的标准是准确性和快速性。提高中医临床诊断效率的因素是多方面的，其中医生在诊断过程中的思维活动是非常重要的因素。其一，诊断思维必须以形象思维为主导，因为只有形象思维才能追溯出体内的形象性病机，进而形成一个具有整体性的动态病机，如果仅凭症状机械地推理或模式化套用证型标准，必然不能体现中医特色，更不能获得反映病机本质的正确诊断。其二，提高诊断效率需要注意提高智力心理因素的综合能力。注意、感觉、语言、识记和回忆等是智力心理活动的主要内容，也是思维活动的重要环节。望诊时需要医者高度的注意力和敏捷的反应力，以及时捕捉到细微的症状；清晰而生动的语言表达力有利于巧妙而恰当地问询病情，以利获得更多有价值的症状表现；灵敏的感受力有助于准确体验脉诊的指下感觉；良好的记忆力有利于快速在大脑中提取必要的相关知识。其三，提高诊断效率需要优化非智力心理环境。任何人的思维活动都是在情绪、兴趣、性格等非智力心理因素共同构成的心理环境中进行的，其心理环境的优劣直接影响到思维的效率，中医临诊时必须注意调节自己的心理状态，创造良好的心理环境，保证以思维活动为核心的智力心理活动高效率地进行临床诊断。

3. 导致误诊的思维因素

误诊和正确诊断是对立的，如能在诊断中有效地防止误诊，说明医生已经正确地进行了诊断思维。导致误诊的思维因素，主要表现在两大方面：一是思维发展过程不适当，二是思维方式运用不适当。

思维发展过程不适当，可以表现在四诊和辨证两个阶段。

四诊阶段是获取辨证加工原材料的重要环节，诊断思维对原材料的基本要求是真实性和全面性。影响症状材料真实性和全面性的主要原因是辨认误差和检查不完全。所谓辨认误差，是指医生在收集症状材料时，对症状现象的颜色、声响、动态、神情及其程度辨别认定的误差。根据获取信息的途径，有直感误差和间接信息错认两种。直感误差是指医生在依靠自己的感官直接感知症状时，对视觉、听觉、嗅觉和触觉等感觉的误差，如白苔误认为薄白苔，面色晄白无华误认为苍白等；间接信息错认，是指医生在问诊中将患者错误的表述当作了真实信息确认。检查不完全，是指医生没有尽最大的努力收集全面的临床表现。

诊断思维方式不当主要表现在没有遵循中医传统的思维模式进行临床诊断，或仅凭一两个症状直接下诊断，或机械套用中医证型参考标准，试图找到对号入座的位置，这样思维的不当之处在于试图把生动的中医诊断思维简化为抽象的模式。这样思维的结果必然失去把握动态病机的机会，自然不可能准确反映病情。

第三节　中医的治则

"治则"即治疗原则，这是中医临床特有的术语，中医在诊治活动中非常重视制定治则这个环节，是中医临床诊治特色的重要体现。

一、如何理解中医临床的治则

西医临床诊治也有关于治疗原则的认知，但很少专题讨论。中医临床诊治过程不仅将治疗原则列为一个独立的诊治过程发展环节，而且将其作为检验中医人临床诊治能力的重要内容。

（一）中医诊治的中间环节

诊断思维解决疾病"是什么"的问题，治疗思维则解决如何扭转病情的问题。在临床诊治中，从对疾病的认识到具体实施治疗，有一个转化性思考过程，即把对疾病"是什么"的认识，转化为发病的机体"应该发生怎样转归"的观念，每一个诊治过程都必然经过这样一个中间阶段。形成这种观念的思维活动既不能归于诊断思维，又不能归于治疗思维，它是一个相对独立的思维发展过程，是中医临床思维中的中间环节。

从临床思考的发展过程看，诊断性思维只能依据症状，经过思考把握疾病的本质。但是，诊断疾病的目的，并不只是为了认识疾病，而在于治疗疾病，使失调的机体恢复正常。因此，中医人在获得了关于疾病的诊断以后，必须使思维活动向深入发展，进一步思考患者应该有怎样的生理活动，从病态到恢复生理状态应当使病理活动发生怎样的转化，由此引起医生改变疾病现状的意志，逐渐形成病理活动得到转化时的情景，以此作为医生治疗活动的目的，并通过语言把目的表象表示出来，是谓中医的治则。例如，诊断思维通过一系列的体查和辨证思考确定某病例为太阳病"表虚证"，从"表虚证"到恢复健康，必须使病体有一个"发汗解肌，调和营卫"的转化过程，汗出邪祛、营卫得调，就是作为医者施治的目的在医者的思想中形成，并通过"发汗解肌，调和营卫"的陈述，表述出思维的结果，形成中医的治则，以此作为实施治疗的指导思想。可见，中医制定治则的思考活动，是介于诊断思维和治疗思维之间的思考活动。

从宏观认识发展的过程看，中医关于疾病的诊断（包括印象、初步诊断）都是对客观事物的间接认识，具有一定的抽象性，是关于疾病本质的理性概括。欲使理性认识向实践发展，将对疾病本质的认识发展为干预病机活动的治疗目的，还有一个从理性认识到实践的"中介"，哲学认识论研究把这个"中介"称之为"实践观念"，在中医临床理论中的表现形式就是"治则"。

从学科结构看，理论和临床是中医学的两大组成部分，理论是关于医学对象的本质、联系和一般规律的描述，它不能直接作用于中医的诊治过程，只有通过医者在临床过程中的思维活动，把具有一般意义的理论转化为具有特殊针对性的实践观念，才能指导中医临床具体治疗的实施。

因此，在中医临床从诊断向治疗发展的过程中，还存在着一个思维的转化过程，这个过程表现为相对独立的思维阶段，它的产物就是治则。制定治则的思考，既体现了医者对疾病的理性认识，又反映了医者对改变病机状态的意志，显示了医者对改变病机的基本态度，表达了中医人干预病机状态的原则，构成了中医人临床思考从诊断疾病向治疗疾病发展的中间环节。

所谓治则思维，是中医制定治疗原则的思维活动，治则正是这种思维活动的产物。治则的文化特点，主要表现在以下三个方面。

其一，治则是实践目的理性表述。人类之所以能动改造客观世界，一个重要的原因，是人们在从事任何一项实践活动之前，就已经形成了关于实践对象结束时的情景。这个结果，是以表象形式存在于实践者的大脑中的。它作为实践结构的要素之一——目的要素，参与并支配着实践活动。这是人的劳动之所以能在客观世界打下自己意志烙印的思维因素。马克思曾在关于实践目的的论述中指出，劳动过程结束时得到的结果，在这个过程开始时，就已经在劳动者的表象中存在着。中医的诊治活动，是一种以改变人体病机现状为对象的实践活动，在治疗开始之前，由思维活动引起的机体转归情况也已经在医生的大脑中形成。例如，诊得一个胃气上逆的病例，经过治则思维活动，便形成了使上逆之气下降及胃气得复的表象；又如，诊得寒痰蓄肺、壅阻肺气的病证，在医者的思维中逐渐形成了肺得温、痰得化、气机畅通的表象。便是经治则思维形成的治疗结束时的情景，也是医者将要实施治疗的目的，并以表象的形式存在于医者的思维中。这是中医临床诊治中普遍存在的客观过程，表现在每一个临床中医的具体诊治活动中，没有这个目的性表象，中医的治疗就没有方向。

我们这里所说的"目的"，不是指通常所谓的使疾病转愈的主观愿望，而是在哲学意义上来讨论中医临床过程，是把治疗作为人类的一种实践来讨论治疗的目的，治则是具体的不是抽象的。因此，作为一名以从事治病救人为职业的医生，只有治愈病的愿望是不行的，还必须有具体的治疗目的，如使升降失司的气机得调等，通过语言外化为治疗原则，形成医者对患者病机状态实施治疗的意志趋向性观念。

其二，治则作为一种观念，是理性思维活动的产物。治则与诊断的区别是，它不是关于疾病"是什么"的理性反应，而是关于机体"应该是怎样"的理性观念。它形成于诊断思维之后与治疗思维之前，在临床思维中起着承上启下的桥梁作用。

其三，治疗的目的是作为规律规定着他的活动方式方法的。中医在制定具体治疗措施时，在选择治疗途径、方法和技艺时，都是在治则的指导下实施的。

（二）治则与治法

从认识论的角度看，治则与治法有着不同的含义，它们既有区别，又有联系。其区别和联系主要表现在如下三个方面。

其一，从临床思维的发展阶段看，治则与治法分别形成于治则思维和治疗思维两个不同的发展阶段，治则是在完成了对疾病的诊断，实施治疗前的思维转化阶段形成的；而治法是已经进入具体施治思维后形成的。其联系是，它们都是中医关于治疗思想的反映，但存在着发展阶段的不同。

其二，从哲学方法论的一般原理看，治则与治法属于不同的范畴。治则是从总体上，从高层次反映人们对治疗过程所选择的根本途径；而治法则是局部的、临时的和可变的，是医者对治疗过程和方式所选择的具体步骤。因此，治则属于医者对治疗活动的原则规定；治法则是对具体措施、方法的选择。治则作用范围广，持续时间长，具有相对的稳定性；治法作用范围小，灵活可变，具有多选性。例如，对一个肺痨病例的治疗规定了滋阴养肺的原则，只要医者对病证的认识不发生质的变化，这个治则总是不变的，而在具体治疗过程中，则可根据不同阶段或临时病情变化，灵活选用治疗方法。

其三，从治则和治法在实施治疗过程中的作用看，治则规定和支配着治疗措施的实施和治疗方法的选择，而治法是为了治疗目的的而实现采取的灵活性方法。

二、中医制定治则的过程

中医制定治则的过程是一个理性思考过程，是中医人针对病机，依据有关中医理论，构思扭转病机的基本策略。

（一）制定治则的依据

中医临床施治的一大特点是辨证施治，即中医依据辨得的证而实施治疗。中医的证，不是抽象的概念。制定治疗措施时，也不是依据词或词组所表示证的观念，直接推理出用什么方施治，例如，不是见太阳病中风就用桂枝汤，见胃家实就用大承气汤，如果这样理解，就把生动的中医治疗思考活动曲解为"对号入座"式的"见证套方"了，同时也不能真正揭示中医辨证论治的含义，更不能反映中医施治随机应变、因势利导等灵活性的特色。

中医施治的直接对象是疾病所表现的病机，即诊断思维中形成的动态性、形象性的病理机制。其一，从证的特点看，证是对疾病本质和联系的整体形象性反映，不是抽象概念性反映。因为中医在认识疾病的过程中，没有对症状静态化进行抽象的规定，表示证的词或词组所运载的信息是症状、病因和病机共同形成的整体形象。例如，阳明腑实证在医者思维中的存在形式，是邪热与宿食相结在中焦，致中焦痞塞不通，腹满难忍，燥热烦渴，燥屎充滞于内的"胃家实"观念，这是对病机的形象性概括，它是一个动态的，正在发展着的疾病状态机制。

其二，从治疗活动属于实践的角度看，改造世界的实践必须是客观世界存在着有待被改造的对象，这个对象不是理性的观念，而是生动、具体、客观存在的事物。中医施治原则的形成也是同样，医者只有针对具体的、动态的客观存在着的病机，才能开始考虑对它的调整。

其三，从中医临床诊治发展过程分析看，不论诊断思维能不能概括出证的观念，能不能把诊断的对象归属于病证的类型，都可以根据病机的发展趋势，构思出具体的施治原则，并在其指导下构思具体的治疗措施。

其四，从中国古代科学的实践特点看，针对病机构思治则的思维特点，与古代科学发明创造的思维模式相吻合。中国古代科学发明创造，都不是在掌握了客观事物的一般原理后，经逻辑推理和科学实验创造的，而是由劳动者本人，在实践中积累了丰富的关于劳动对象、劳动工具或劳动操作技艺表象的基础上，对经验表象直接构思萌发的发明火花。如造纸术发明的思维契机，是人们把在丝绸上写字的形象，转移到从晒过丝棉的席上揭下的一层薄绵上。

（二）制定治则的方法

想象、联想和形象性构思，是中医制定治则思考中常见的方法。

想象存在于治则思维的始终。其中，再造想象和创造想象都得到充分的运用。再造想象再现病机形象和生理形象，是根据病机或生理的描述，在大脑中再现出病机或生理活动的具体形象。如根据《素问·经脉别论》所述"饮入于胃，游溢精气，上输于脾，脾气散精，上归于肺，通调水道，下输膀胱"，逐渐在大脑中形成一幅水在体内代谢过程的动态画面，为构思治则展现了正常状态水的气化情景。在构思如何使病理状态向生理状态转化的思考中，创造想象为多见，因为中医不依靠动物实验，只有借助记忆表象、构思促使病机向康复的转化。例如，对邪入里、热盛于中焦的病机，欲转化为热退阴复的生理状态，借助自然事物中釜底抽薪的形象，制定出滋阴降火的治则。又如，根据热毒壅盛于胃肠，致脾运失司，痢下脓血的病机，借鉴于"闭门留寇"的不利形象，制定出"以通治通"的治则。

在治则思维中常通过联想激起扭转病机的想象。例如，针对肺气虚的病机，联想到肺属金，与土是母子关系，母病可及子，由此联想治肺可补其母以壮其子，故制"补土生金"之治则。

形象性构思是借助客观事物中与治疗机制存在的相关或相似联系，构思出某些病机应遵循的治疗原则。如根据水湿泛滥多用土来修筑渠道或堤坝的形象，构思出脾虚致肿的病机也要用健运脾土的方法——补脾利湿来调理。

三、制定治则在治疗过程中的作用

马克思在阐述实践目的的作用时说，它是作为规律决定着他的活动方式和方法的，他必须使他的意志服从这个目的。治则作为中医临床治疗目的的体现，同样具有决定治疗的途径、方式、方法的作用，并直接指导着处方思维的进行。

1. 治则规定着治法的选择

在治疗活动中，面对复杂多变和具有多种表现形式的病证，依据具体情况做具体分析，采取灵活多变的治疗方法，是中医治疗的灵魂。但是，灵活并不是散乱无章，而是在一定的原则支配下，朝着一定的方向努力的。治则就是实现这种规定的具体形式，它规定着具体的治疗方法，例如，针对外感病，依"祛风解表"的治则，结合具体症状的特点施用相应治法。外感风寒，常用辛温解表法；外感风热，常用辛凉解表法；若感受风寒又兼胁下有饮者，当用化饮解表法；而风寒兼有阳虚者，则用助阳解表法等。

2. 治则决定着治疗途径的选择

中医的治疗途径多种多样，如寒痹腿痛，既可内服汤剂，又可服用丸、散，也可用针灸、推拿，还可煎药外洗等。在具体病例的治疗中，需根据治则的规定，选择最能实现治则所规定的治疗目的的途径。例如，感受风寒重证，可根据"发汗解肌"的治则，选用内服汤剂。同时亦可选煎药雾化，熏身以助邪从汗出。

3. 治则规定着治疗的进程

中医对一个具体病例所做的关于治则的规定，有时需分几个步骤才能完成。如治疗阶段怎样发展，在什么状态下转为另一步骤等，更需要治则的支配。例如，针对脾虚浮肿的病机，治则应是健脾利水，但当务之急是浮肿，可将治疗过程分两个阶段，先治其肿，肿退以后再转入健脾治疗。治则规定着治疗进程的发展。

4. 治则规定着组拟处方的思考

处方如一个执行战斗任务的集体，如何使其中的各味药发挥出整体功能，怎样把各味药力有机组合起来，必须根据治则的规定加以拟定。在拟定处方的思考中，必须根据治则的要求，实施"君、臣、佐、使"的配伍。例如，根据"清热凉血"的治则，选择犀角为犀角地黄汤的主药，配生地辅助犀角清热凉血（现以水牛角代犀角）；根据"清热生津"的治则，选择生石膏为白虎汤之主药，以达清热生津，引热外达之目的；根据"荡涤胃肠积滞"的治则，选大黄为大承气汤的主药，以主攻积滞。在选择成方的思考中，更须遵循治则的规定，选择最能承担治则所规定任务的成方，如针对热入营分的病机，制定"透营转气"的治则，宜选择清营汤。治则还规定着处方加减的方向、用药和用量，以利最大限度地实现治则的目的。

第四节　中医的治病活动

中医治疗活动是中医临床的最后阶段，是诊断和制定治则的继续与发展。不了解中医药文化的人们，总想知道中医医生是怎么治病的，中医人治病过程中表现了怎样的认知特点，表现了哪些特殊技艺，这些特点是怎样符合医学实践规律的。

一、中医治疗活动概述

中医的治疗活动与人类其他实践一样，整个过程都伴随着复杂的思考活动，体现着中医人的认真态度和聪明智慧。

1. 治疗活动中的思考

中医的治疗活动是一种社会实践，它具有社会实践的一般特性。其一，是人与客观事物发生的关系，是使客观世界按照人的意志发生变化的客观过程，是医者通过自己的活动，促使患者机体的病机活动向正常生理活动方向的转化。其二，具有实践活动的一般结构。中医人的治疗是以患者病机活动为对象，以中药材、针灸针为工具，或以正骨、按摩等为技艺，以思维着的医者为主体，按照目的表象实施的实践活动。其三，有实践的产物，即劳动的成果，其成果是改变患者的病机状态，促进人体向正常生理状态转化的疗效结果。

中医的治疗活动又是一种特殊的实践活动，其特殊性的突出表现是治疗过程中以思考活动为主。中医治疗活动有操作治疗和药物治疗两种：操作治疗是以医者的实际操作获取治疗效果，如针灸、按摩、推拿、正骨、中医外科的某些操作等，其治疗活动的表现形式基本相同于人类的一般实践活动；中医治疗活动的大量形式是药物治疗，药物治疗是以中药材或中成药为主，经过中医人的精心构思，逐渐形成中医处方。

无论是操作治疗还是药物治疗，其治疗过程都伴有中医人谨慎的思考活动，思考是构成治疗活动的重要因素。所谓中医治疗思维，是中医在治疗活动中所表现的思维活动。过去人们多注重辨证中的思维，而很少论及治疗活动中的思维。其实，在治疗活动中不仅有思维，而且非常重要，一刻也不能离开。

中医治疗思维的主要任务是构思治疗方案。如果说中医诊断思考主要解决疾病"是什么"或"怎么样"的本质问题，那么治疗思考应当解决怎样使病机转归的措施问题，解决怎样使疾病向生理状态转化的具体问题。从这个意义上说，治疗思维又是一种决策思维。

2. 中医治病活动的一般过程

中医的治病过程突出体现为以思考活动为主要形式的实践，是中医人脑力劳动的特点，我们将中医人在治病过程中的思考活动称之为中医治疗思维。其一，治疗思维要根据治则的要求，选择治疗的最佳途径，选择最恰当的治疗方法，制定具体的措施。其二，根据治法或措施的要求，制定具体的治疗方案，如针灸治疗时的选穴、编组，推拿治疗时手法的选择，药物治疗时的遣方、用药等，这是治疗思维过程的中心环节。其三，在备选方案中选优，其过程是对各个方案进行治疗思维的内反馈，在思想中将各种方案对病机活动"发生干预"，从中"比较"各个方案的"效力"，再选出最佳方案，此谓中医治疗的决策。其四，实施方案的表述，即把选中的方案，通过一定的形式予以表述，例如，内科中医可通过文字开写处方，或通过言语表达。其五，操作治疗以医生的实际操作，实现对病机活动的干预；药物治疗通过药剂人员的取药和患者自煎、服药，实现对病机的干预。在中医施治活动中，组拟治方，是中医治疗思维的核心。

3. 全力追求治疗效率

治病的效率包括正确性和速度两个因素。正确性是指中医人精心思考的治法、治方等治疗措施符合病情的需要；速度是指形成治疗决策所必要的时间。

治疗措施的正确性有正确程度的区别。基本正确是指治疗措施基本符合扭转病机的需要。但是，疾病是一个复杂的事物，如果治疗措施只是基本符合病情，则只能取得一般疗效，要争取更理想的疗效，还需要最大限度地符合病情的治疗方案。例如，针对一个阳明经证的治疗措施，如果只符合清热的要求，必然不能在最短的时间内获得最好的疗效；如果仅仅符合清热生津的需要，但处方用药不理想，也不能获得最理想的疗效；只有制定出清阳明气分之热，而且能根据病机的热邪有外达之趋的特点，组拟以生石膏清热生津、引热外达为主要成分的白虎汤，才能说明治疗思考达到高度的正确性。

寻找理想的治疗措施是每个临床中医的愿望，中医人总是尽最大努力寻求最佳治疗方案。所谓最佳治疗方案，是指在一定条件下，能最有效地发挥治疗作用、最快获得治疗效果的方案。其文化特点是：第一，最佳治疗方案不是人们头脑中固有的、作为一种客观存在的事物，只能在人们不断的实践和思考中逐渐接近它；第二，最佳治疗方案是治疗思考追求的理想目标，没有固定的形式和内容；第三，任何已被实践证明的最佳治疗方案，只适用于验证其有效的那个病例，只适应于产生它的特定的客观环境；第四，最佳治疗方案是相对的，人们可以在不断地探索中修改它，以争取更理想的疗效。

治疗思维的速度是影响治疗效率的另一因素。缩短治疗思维的时间，尽快做出治疗决策，是提高治疗思维效率的又一重要方面。

治疗决策效率的正确性和速度两个因素，是相互关联的，缺一不可。如果只追求时间因素，做出错误的治疗决策，不仅无益于治疗活动，反而可能有害于患者，甚至危害性命；如果在治疗思维中只追求正确性而忽视速度，即使是正确的治疗方案，也缺乏效率。尤其在一个危重患者面前，只有把两个因素有机结合起来，在追求治疗思维正确性的基础上，尽量提高治疗思维的速度，以缩短决策治疗方案的必要时间，尽快解除患者的疾苦，才能达到提高治疗效率的目的。

二、中医是怎样开具治病药方的

临床中医开具治病药方不是打砂子枪，将中药简单地凑在一起，而是经过认真思考将中药有机组合起来的过程。

1. 中医处方的含义

所谓"处方"，有两层含义，一层是指中医人开出的关于治疗疾病决策表述的总和，包括药方、医嘱和治疗注意事项等，通常指医生开出的药方，"处方"以名词出现；另一层含义是指中医人拟定治疗方案的活动，它表现为一个客观过程，"处方"以动词的形式出现。本节主要从第二层意义上讨论中医临床医生制定处方的思维过程。

中医拟定治疗方案的活动，是一个以思维活动为核心的客观过程。中医处方思维，则是指中医在临床中拟定治疗方案的思维活动，其治病所示的处方正是这种思维的产物。中医处方思维是一种可以创造社会效益的脑力劳动，在中医临床诊治的宏观过程中属于实践的范畴。在中医临床施治的微观机制中，中医人表述处方的活动，只是思维结果的外化的过程，在此之前，中医人的大脑中已经过了复杂的思考过程。研究中医处方思维，就是要描述这个思考过程的特点和规律，从文化学的角度探索中医处方的科学性，同时寻找中医处方思维的局限性。

如果说中医治疗活动是中医临床诊治过程的最后重要阶段，那么处方思维则是中医临床思维的关键环节。因此，中医处方思考方式方法的正确与否，直接关系到处方效力的大小。因此，研究中医处方思考的特点，注重中医处方思维的训练，正是提高疗效的关键。

2. 中医处方的思考过程

中医处方思维从形成治疗措施开始，经过了组拟处方、思想预演、决策表述等三个发展阶段。

其一，中医处方思维开始于治则思维的结束。在治则思维中，虽已对疾病实现了理性把握，并转化为具有实践意义的目的表象，但这只是一个原则性观念，无法付诸实践，还必须依据在治则思维中形成的目的性表象，针对诊断思维中形成的病机表象，构思出扭转病机向目的表象发展的具体措施。例如，吴鞠通针对热入营分的病机，根据"透营转气"的治则，构思出以凉血清热扭转主要病机，以甘寒清热养阴，以苦寒透热于外，以活血散瘀防血与热相结等一系列构思，把观念性的治则在思维中转化为具体的措施。在组方用药时，中医人通过再造想象，在大脑中将备选药物的作用机制过一遍"电影"，从中选出理想的药物。仍以热入营分证为例，犀角（现代以水牛角）咸寒，能清热凉血，是清营分热毒的理想药物；玄参、生地、麦冬性寒味甘，能清热滋阴；黄连、竹叶心、连翘、金银花苦寒，能清热解毒，引热邪透营转气，是必选之药；丹参能凉血化瘀，用之以防妄行之血与热相结最宜。在上述思维过程中，为了一两味药的取舍，中医人可能反复在脑海中浮现备选药的作用形象，经再三比较，才决定是否入选。

其二，巧妙配伍诸药于一体。从表面上看，中医人把选出之药聚于一张处方中，似乎是无机组合，其实，中医人在思考中已将若干药物的单项功能组合成为具有主、辅、兼、引多层次作用的处方。它不仅有序，而且表现出药物之间合力取效的综合功能。选择成方是拟定治方的重要内容，选方的过程同样有一个再造想象的过程，即根据备选方功用主治的描述，再造想象出该方作用机制的形象，继而将此形象与病机形象做对应，适者取之。在考虑因时、因地、因人制宜的前提下，还应对成方中的不足或多余之药，实施合理加减。可见，正确选用成方，也不是一个简单的"对号入座"式的套用，只有经过中医人复杂的思维，才能组拟出恰当的处方。如果生搬硬套，甚至把选方过程当作抽象化的逻辑模式，把辨证论治错误地理解为对证用方，必然疗效不佳。朱丹溪早就批评这种"刻舟求剑"，以"前人已效之方，应今人无限之病"的形而上学的僵化思维。中医人应当铭记这一古训，在组方思维中，把成方和自拟方有机结合起来，依病机的变化时有侧重。中医组方思维常见的几种组方形式有自拟处方、选用成方、选方与自拟相结合三种形式。

其三，思想预演。为了争取理想的疗效，寻找最佳处方，中医人常常将拟定的处方在思想中做"治疗过程"的预演，即在思维中让处方"干预"失调的机体。如预演桂枝汤的作用过程：中医人在想象中用桂枝发汗解肌，以驱在表之邪，想象白芍补阴敛汗，以治发汗过多，加生姜助桂枝发汗，使甘草大枣调和胃气，从中"观察"桂枝汤的作用机制，审查有无不当之处。中医人非常注重思想中的预演，思想预演是中医人在临床治疗活动中形成的一种思维方法，类似于现代科学方法中的"思想实验"。

其四，处方的形成。经过思想预演，比较出各个备选方的功用特点，中医人从其中选择一个比较理想的处方作为实施的治疗方案，并用有声语言或书面语言将观念的处方外化为临床文件处方。此谓中医治疗决策表述。

中医处方思维的过程还有更细的过程，此不赘述。随着中医人对病证诊治的熟练，处方思维过程不断简化和加快，如果医者相当熟悉病证的治疗过程，可以很快地在大脑中形成处方。

3. 中医处方思维的科学性与局限性

中医组方不是药物的无机组合，也不是对号入座式的套方，而是具有科学性的创造性劳动，其科学性主要表现在如下几个方面。

其一，中医组方思维依赖于理论的指导。劳动过程对于理论的依赖是劳动本身表现出一定科学性的重要特征，说明这样的劳动已经在一定程度上摆脱了盲目性。中医组方思维正是把对自然、人体和疾病的理性认识，转化为意志性的目的，在其目的支配下进行特殊劳动，结果是获得理想的疗效。

其二，中医组方以疗效作为检验处方思维的依据。疗效是检验临床思维的根本依据，也是检验处方思维的依据。中医人拟定的治方正确与否，得当与否，只有在疗效中检验，并依据疗效的反馈，进一步调整处方思维方法或过程，以制定出新的更恰当的治方，使处方思维始终建立在客观存在的基础上。

其三，中医组方符合人类创造性劳动的基本规律。从人类一般的劳动规律看，劳动者对劳动过程和操作工艺的构思，大部分不是遵循固有的逻辑模式，而是通过非逻辑的想象和形象性构思实现的。中医处方思维正是符合这种创造性劳动的规律，符合创造性思维的规律。

中医处方思维与现代科学实践中的思维相比，也显露出极大的局限性。主要表现在以想象为主的思维方法，很难形成规范化的程序，而且许多过程是在潜意识中进行的，中医人很难运用通俗语言表达其思维的细节与技巧。多数老中医并不是出于主观态度的保守，他们确实难以描述自我诊治思维技巧，学生也难以体会老师的组方思维经验和发现思维的契机。其原因是学生关于客观事物的活动经验少，治疗经验少。改变这种情况的根本途径是：临床中医从业者要了解思维学的知识，了解中医处方思维的特点，自觉运用思维的规律从事处方思维和表述思维；在保持组方思维灵活性的基础上，注重处方思维的规范化研究等。

第九章 现代文化环境中的中医药文化

中医药文化是现代科学文化环境中的特殊现象，它是以完整文化体系的形式存活下来的中国传统文化。在科学技术飞速发展的今天，中医药文化仍然发挥着促进人类身体健康的特有积极作用。

第一节 现代的中国文化

一、现代文化环境

现代文化环境是指我国现代所呈现的，以现代科学文化为主体的综合文化环境体系。

（一）社会的文化环境

人类的活动构成人类社会，人类在社会活动中每时每刻都在创造和利用文化，不同的人类群体在不同的地域、不同的生产力、不同的心理性格等条件下，可以创造不同风格的文化。这些文化反映着不同人类群体的风俗习惯、心理趋向、生活方式、语言文字等特点，从而形成不同的民族群体。民族的区别，说到底是不同人类群体创造和利用文化的区别。

由于生存和生活的需要，人们总是处在不停地活动之中，致使在每一个相对的社会环境中，存在着来自不同民族或地域的人们，而不同的人们都有熟悉的文化，人们都利用自己掌握的文化，认知、解释和利用客观世界；又由于文化具有传播性和传承性，历史上各个时期的文化都可能通过人的文化活动表现出来。这就使社会的文化生活、文化活动表现为多种多样的特点，同时也必然引起文化的交流、融合和冲突，使社会的文化现象呈现出生机勃勃的景象。

在一个相对的社会环境中，实际上有着多种文化的存在，有不同民族的文化，有不同历史时期的文化，有不同层次、不同表现形式的文化，这些文化构成了社会文化环境。在任何一个文化环境里的多种文化，又不同程度地影响着人们的认知活动，影响着人们的生活和生产。文化本是在人们的生活和生产的实践中产生的，反过来，文化又反作用于人们的认知和社会实践。

（二）社会的主流文化

在任何一个社会文化环境中，虽然有多种文化同时存在，但是必然有一类文化占据相应文化环境的主导地位，我们称其为这个文化环境的主流文化。

所谓主流文化，其含义应有如下几点：其一，是这种文化主导着当时一个相对社会环境内生产、生活的发生和发展；其二，是这种文化是当时社会人们文化生活的主要内容；其三，是人们主要运用这种文化认识事物和处理事物；其四，是这种文化是当时的时代象征之一等。

主流文化并不是一个社会文化环境的全部和唯一，每个社会文化环境中都有多种文化的存在。主流文化与非主流文化的关系不能简单地理解为主次关系，在实际的社会文化活动中，两者具有辩证关系。影响一个相对文化环境内主流文化变化的因素是多方面的，其中主要有以生产力和生产方式为核心的经济基础，社会政体大变动，特殊的灭绝性自然或社会灾难，社会文化形态的长期渗透等。

（三）我国现代的文化环境

我国现代的文化环境，是一个多种文化共存的复合体。在这个文化复合体中，有从西方近代自然科学发展起来的现代科学文化，有我们中华民族五千多年来传承的中国传统文化，还有多种传入的文化。

二、我国现代文化环境中的中国文化

（一）中国传统文化

在西方文化传入我国之前，整个中华大地都是中国文化的阵地。外国文化传入后，为了区别于从欧美等西方国家传入的文化，称中国本土自产自用的文化为中国文化。

中国传统文化历经五千多年从未间断，一直体现着中华民族传统的精神、智慧、创造力，融于中华民族的精神生活、物质生活和生产劳动之中，因其传统性而称为中华民族的传统文化。

中国传统文化的特点之一是人本主义精神，中国传统文化最注重人与人之间关系的研究，创造了举世无双的中国传统文化的社会文化体系。然而，中国古代的哲人在探究客观世界的思考中，没有将认知的对象投向物质世界内部，没有形成构造性自然观，没有创造出以物质世界为研究对象的自然科学体系。

以孔子、孟子、老子等为代表的先哲们，虽然没有创造关于自然文化的理论体系，却创造了领先于世界的关于人本主义的社会文化理论体系。

（二）我国的事业需要中国优秀传统文化

国家的建设事业，首先是人的事业，人是最宝贵的，人是社会的主体，人是创造一切事业的保证；国家的建设事业是有组织的，只有最佳的关于人的组合才能创造最佳的劳动效率；人的劳动过程是需要管理的，管理的过程就是关于人的有机组合的过程；人的精神状态是发挥创造效率的心理基础；人的身心健康是进行一切社会事业的保证。

中国传统文化的特点和成就正是对人的认知，认为人是万物之灵，人具有无限的创造力，世间之事只要有了人，只要世间的人是团结的，人就可以充分发挥主观能动性，表现出强大的建设国家的力量。

（三）我国的卫生健康事业需要中医药文化

中医药文化是中国传统文化的重要组成部分，是我国现代文化环境中，以完整学科形式存在的中国传统文化，是我们中华人在近万年以来抗击疾病，追求健康实践的结晶，是我国现代卫生健康事业始终践行的重要文化体系。

三、艰难生存的中医药文化

中医药文化虽然没有被西方文化所代替，没有被淘汰，却在现代科学文化环境中艰难地生存着。

（一）屡遭质疑的中医药文化

在西方文化传入中国之前，中医药文化是我国古代健康文化环境中的唯一文化形式，我国古代社会主要依靠中医药文化指导和管理社会的健康事业，古代的民众也运用中医药知识管理自己的健康，规范自己的行为。

自从西方文化涌入中国后，中国社会的文化结构逐渐发生变化，关于人的健康和疾病的文化亦随之传入我国，由于西方医药文化和技术的许多优势，我国的民众在认知健康和疾病问题时，开始接受西方医药文化的观念和知识，同时产生对中医药文化的疑问。

近百年来影响最大的质疑或反对中医药文化的思潮主要有，民国初期的余云岫首开反对中医的先例，他提出"废医存药"的谬论，认为中医药理论是不合理、不科学的；中华人民共和国成立初期又一次掀起否定中医药的浪潮，是毛泽东主席的充分肯定，才使中医药事业得以正常发展；他说"祖国的医药学是一个伟大的宝库，应当努力发掘，加以提高"；此后的近半个世纪，质疑中医药的思潮时有泛起，在二十一世纪初，甚至有人利用现代传媒，发起将中医药赶出医疗体系的社会签名等。

社会上质疑中医药文化的主要论调的核心是，认为中医药学的理论没有经过严格的抽象逻辑推理，认为中医临床只是诊治经验的重复，认为中药的运用没有化学依据等。其实，中华人早在距今近万年以前，就开始了主动抗击疾病和寻求健康的思考。我们今天所接触的中医药文化，实际上是已经经过了符合人类思维发展规律的认识过程，是人类智慧结晶的一部分。

不了解中医药文化的人们质疑中医药文化，其认知的误区是用现代科学文化的标准衡量古代文化，并且错误地认为只有现代的才是正确的和科学的。

（二）被误解的中医药文化

在我国现代文化环境中，中医药文化常常处于被遗忘的地位，表现在人们认知和解决自身的健康与疾病时，首先想到的是西医药而不是中医药。人们对中医药文化的误解，是中医药文化在我国现代文化环境中处于困惑状态的重要原因。这些误解主要有如下表现。

其一，认为中医药文化过时了。在人们的认知中，有不少人认为现代的文化都是正确的和先进的，认为古代的文化都是过时的。这种按文化产生的时代顺序，判定文化正确与否的标准不是正确的历史文化观。持这种观念的人们认为中医药的理论和技术，都是千年以前的治病理论和经验，现在都不适用了，有了现代的新医学，就不用古老的医术了。其实，人类的文化不能简单地按创造文化的时间先后判定其正确性。中医药文化虽然产生于古代，但其对人体健康与疾病的认知在今天是不过时的。

其二，认为中医药学的理论不是科学理论。持这种观点的人们认为，任何科学理论都以抽象概念为细胞的逻辑体系，中医药学理论中的名词、术语，既没有实体物质的支撑，也没有对客观事物进行质和量的规定，还没有形式化的定义体系；中医药理论阐述之间没有严格的逻辑推理，更没有形成以抽象概念为基本单位的抽象逻辑体系；中医理论没有经过严格的科学实验，关于人体结构与功能的描述是建立在揣摩的基础上的等。其实，人类在通过思维反映存在的道路上，并不是只有抽象思维一条道路，在两千多年以前的中国传统文化环境中，中医药人在积累了丰富的抗病和寻求健康经验的基础上，主要经过了以形象思维为主导的认知过程，这是符合人类思维发展规律的。

其三，认为中医药理论中邪说、迷信成分太多。社会上不了解中医药的民众不理解中医理论中出现的诸如"阴阳""气化""邪气""神气"等词语的真正含义，认为这都是邪说，是迷信的文化；他们也不理解关于中药作用机制的解释，如认为中药学中诸如"升降沉浮""驱邪""四气""五味"等词语并不是对药物实质的表述；认为中药将铁落、童便等都列入药是不合适的等。

其四，认为中医药人诊治疾病只是经验的重复。与西医诊治的现代仪器化相比，认为中医的诊治不规范、不标准、不模式化，而是主要借助医生的临床经验判断病情，只是针对症状用药。其实，中医药人的诊治绝不是经验的重复，而是个性化的诊治，诊治的非模式化、不可重复性才是中医药的特色。

（三）生命力顽强的中医药文化

西方医学随着西方文化传入中国后，首先在我国的大城市建立了医疗体系，综合性西医医院和专科医院承担着城市的大部分的医疗任务。一段时期内，中医药的诊疗仍然以零散诊所的形式存在于城市中，继续为民众的健康做出特有的贡献。

在中华人民共和国成立前的半个世纪里，中医药文化的阵地主要存在于全国的小城市和广大的农村，广大中医药人在西方医药文化的大潮中，仍然坚守传统中医药文化的精神和理念，坚持用传统中医药文化服务于广大民众的健康事业。

中华人民共和国成立以来的半个多世纪，中医药事业在党和各级政府的支持下得到充分的发展，中医临床事业得到空前的发展，国家制定了中西医并重和同步发展的策略；中医药人员受到与西医药人员的同等待遇；中医药教育事业为传承中医药文化不断为社会输送大批专业人员；中医药科研为国家的卫生健康事业源源不断地提供大批新成果。

第二节　现代文化环境中的中医临床

在我国现代科技活动环境中，中医药人主要依靠中国传统文化的知识认识和解决健康及疾病问题，并且创造着客观效益。

一、现代医药学文化环境中的中医临床

中医药医疗是我国卫生健康事业的重要组成部分，但是中医药医疗实际上是处在现代医药文化的环境之中。

（一）现代医药文化环境

所谓现代医药文化环境，是指目前我国的社会卫生健康事业领域，所形成的以现代医药学为主导的社会医学实践环境。现代医药文化环境表现出如下社会文化特点。

其一，现代医药文化是我国现时代社会卫生健康文化的主体文化。我国的医疗卫生体系以

现代医学为主；防疫和疾病控制以现代医学认知为准；医药学教育以现代医学为重，西医药学类专业全开西医药学课程，中医药学课只开一门；而中医药学类专业的一半多的学业都是开设现代医药学课程；人们在关于健康和疾病的认知思考中，是以现代医药学的知识、理念、理论和技术为准的。

其二，现代医药学的医院诊断疾病主要依靠现代仪器。医院医务工作者的主要任务之一就是诊断疾病，现代医学文化主导下的诊断性操作是借助现代各种仪器，从而获得关于患者机体病理活动的实质改变，改变的依据是寻找机体病变的病灶和机体功能活动变化检测的量变指标。现代化辅助诊断的仪器是现代医院的硬件设备，各级医院都以本院争取拥有更多的高、精、尖的现代化仪器设备为目的。在这种医学文化影响下，社会民众也以各种仪器检测的报告单作为自身是否有病的主要凭据。

其三，现代医药文化治病的用药主要选用现代化学制品。现代医药学认为治病以干预发病机体的病理变化，因此，称之为"治病"，是在利用化学物质的化学作用，抑制或者促进机体的某些活动，以达到治病的目的，如抗生素类药物是抑制细菌；维生素类药物是补充人体某种维生素的不足；手术可能是为了切除不该长出的某局部组织，也可能为了修补某局部组织结构的不足等。

（二）现代社会文化环境中民众对中医诊治理念的理解

由于现代医药文化同构于现代科学文化，现代科学文化主导着现时代人们的认知方式，人们习惯于以现代医药学的知识思考自身的健康与疾病问题，而不理解中医药文化的认知。

其一，一部分人难以理解中医学关于疾病的解释。人类科学文化的一个重要内容，就是解释认识中的客观世界。中医药人的临床诊治活动，就是对疾病的认知、解释和调理。临床医生认知的是疾病，疾病是没有意识的客观事物，它却发生在具有认知、判断、选择能力的人的身上，一部分人是利用自己的认知，领会医生对自身疾病的解释，由于他们是在现代科学文化环境中，依据自我文化结构来认知医生对病情的解释，当中医药人运用中医药的理论和理念为其解释疾病时，由于没有足够的中国传统文化底蕴，他们一般难以理解中医药人对疾病的解释。正是一部分人对中医药关于疾病认知的不甚理解，从一个方面构成社会上人们质疑中医、不信中医的原因之一。

其二，一部分人难以理解中医是怎样诊病的。由于现代科学文化的普及，现代医药学文化深入人心，他们认为只有依靠现代仪器和技术才能搞清病情，认为中医医生都是靠经验和猜测诊断疾病，不可靠；中医对疾病的解释，他们听不懂，不理解；更为严重的是，不少临床中医医生也不相信中医的诊断，面对患者，主要依靠现代仪器辅助诊断，并且直接根据仪器报告单运用西药治疗；不少临床中医医师，很少主要依靠中医学的理、法、方、药从事传统中医临床实践。

其三，一部分人难以理解中药是怎样祛病的。在现代科学文化环境中，人们很容易理解诸如有炎症就用抗生素，病毒感染就用抗病毒药等现代医药治病的机制。中医人运用中药治病没有把握药材的化学结构，也没有经过严密的动物实验，中药的治病机制是什么，中医药人依中医理论对中药治病药理的阐述，人们总觉得与已知文化不吻合，从而产生疑惑心理。

二、中医药临床事业的困惑

自从西方医药成为我国社会的主要医药形式，中医药临床虽然没有被西方医药所代替，却不如古代时期那么繁荣，一直承受着失去中国传统文化环境的困惑。

1. 逐渐淡化的中医药文化信念

近些年来，在中医临床专业队伍中，职业文化信念出现渐渐淡化的现象，表现在中医临床的各个环节。其一，是在中医临床诊断中，借助现代检查技术固然没错，但因此而废除中医的"四诊"，或者只是象征性地做做样子，从思想上不相信中医诊断技术的合理性，直接沿用仪器检查的提示确认疾病性质；其二，是没有主要运用中医药的理念解释病情和治疗机制；其三，是在临床医疗文件的书写中，没有突出中医药诊治的阐述；其四是在撰写学术论文时不能突出运用中医药的理论阐述医理等。

问题的严重性在于，上述这些表现并不是只存在于极少数中医药专业者的临床实践中，而是较为普遍地存在于多数人的诊治中，医院、科室、个人的名称是"中医"，却不以中医药的理论、理念和技术诊治疾病，不在专业实践中展现中医药文化的特色。

2. 中医药乏人乏术现象持续发展

中医药事业的发展，需要大量的坚守中医药文化自信的传统型中医药人才，就我国目前中医药行业建制而言，拥有的专职人员为数不少，但中医药事业乏人乏术现象的问题并未得到解决，其表现是多方面的。

不少中医药人越来越不注重传统的诊疗技术的应用。中医专业人员用现代科学仪器检查疾病，依西医理论解释疾病，用化学药品治疗疾病，是近年来普遍存在的现象。

抢救中医药临床经验，没有形成全行业中医药人的自觉行动，如果全体中医药人都能充分发挥主观能动性，全力投入到传承传统中医药文化的行动中，中医药事业振兴之日在即。

三、中医药临床事业的出路

那么中医药临床会淹没在现代医药学文化的洪流中吗？回答是否定的，因为健康和疾病问题是复杂多变的，中医药文化在认识和解决这些问题方面有着自己的优势，只有中西医药文化互补、互助，才能有利于我国卫生健康事业的优化发展。

（一）坚定中医药文化信念

事业的振兴必须靠人的努力奋斗，而人的奋斗力量来源于心理的驱动力，心理的驱动力来源于对职业文化的信念。振兴中医药临床事业，需要广大中医药人的共同努力，而广大中医药人努力奋斗的力量来源于每个人心理的驱动力，每个中医药人致力于中医临床事业的心理动力，来源于每个人自己对中医药文化的信念，信念的获得则需要每个人在践行中医药文化的实践中凝聚。

其一，要深信中华民族五千多年以来创造的中国传统文化。每个中医药人都应当清醒地意识到，我们都是中华优秀文化的传承人，我们祖先五千多年来创造的传统文化，是人类优秀文化的典型代表，我们在为民众进行健康服务的实践中坚守传统中医药学就是坚信中国传统文化。

其二，要深信中华人近万年来关于抗击疾病和寻求健康的思考与实践是值得信赖的。我们中华民族是勤劳而智慧的民族，早在人类精神文化启蒙以来，中华人就在养育自己的华夏大地上，开始了保护自身，抗击疾病，寻求机体舒适的思考与实践。进入文明时代以来，我们祖先创造的中医药文化体系有效地保障了我们中华民族的繁衍和昌盛。

其三，在认真领会中医药文化精髓的过程中凝聚信念。对一种优秀文化信念的树立不会自然获得，中医药人对中医药文化的信念不可能自发地形成，而是需要人们在深刻领会中医药文化深邃内涵，并在实践中体会到其理论、理念和技术的合理性及实践意义，才可能从心理深处迸发出对中医药文化的敬畏，才可能产生对中医药文化的坚定信念。每个中医药人都应该在中医药实践中，不断学习和钻研中医药专业理论和技术，从而不断凝聚对自我专业文化的信念，而不是只在口头上认可中医药文化，实践中却不准备为之而奋斗。

其四，在争取最佳中医药诊治效率中坚定信念。对自我职业文化信念的凝聚还可来源于自身的专业实践，实践的高效收获是坚定职业文化信念的客观基础。因此，对专业中医药临床工作者来说，坚持用传统中医药临床实践，并争取最佳诊治效率是凝聚中医药文化自信的必要途径。

（二）坚守传统中医药方向

中医临床事业的振兴需要中医药人的努力，努力的方向不是用现代医药学去改造中医药，而是坚守中医药的传统发展方向。

其一，不忘传承传统中医药文化的初心。每一个中医药专业人员在走上中医药事业岗位时，都抱有一个传承祖国医药文化遗产、弘扬中医药文化的初心，这是鼓舞中医药人走振兴中医事业之路的思想基础。每个为中医药事业奋斗的人们都应不忘初心，坚定地朝着传承中医药文化的方向努力。

其二，坚持中医药学关于"治未病"的基本理念。中医药文化关于以预防为主的临床理念，凸显了古代中医药人对医学基本问题认知的深刻性。坚守传统中医药方向，一是坚持无病先防、有病防变的原则；二是坚持防病以提高个人身体素质为本，因为"正气存内，邪不可干"；三是坚持防病以人为本的原则，因为只有人人都重视健体防病，人人都了解防病的知识，才能提高全社会的健康水平。

其三，坚持中医药传统临床思维。中医药人的临床诊治思维是中医药文化特色的灵魂，只有在临床诊治过程中坚持中医药思维的诊治活动，才属于坚持传统的方向。所谓坚持传统临床思维，一是在诊病中不是主要依靠现代仪器检查病情，不是仅仅沿用西医对病情的判断，而是将现代仪器的检查和西医的诊断，作为中医认识疾病的参考，主要运用中医的望、闻、问、切等检查方法，获得中医辨证需要的机体外在征象，再经"司外揣内"，逐渐在医者的思想中形成一个疾病发生发展的机体活动状态，并对这个状态动态概括为证型；二是用中医药文化的理念向患方解释疾病的本质，而不是直接用西医学的诊断向患方交代；三是不能主要用化学药品治疗疾病，而应当根据中医辨证的结果，拟定调理病机的治则，在治则的指导下组拟具有动态功能的中药治疗处方。

其四，在驾驭中西医药学文化中保持中医药重心。在现代科学文化环境中，运用中国传统的中医药学的理论和技术，进行诊治疾病的活动，必然产生中西医药文化的碰撞和交叉，中医药人不可能无视现代医学的存在，又不可能完全西医化，欲坚持传统中医药文化的方向，必须具备驾驭中西医药文化的能力，在诊治实践中保持中医药重心。

（三）坚持弘扬中医药文化特色

中医药文化是中医药事业的专业文化，中医药事业是我国卫生健康事业的重要组成部分，是为提高我国民众乃至全世界人民的身体健康而进行的伟大实践。人体的健康是一个极为复杂的自然现象和社会现象的综合体现，为了维护自身的长久健康，人类应当充分调动一切积极因素，发挥各种文化的优势，共同践行伟大的事业。中医药专业人员应在中医药临床实践的各个环节充分弘扬中医药文化的特色。

其一，应积极主动展现中医药文化的特色。在现代科学文化环境中弘扬古老而传统的中医药文化，不具备顺风顺水的优势，中医药人必须加倍努力，在中医临床活动的各个环节，都应积极主动发挥中医药的特色。

其二，主动宣传中医药诊治的特长。在中医临床诊治时，在与服务对象进行文化交流时，应当主动运用中医药学的理论、理念解释病情，阐述中医辨证的特点，说清中药治病的机制；

在与民众进行关于防病和保持身体健康的文化交流时，应充分利用中医药文化"治未病"的理念，讲清养成良好生活习惯与保持身体健康之间必然的联系等。

其三，营造适宜中医药展现特色的文化环境。在中医药从事医疗服务的实践范围，应当进行中医药文化的宣传，例如，诊室的布置呈现中国古代装饰的环境；中药房的操作间应有利于民众体会中药治病的特点；中医医院应利用室内外环境，借助适当的文化形式介绍本院的中医药优势和特色，宣传中医药诊治理念，传播中医药防病健身的知识等。

第三节　现代文化环境中的中医药教育

在现代科学文化环境中进行中国传统文化的专门教育，环境文化必然从教和学的两个方面影响教学过程，使中医药教育表现出极大的特殊性。这是两种文化形态在教学过程中碰撞的反应。

一、现代教育环境中的特殊教育

在我国现代高等教育环境中，中医药高校以中国传统文化为主体教学内容，以培养传承型专门人才为宗旨。中医药高等教育成为我国现代教育环境中的特殊教育，不仅教学内容特殊，教学途径和方式也应特殊。

（一）特殊的教育目标

中医药高等教育的培养目标与现代其他高校的培养目标完全不同。

其一，培养特殊人才。现代我国的高等教育以培养现代科学技术人才为目标，中医药学的高等教育，是以培养主要运用中国古代传统的医学理论和技术，在现代文化环境中认识和解决健康及疾病问题的专门人才。

其二，培养继承型人才。中国古代医药学是一个伟大的宝库，是中华民族五千多年来抗击疾病和寻求健康实践的结晶。为了使中医药学这个优秀文化继续服务于人类的健康事业，必须不断地培养出大批能继承祖国医药遗产的专门人才。中医药高等教育的本、专科教学旨在培养此类继承型人才。所谓"继承"，是将传统的中医药文化的相关知识、理念、理论和技艺等，全面、系统地学到手，理解在心，掌握在手。

其三，培养传承型人才。中医药教育培养的人才不仅能将传统的中医药学全面继承下来，还必须有效地传承下去，代代相传才能生生不息。所谓"传承"，是将继承下来的传统中医药学的知识、理念、理论和技艺等，全面、系统地传给继承者。培养传承型人才，是要向我国的健康事业不断地输送大批能弘扬传统中医药文化的专业人才；这样的人才在医疗行业坚守中医传统，坚持用中医药学的理、法、方、药诊治疾病；这样的人才可以依据传统的中医药摄生保健文化，引领社会健康文化的发展方向；这样的人才潜心研究祖国医药遗产，努力发掘祖国医药文化的宝藏，让中华古人关于健康的智慧服务于现代人类的健康事业。

（二）特殊的教学内容

现代的中医药高等教育，不是以现代科学技术为主要教学内容，而是以古老的传统文化为主要内容，这就是特殊的现代教育。

其一，传授古老的知识。中医药学教育是以传授古老的知识、理念、理论和技术为主。所谓以古老的知识为主，应包含如下几层意思：传授的知识必须是中国古代的整体性、代表性知识体系，不能以现代文化为准而曲解古意，也不能断章取义地理解古代知识的局部；必须以古代经典原著为核心，不能以现代教材代替对元典的学习；必须传授和领悟古老中医药文化的原意，不能以现代文化的认知代替对古代知识的理解；传授和学习古代文化，应站在古代当事人的层面和角度领悟古代文化的原貌。

其二，传教古老的技术。在现代科技环境中传授和学习中国古代的医药技术，是现代健康事业的需要，是中医药学教育事业的需要。中医药教学传授古老技术的内容主要有：传统中医药文化中关于如何保持健康身体的技巧；关于诊断疾病的操作性技能，如望、闻、问、切的诊查技艺，而不是以介绍现代医学检测技术为主；关于治疗疾病的技能，如针灸、推拿技术等，而不是以介绍现代医疗技术为主。

其三，传承传统的思维，这是中医药教学的核心内容。所谓传承传统思维，就是领悟和掌握古代中医药人在关于认识和解决人的健康及疾病问题的社会实践中，所表现的思考活动的本质、特点和规律。具体地说，中华民族在抗击疾病和寻求健康的社会实践中所表现的思考活动，相对于现代医药卫生实践的思维方式，是一种特殊又自成体系的思维系统，我们称此为"中医药思维"。为什么要传承传统的思维方式，这是必须使中医药专业课教学师生们深刻理解的问题。其根本问题是，如果不理解古代中医药人思维的特点和规律，就不可能真正领悟和理解中医药学知识、理论和技术，不可能真正学到中医药学，也不可能在未来的医药实践中传承中医药文化。为什么要将中医药思维纳入中医药教育，是因为中医药思维是距今一千多年以前古代中医药人的思维，在现代文化环境中已经找不到和接触不到古人的思考活动了，对在现代科学文化环境中，打下现代科学文化基础的高中毕业生来说，中医药思维、中国传统文化思维等都是陌生的社会思维。怎样进行中医药思维的教学，是一个值得研究的问题，重要的是各门中医专业课的教师要将中医药思维有机融于教学的全过程，即不但要向学生传授中医药学知识，还要使学生们知道古人是怎样得到这些知识的。

（三）特殊的教学方式

中医药学的教学方式不能完全套用现代科技教学模式，因为中医药学与现代科学文化不具有文化的同构性，如果将中医药学视同现代科学文化，将难以实现传承祖国医药文化的最初目的。

其一，中医药专业课较少借助受控实验辅助教学。中医药学是分别研究人体和中药的学科，人体和中药都是自然存在的客观实体和物质，实验性教学是现代医药学教学的重要手段。中医药学关于人体结构与功能的知识和理论的教学，本是使学生建立起关于人体的理论和知识体系，但是在实际教学中却很少借助关于人体实体、图案、视频的实验性教学，因为中医学关于人体的理论和知识没有建立在构造性人体观的基础上。

其二，课程设置应以中国传统文化为主。中医药学类专业教育的目的是培养传承型人才，这类专业的课程设置必须以中医药专业课为主体，因为只有这样的课程安排，才能为中医药学类的专业教学保证足够的学时。而必要的西医药学专业课不能占得太多，否则就不能称其为中医药学教育。

其三，应当制定中医药先入为主的教学机制。在现代科学文化环境中进行传统中医药学的教学，学子们打下的也是现代科学文化基础，如果将现代医药学专业课早于或同时开设于中医药学类专业课教学的学业中，必将给中医药学专业课教学带来极大困难。

二、中医药教育的困惑与出路

在现代文化环境中进行古老的中医药学教学，由于创造文化的时代久远，教学内容与现代文化环境的差别，现时代的中医药教育不断处于困惑中。那么，这些困惑都有哪些表现，其本质是什么，出路何在?

（一）传授的困惑

中医药教育的困惑首先体现在教师的授课过程，其困惑一，教师在课堂上只能按教材的阐述表达中医药学的知识点，却很难从中国传统文化的层面讲清知识点的相互联系；困惑二，难以帮助学生们运用形象思维的方法建立起中医药知识体系，因为中医药学的知识点都不具备抽象概念、判断、推理的文化特点；困惑三，教师只能依据教材的阐述讲解中医药知识点的"是什么"和"怎么样"，却难以讲清"为什么"，如难以回答诸如西医说脾脏是一个退化的脏器，必要时可以做切除手术，而中医学为什么说"脾"是"后天生化之源"，是人体维持生命的基础等；困惑四，很难引导学生领悟中医药知识和理论的深邃含义，因为绝大多数青年中医药学专业课教师，都没有中医药实践的经历，没有中医药临床经验，而许多中医药知识、理念、理论等需要在意会中领悟，年轻教师难以做到在意会中体悟中医理论的知识点；困惑五，教材不统一，理念不一致，也是传授中医药学的困惑，教材五花八门，各有理念，甚至许多统编中医药教材掺入了大量的现代医药理论和知识，使教学活动很难遵循中医药学固有的认知规律。

（二）学习的困惑

中医药学类专业的大学生都是从现代文化教育走出的中学毕业生，他们又生活在现代科学文化环境之中，他们没有打下学习中医药学必要的文化基础，他们非常陌生于古代中医药人的文化环境，陌生于古代中医药人的思维方式，这些原因都为他们学习中医药学带来了极大的阻力。

（三）出路在何方

中医药教育该向何处去，出路又在何方，这是近几十年来关心中医药教育事业的人们一直思考的问题。

其一，坚守培养传承型人才的初心。国家举办中医药教育的初心，是要为我国的卫生健康事业不断培养大批传承型人才，让中华古人抗击疾病和寻求健康的智慧为今天人们的健康服务。但是，近几十年的中医药教育有偏离这个方向的倾向，其具体表现是中医药学类专业的课程设置，难以做到以传统中医药课为主体；中西医学专业课又同时开设，学生只信西医不信中医药，他们在中西医药文化碰撞中难以坚守中医药的重心；中医药学专业课的教材在不断加重西医药学认知的成分，使中医药学子难以学到中医药学的真谛等。要使中医药教育走出困境，就要坚守传承的根本方向，课程设置必须坚持以传统的中医药学为主，保证中医药学专业课的绝对优势；西医药学的专业课不能与中医药学专业课同时开设，只有在学生们基本掌握了中医药学之后，再逐渐开设一些必要的西医学专业课；中医药学的专业课教材不能掺入西医药学的认知，因为此时学生还没有获得驾驭中西文化的能力。

其二，坚定中医药文化的信念。信念是做好一切事业的心理动力。坚定的中医药文化自信，是做好中医药教育事业的心理动力。处在中医药教育事业之中的各类人员，只有树立起对中医药文化的坚定信念，才能迸发出传承中医药文化的自觉性、主动性和积极性。中医药学的专业课教师应满怀信心和热情地投入教学，并将对中医药文化的自信融入教学中，使学生们能真正悟到中医药学的真谛，使学生们能从教师的授课活动中，汲取努力学习中医药学的力量；中医药学类专业的学生对中医药文化的信念，来源于他们在学习过程中对中医药学知识、理念、理论的理解，因为对中医药学类专业的兴趣不能代表信念，学生应在刻苦学习中医药学的过程中逐渐树立对中医药文化的自信，只有这样才能发奋学习；中医药教育的各级、各层次、各职责的管理者，是中医药教育事业的重要方面军。

其三，坚持弘扬中医药文化的方针。中医药教育一定要高举弘扬中医药文化的大旗，中医药院校就是弘扬中医药文化的阵地。中医药院校要全方位地弘扬中医药文化，要将弘扬中医药文化贯穿于中医药院校工作的各个方面，不仅要在中医药专业教学中以传承传统为重心；在学生管理工作中也应配合中医药学传统型教学的需要，开展有益于弘扬中医药文化的活动；校园文化也应围绕着弘扬中医药文化而展开活动。

三、遵循中医药学的认知规律

近几十年来中医药教育的实践证明，在现代文化环境中办中医药教育，必须遵循中国传统文化的认知规律，按中国传统文化特有的认知方式进行教学。

（一）学习是特殊的认知活动

认知，是人们感知、认识世界，进而获得知识的普通心理活动，是心理学研究的重要内容。近半个世纪来，西方哲学家把人的感知认识和获得知识的心理活动作为专题研究，形成了一门新兴的认知心理学。1967年，美国心理学家尼塞尔出版了《认知心理学》专著，他认为人们获得知识的途径主要有两种，一种是在社会实践中经过感官的感知，再经过理性思维形成对客观世界的理性把握；另一种是通过传授的方式间接获得知识，即通过学习获得知识。学习是一种典型的认知心理活动，每个人所获得的一切知识，除少量是本人在实践中通过感觉和思维加工获得外，绝大部分的知识都是通过学习获得的。中医药学生在中医药院校学习中医药学是获得中医药知识的认知活动，它遵循着认知活动的基本规律。

（二）认知学习的基本规律

认知活动是一种复杂的心理过程，包括感知、理解、识记和回忆等四个环节。第一个环节是感知。学习的感知不是对客观事物的感觉，而是对知识信号的感知，是书本的文字信息或老师讲解的语音信息，求知者在学习过程中首先对获得的知识信号在大脑中转换知识信息，这时还不能说已经获得了知识，因为这时的知识信息只表示了客观事物是什么和怎么样。第二个环节是理解。要把获得的知识信息转化为掌握的知识，必须经过特殊的思维活动，这种思维活动不同于宏观认识论的理性加工，而是利用学习者大脑中已有的相关知识，对新接触的知识进行辨认、归类、组合等，将新接触的知识与已有的相关知识建立起有机的联系，即把新知识植入已知的知识库中。植入就是填补知识库的空白，扩大原有知识的知识网。上述过程即学习中的理解。只有理解的知识，才是学到的知识。第三个环节是识记。学习知识的识记有两种形式，一种是对知识信息的直接识记，例如学习英语单词或课文，不论理解不理解，只是背诵；另一种是理解了的知识，即已与大脑知识库中的知识建立有机联系的知识的识记。一般来说，后者获得的知识利于记忆，前者强行识记的知识，难以识记。第四个环节是知识提取，即回忆。人类所有学习的知识都是为了用时能及时提取出来，从而在新的认识或思维过程中发挥作用。以上四个环节是完整的知识认知心理过程。

（三）中医药文化的认知规律

学习中医药学的认知过程必须遵循认知的一般规律，学习内容与文化环境的反差，使学习的认知过程表现出极大的特殊性。

其一，感知过程。学习中医药知识的认知过程同样从感知开始，因为中医药学的理论著作和中医药学教材关于中医药理论的关键论述都是以古汉语为载体的，陌生的语言表述形式，为学生顺利获得知识信息带来一定的困难。近些年来中医药教材的改革，逐渐用现代语言叙述中医药理论，却失去了中医药学原著的滋味，原著中丰富的古代文化气息和蕴含的思维经过都体会不到了，因此学习中医药学最好多读中医经典原著。

其二，认知思维。认知思维的环节是学习知识的理解过程，我们以学习中医基础理论的原著为例，其理解的微观过程表现出以下的细节：①理解词义。原著的文字所含词义，绝大部分不同于现代汉语相同文字所表示的词义，必须借助古汉语的知识，逐个认知词义。②理清语意。在理解词义的基础上，循原著阐述的语言顺序理清语意，并循着语序寻找原著的思路，根据思路的发展体会其中的思维方式，反复体会文中之意。想象和联想是理解中医原著时的实在因素，例如，《素问·经脉别论》关于水在体内的代谢过程有这样一段叙述："饮入于胃，游溢精气，上输于脾，脾气散精，上归于肺，通调水道，下输膀胱……"当逐个认知了"饮""游溢""精""气"等词语的含义后，循着叙述的展开，在大脑中渐渐形成一个水饮入胃，在肾火温煦下胃中之水雾化为精微，输转于脾，由脾运化输布气化的精微上升归于肺，肺将水之精微像雾露那样输布全身，并循水道入膀胱的形象。③整体性概括。现代科学理论的学习过程是从事物的概念入手，根据理论阐述的逻辑，利用已有的相关知识，经判断、推理等一系列思维活动，形成对事物本质和联系的把握。中医理论的学习是通过一个个词所表示事物的观念，寻求事物之间的动态联系，最后在整体层次把握事物，并以事物的整体动态概括，实现对事物的把握。如在理解中医临床关于某一个病证时，先依症状的描述掌握病证的基本情况，再循着分析病机的思路逐个形成每个症状的体内病机，最后逐渐在思维中形成一个动态的整体的病机形象，只有完成整体病机形象的概括才能实现对中医证的理解。上述关于认知过程的描述，是对古典中医药学理论认知过程微观机制的剖析，在通常情况下，不一定每个人的认知过程都表现出如上细节。如果有很好的中国传统文化基础，他对于中医药理论的认知过程可能很简单很容易理解，不会表现出上述复杂的认知细节。而一个生疏于中国传传统文化的学习者，面对复杂的中医药学理论阐述，在理解过程中则常常表现出上述认知过程。

其三，认知偏差。中医药学生的现代文化基础和抽象思维习惯，使他们在学习中医药学知识的过程中常常表现出认知的偏差。一是依现代汉语的字面之意理解中医药理论的阐述，其结果根本不能正确理解中医药理论的含义；二是不阅读中医药学原著，主要依靠中医药学教材对中医药理论的白话文解释，使学习效果始终停留在一知半解的水平；三是习惯地运用抽象思维的方式理解中医药学理论，习惯地寻找体内实质，把"脾"理解为脾脏，寻找"脾主运化"的体内实体，或者试图从中医学理论中寻找推理的过程等。这些不当的学习中医药学的认知方法普遍地存在于中医药学生的学习过程中，是学生难以学到中医药学真谛的主要原因之一。

其四，认知识记。任何知识的学习都应在理解的基础上记忆，如果在学习的理解阶段能充分利用已有的中国传统文化知识，循着中医药学本来的思路，运用形象思维的方式理解中医药理论的含义，把新学的知识与原有的中国传统文化知识建立起有机的联系，这样的学习必然有利于识记。如果习惯地引用现代文化知识理解中医药学的知识含义，必然不能准确理解中医药学的理论，其识记只能是机械地死记硬背，其记忆效率非常不佳。

（四）遵循中医药文化的认知规律办中医药教育

中医药教育在现代文化环境中表现着特殊的认知规律，中医药教学应该适应其特殊性，遵循特殊的办学规律。

其一，从思想上把中医药教育同现代科学教育区别开来。如果把中医药学教育与现代科学文化的教育等同起来，则违背了中医药文化的认知规律。中医药学教育的办学、教学和学习三方都必须清楚地认识到，中医药教育是在现代科学文化环境中办的中国传统医学教育，如果不明确这个特点，就很容易偏离中国传统文化教育的方向。办教育者应制定一系列的适应中医药文化教育的政策和行政措施，不断检查、督促中医药办学的中国传统文化方向；教学者应时刻把中国传统文化的传授作为宗旨，时刻注意把现代文化与中国传统文化区别开来，注意提高学生分辨两种文化的能力。

其二，把中医药学教育与中医药院校办学区别开来。中医药院校办教育可以根据社会发展的需要，拓展办学方向，为社会培养多层次、多专业的专门人才。中医药学教育是一种专业教育形式，它的宗旨就是培养出继承中医药事业的专门人才，一切办学政策、措施、教学计划、教学过程，都应围绕这个宗旨，因为中医药教育的目的，最终是要为社会培养出一批又一批的能运用传统方法解决医学问题的专门人才。

其三，学习中医药学之前，必须打下坚实的中国传统文化基础，包括中国古代哲学、古代汉语、古代科技等，建立以文化基础、思维模式、文化氛围等因素为核心的立体文化结构，为学习中医药学打下坚实的基础。

其四，遵循首先进行中医药的教学，再进行相关科学文化课教学的中医药人才培养规律。

后记

从文化学的视角探讨中医药文化的深刻内涵，是揭示中医药学科学本质的需要，也是弘扬中医药文化的需要。在积累了大量资料的基础上，我们请教了王庆宪老师，他在这方面有多年研究的积淀和深刻的思考。王庆宪老师从本书的立意、结构和内容等方面给予我们直接的指导。在此，我们衷心的感谢王庆宪老师为本书的创作付出的辛劳！

感谢许敬生教授给予我们的帮助。

笔者

2021 年 10 月